W0260587

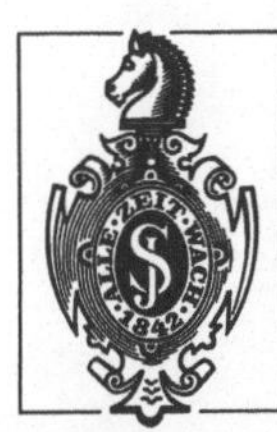

Morphologische Abdominaldiagnostik im Kindesalter

Sonographie, Röntgen, Nuklearmedizin, Computertomographie

Herausgegeben von
D. Weitzel J. Tröger

Unter Mitarbeit von
G. Alzen E. Dinkel M. Dittrich D. Eißner
I. Greinacher K. Hahn T. Klemm K. J. Klose
H. Klusemann H. Peters M. Reither
O. Schofer J. Spranger E. Straub J. Tröger
D. Weitzel R. Wiß

Mit 138 Abbildungen

Springer-Verlag
Berlin Heidelberg New York 1982

Professor Dr. DIETER WEITZEL
Kinderklinik des Paulinenstiftes
Geisenheimerstraße 10
D-6200 Wiesbaden

Professor Dr. JOCHEN TRÖGER
Universitäts-Kinderklinik
Langenbeckstraße 1
D-6500 Mainz

ISBN-13: 978-3-540-11100-9 e-ISBN-13: 978-3-642-68303-9
DOI:10/1007/978-3-642-68303-9

CIP-Kurztitelaufnahme der Deutschen Bibliothek
Morphologische Abdominaldiagnostik im Kindesalter:
Sonographie, Röntgen, Nuklearmedizin, Computertomographie / hrsg. von D. Weitzel; J. Tröger.
Unter Mitarb. von G. Alzen ... – Berlin; Heidelberg; New York: Springer, 1982.

NE: Weitzel, Dieter Hrsg.; Alzen, G. Mitverf.

Satz, Druck und Bindearbeiten: Konrad Triltsch, Graphischer Betrieb, 8700 Würzburg
2121/3130-543210

Vorwort

Der Gedanke, ein Symposium über Abdominaldiagnostik im Kindesalter zu veranstalten, erwuchs aus 7jähriger intensiver Beschäftigung mit sonographischer Diagnostik in enger Zusammenarbeit mit der Kinderradiologie. Die eigenen positiven Erfahrungen mit der Ultraschalldiagnostik einerseits und mit der Entwicklung aufeinander abgestimmter Untersuchungskonzepte andererseits stand in auffälligem Gegensatz zur allgemeinen Zurückhaltung der Pädiatrie gegenüber dieser neuen Methode. Es schien uns daher angezeigt, eine Fortbildungsveranstaltung anzubieten, mit dem Ziel, unsere Konzeption einer zeitgemäßen, d. h. alle gegenwärtig verfügbaren physikalisch bildgebenden Methoden sachgerecht nutzenden Abdominaldiagnostik vorzustellen. Es ging also nicht lediglich darum, die Leistungsfähigkeit der Sonographie aufzuzeigen – dies ist in zahlreichen Publikationen bereits geschehen – vielmehr sollte eine diagnostische Gesamtkonzeption präsentiert werden, in der den verschiedenen Methoden der ihnen von der Sache her zukommende Stellenwert zugewiesen wird.

Hinsichtlich der Gestaltung haben wir uns – nicht ohne Zögern – entschlossen, bis auf 2 Ausnahmen lediglich auf Referenten aus dem Mainzer Klinikum zurückzugreifen. Sicherlich haben wir uns dadurch der Möglichkeit begeben, auswärtige Experten zu Einzelfragen zu hören. Die angestrebte Abstimmung aller Beiträge aufeinander im Hinblick auf die von uns entwickelte Gesamtkonzeption ließ sich jedoch nur mit einem eingespielten Team bewerkstelligen.

Um die Übersichtlichkeit der Darstellungen nicht zu beeinträchtigen und dennoch dem vielfach während der Veranstaltung geäußerten Wunsch nach Literaturhinweisen gerecht zu werden, wurden die Literaturangaben nur z. T. in den Text eingearbeitet.

Herzlich gedankt sei an dieser Stelle Frau Dr. S. Blagojevic (†) und Schwester Waltraud Sari, die maßgeblichen Anteil am Aufbau der Sonographie in der Mainzer Klinik hatten, Frau H. Kretschmar, die die fotografischen Arbeiten sorgfältig erledigte und den Assistentinnen der Röntgen-Abteilung für ihre Mithilfe bei der Organisation der Veranstaltung. Dem Springer-Verlag gilt unser Dank für die gründliche Bearbeitung des Manuskriptes und die schnelle Drucklegung.

Wiesbaden und Mainz, Oktober 1981

D. WEITZEL
J. TRÖGER

Inhaltsverzeichnis

Mitarbeiterverzeichnis

ALZEN, G., Dr., Universitäts-Kinderklinik, Langenbeckstraße 1, 6500 Mainz

BAUMANN, W., Prof. Dr., Universitäts-Kinderklinik, Langenbeckstraße 1, 6500 Mainz

DINKEL, E., Dr., Universitäts-Kinderklinik, Langenbeckstraße 1, 6500 Mainz

DITTRICH, M., Dr., Universitäts-Kinderklinik, Langenbeckstraße 1, 6500 Mainz

EISSNER, DAGMAR, Prof. Dr., Institut für klinische Strahlenkunde, Nuklearmedizin, Langenbeckstraße 1, 6500 Mainz

GREINACHER, I., Dr., Universitäts-Kinderklinik, Röntgenabteilung, Langenbeckstraße 1, 6500 Mainz

GUTJAHR, P., Prof. Dr., Universitäts-Kinderklinik, Langenbeckstraße 1, 6500 Mainz

HAHN, K., Prof. Dr., Institut für klinische Strahlenkunde, Nuklearmedizin, Langenbeckstraße 1, 6500 Mainz

HARMS, H. K., Prof. Dr., Universitäts-Kinderklinik, Lindwurmstraße 4, 8000 München

HOFMANN-V. KAP-HERR, S., Prof. Dr., Kinderchirurgische Klinik der Universität, Langenbeckstraße 1, 6500 Mainz

KLEMM, T., Dr., Radiologisches Zentralinstitut der Städtischen Krankenanstalten, Hirschlandstraße 97, 7300 Esslingen

KLIPPEL, K. F., Prof. Dr., Urologische Klinik der Universität, Langenbeckstraße 1, 6500 Mainz

KLOSE, K., Dr., Institut für Klinische Strahlenkunde der Universität, Langenbeckstraße 1, 6500 Mainz

KLUSEMANN, HEIKE, Dr., Institut für klinische Strahlenkunde der Universität Mainz, Langenbeckstraße 1, 6500 Mainz

MAIER, W. A., Dr., Kinderchirurgische Klinik der Städtischen Krankenanstalten, Karl-Wilhelm-Straße 1, 7500 Karlsruhe

PETERS, H., Dr., Universitäts-Kinderklinik, Langenbeckstraße 1, 6500 Mainz

REITHER, M., Priv.-Doz. Dr., Zentrum für Radiologie der Justus-Liebig-Universität, Röntgenabteilung Pädiatrie, Feulgenstraße, 6300 Gießen

SCHÄRER, K., Prof. Dr., Universitäts-Kinderklinik, Im Neuenheimer Feld 150, 6900 Heidelberg

SCHOFER, O., Dr., Universitäts-Kinderklinik, Langenbeckstraße 1, 6500 Mainz

SPRANGER J., Dr., Universitäts-Kinderklinik, Langenbeckstraße 1, 6500 Mainz

STRAUB, E., Prof. Dr., Kinderklinik des Städtischen Krankenhauses, 6000 Frankfurt-Höchst

TRÖGER, J., Prof. Dr., Universitäts-Kinderklinik, Langenbeckstraße 1, 6500 Mainz

WEITZEL, D., Prof. Dr., Kinderklinik des Paulinenstiftes, Geisenheimerstraße 10, 6200 Wiesbaden

WISS, R., Dr., Universitäts-Kinderklinik, Langenbeckstraße 1, 6500 Mainz

1 Einleitung

D. Weitzel

Die technologische Entwicklung der 70er Jahre hat für die Diagnostik wesentliche Neuerungen erbracht. Zum einen wurden mit der Sonographie und Computertomographie Verfahren entwickelt, die neue Dimensionen eröffneten, zum anderen konnten bereits etablierte Methoden verfeinert werden. So gelang es in der konventionellen Röntgendiagnostik, die Strahlenbelastung wesentlich zu senken. In der Nuklearmedizin erreichte man eine Optimierung der Aufzeichnung und die Herstellung kurzlebiger Radionuklide.

Es erhebt sich nun die Frage, inwieweit diese technischen Errungenschaften das diagnostische Vorgehen in der Pädiatrie verändern. Die Beantwortung dieser Frage ist komplex, da das diagnostische Procedere nicht nur abhängig ist von methodischen und apparativen Voraussetzungen, vielmehr müssen zugleich der mit einer Methode gewonnene Erfahrungsstand, die Patientenbelastung, das Untersuchungsrisiko, schließlich Kostengesichtspunkte mit bedacht werden. Diese einzelnen Punkte sind sorgfältig auszuloten und miteinander in Beziehung zu setzen und in die Entwicklung einer Untersuchungsstragie einzubringen. Wir meinen die Bilanz einer solchen Prüfungsphase ziehen zu können, da nach unserer Ansicht inzwischen ausreichend Erfahrungen mit den unterschiedlichen Methoden vorliegen. Leitgedanke unserer Überlegungen ist es, mit einem Minimum an Aufwand das Maximum an diagnostischer Information zu gewinnen, das für die Therapie notwendig ist. Daraus folgt, daß es nicht vertretbar erscheint, neue Methoden nur einzusetzen, wenn man mit der konventionellen Diagnostik nicht mehr weiterkommt, oder die zur Verfügung stehenden Methoden additiv anzuwenden.

Die wünschenswerte Orientierung des diagnostischen Vorgehens an den methodischen Möglichkeiten bleibt dabei nicht ohne Rückwirkung auf die Klinik. So gewinnen uncharakteristische und diskrete klinische Symptome einen anderen Stellenwert, wenn es möglich ist, sie mit einer atraumatischen Methode abzuklären.

Ziel dieses Buches ist es, einerseits einen Überblick über die diagnostischen Kriterien und die Leistungsfähigkeit der zur Verfügung stehenden Methoden auf dem Gebiet der Gastroenterologie, der Raumforderungen und stumpfen Bauchtraumen, schließlich der Nephrologie und Urologie zu geben, und zweitens in klinischen Beiträgen zu diesen Gebieten zu zeigen, wie aufgrund unserer Erfahrungen das diagnostische Vorgehen gestaltet werden sollte. Da es in der Medizin keine perfekten und unbezweifelbaren Schemata gibt, wir andererseits ohne Richtlinien nicht auskommen, sollen die an Leitsymptomen entwickelten diagnostischen Konzepte schließlich diskutiert werden.

Schon jetzt darf festgestellt werden, daß ein methodengerechtes diagnostisches Vorgehen verbunden ist mit erhöhten Anforderungen an den Kliniker. Der gezielte Einsatz der Verfahren setzt klare Vorstellungen über ihre Leistungsfähigkeit und ihre Aussagegrenzen voraus, verlangt eine präzise Fragestellung, zugeschnitten auf das, was die entsprechende Methode erbringen kann. Zudem muß man sich vor Augen halten, daß kein Verfahren das andere völlig ersetzen kann, daß es in den Aussagen Überschneidungen gibt und daß unterschiedliche Risiken und Kosten zu berücksichtigen sind. Keine Methode ist außer acht zu lassen, die Meinung jedoch, ihr rein additiver Einsatz erhöhe die diagnostische Sicherheit, ist theoretisch und führt zu einer inhumanen und kostenintensiven Apparatemedizin.

2 Gastroenterologie einschließlich Leber, Pankreas und Milz

2.1 Methodischer Teil

2.1.1 Sonographie

D. Weitzel

Die Sonographie ist in der internistischen Gastroenterologie schon lange Bestandteil der Routinediagnostik. Angesichts der Risikolosigkeit und der Leistungsfähigkeit des Verfahrens sollte dies auch für die pädiatrische Gastroenterologie gelten.

Da die Sonographie die Anatomie in Form maßstabgerechter Schnittbilder wiedergibt, steht für uns am Anfang einer sonographischen Untersuchung an Kindern immer die Vermessung der Organgröße. Wir bestimmen die Leberhöhe in der Sternal-, Medioklavikular- und vorderen Axillarlinie. Die Meßwerte korrelieren am engsten mit der Körpergröße, weshalb wir unser Normwertkollektiv in Körpergrößenklassen unterteilt haben (s. Tabelle 1). Die Reproduzierbarkeit der Meßwerte wurde durch die Standardisierung der Schnittebenen mittels charakteristischer Schnittbilder erreicht. So kommt bei senkrechter Schallstrahlrichtung in der Sternallinie dorsal der Leber die Aorta zur Abbildung, in der Medioklavikularlinie tritt dorsal der Leber der rechte obere Nierenpol ins Bild, in der vorderen Axillarlinie ist das Kriterium die Darstellung der maximalen Leberhöhe. Die so ermittelten Meßwerte sind Basis objektivierter Verlaufskontrollen bei Hepatosplenomegalie. Zugleich ergeben sich aus ihnen nützliche Hinweise hinsichtlich der Ursache einer Lebervergrößerung (vgl. 2.2.1). Problematisch bei der Leberhöhenbestimmung ist, daß die durch die Formveränderung bedingte Größenzunahme der Leber nur unzureichend erfaßt wird. Bereits die Abrundung des Leberwinkels im Querschnitt (Abb. 1b) oder auch im Längsschnitt (Abb. 2c) führt zu einer erheblichen Volumenvermehrung der Leber. Bei chronischer Lebervergrößerung erscheint hingegen der Leberwinkel häufig spitz (Abb. 2e).

Sicherlich kann ein erfahrener Kliniker die Leberhöhe durch den Perkussions- und Tastbefund ebenfalls recht zuverlässig bestimmen. Allerdings kann er nicht mit Sicherheit sagen, ob die ermittelte Leberhöhe durch eine Lebervergrößerung bedingt ist. So kann die Leber z. B. durch eine subphrenische oder retroperitoneale Raumforderung nach kaudal verdrängt sein. Die sonographischen Möglichkeiten der Weichteildifferenzierung dagegen lassen eine Unterscheidung zwischen intrahepatischen und extrahepatischen Raumforderungen zu und erlauben zusätzlich Aussagen über ihre Konsistenz. Sonographisch problemlos diagnostizierbar ist die subphrenische Raumforderung, z. B. der subphrenische Abszeß (Abb. 1c und 2f), der Pleuraerguß, der im Querschnitt bei Kippung der Schallstrahlrichtung nach kranial als Flüssigkeitsansammlung dorsal der Leber zur Abbildung kommt (Abb. 1d), ebenso die retroperitoneale Raumforderung, wie etwa ein Ganglioneu-

Tabelle 1. Mittelwerte, Standardabweichungen, Variationskoeffizienten der Leber- und Milzmessungen für 10 Körpergrößenklassen (VAL = vordere Axillarlinie, MCL = Medioclavicularlinie, StL = Sternallinie, ML = Milzlänge, MT = Milztiefe, MB = Milzbreite, n = Fallzahl, $\bar{x}$ = Mittelwert, s = Standardabweichung, VK = Variationskoeffizient) (31)

		VAL	MCL	STL	ML	MT	MB	MT
< 55 cm	n	7	8	8	7	7	7	7
	$\bar{x}$	5,50	5,04	3,86	2,91	1,50	4,03	1,80
	s	1,05	0,83	0,66	0,34	0,25	0,44	0,33
	VK	19,1%	16,5%	17,1%	11,7%	16,7%	10,9%	18,3%
55–70 cm	n	13	18	18	16	16	6	6
	$\bar{x}$	6,59	5,54	3,86	3,46	1,45	4,46	2,22
	s	1,04	1,06	0,85	0,52	0,33	0,55	0,65
	VK	15,9%	19,1%	22%	15%	22,7%	12,3%	29,3%
71–85 cm	n	11	11	11	11	11	7	7
	$\bar{x}$	7,20	6,22	4,70	3,72	1,84	4,77	2,31
	s	0,86	0,84	0,58	0,74	0,34	0,97	0,47
	VK	11,9%	13,5%	12,3%	19,9%	18,5%	20,3%	20,3%
86–100 cm	n	18	25	25	25	25	15	15
	$\bar{x}$	7,68	7,16	5,70	4,70	2,20	4,85	2,01
	s	0,86	0,85	0,88	1,05	0,42	0,66	0,21
	VK	11,2%	11,9%	13,5%	19,9%	19,3%	13,6%	10,4%
101–110 cm	n	13	15	15	15	15	9	9
	$\bar{x}$	8,75	7,52	6,02	4,88	2,20	5,63	2,20
	s	0,99	0,67	0,69	0,94	0,50	0,58	0,19
	VK	11,3%	8,9%	11,5%	19,3%	22,7%	10,3%	8,6%
111–120 cm	n	26	29	29	26	26	14	14
	$\bar{x}$	8,71	7,98	6,62	5,27	2,18	5,77	2,50
	s	1,07	0,99	0,97	0,95	0,30	0,50	0,40
	VK	12,3%	12,4%	14,6%	18,0%	13,8%	8,7%	16%
121–130 cm	n	31	33	35	31	31	13	12
	$\bar{x}$	9,41	8,85	6,95	5,32	2,27	5,95	2,37
	s	1,01	1,02	1,10	0,79	0,39	0,56	0,28
	VK	10,7%	11,5%	15,8%	14,8%	17,2%	9,4%	11,8%
131–140 cm	n	36	40	41	41	41	22	22
	$\bar{x}$	9,99	8,91	6,99	5,96	2,43	6,53	2,79
	s	0,69	1,03	1,01	0,93	0,46	0,92	0,35
	VK	6,9%	11,6%	14,4%	15,6%	18,9%	14,1%	12,5%
141–150 cm	n	45	48	48	43	43	21	21
	$\bar{x}$	10,42	9,34	7,35	5,82	2,63	6,64	2,69
	s	0,97	0,91	1,05	0,61	0,61	0,68	0,38
	VK	9,3%	9,7%	14,3%	10,5%	23,2%	10,2%	14,1%
> 150 cm	n	22	24	24	23	23	18	18
	$\bar{x}$	11,36	10,06	7,94	6,19	2,51	7,07	3,27
	s	0,95	1,33	1,39	0,92	0,48	0,74	1,16
	VK	8,4%	13,2%	17,5%	14,9%	19,1%	10,5%	35,5%
Alle Körpergrößen	n	222	251	254	238	238	132	131
	$\bar{x}$	9,24	8,25	6,50	5,24	2,27	5,91	2,54
	s	1,73	1,67	1,52	1,20	0,55	1,13	0,67
	VK	18,7%	20,2%	23,4%	22,9%	24,2%	19,1%	26,4%

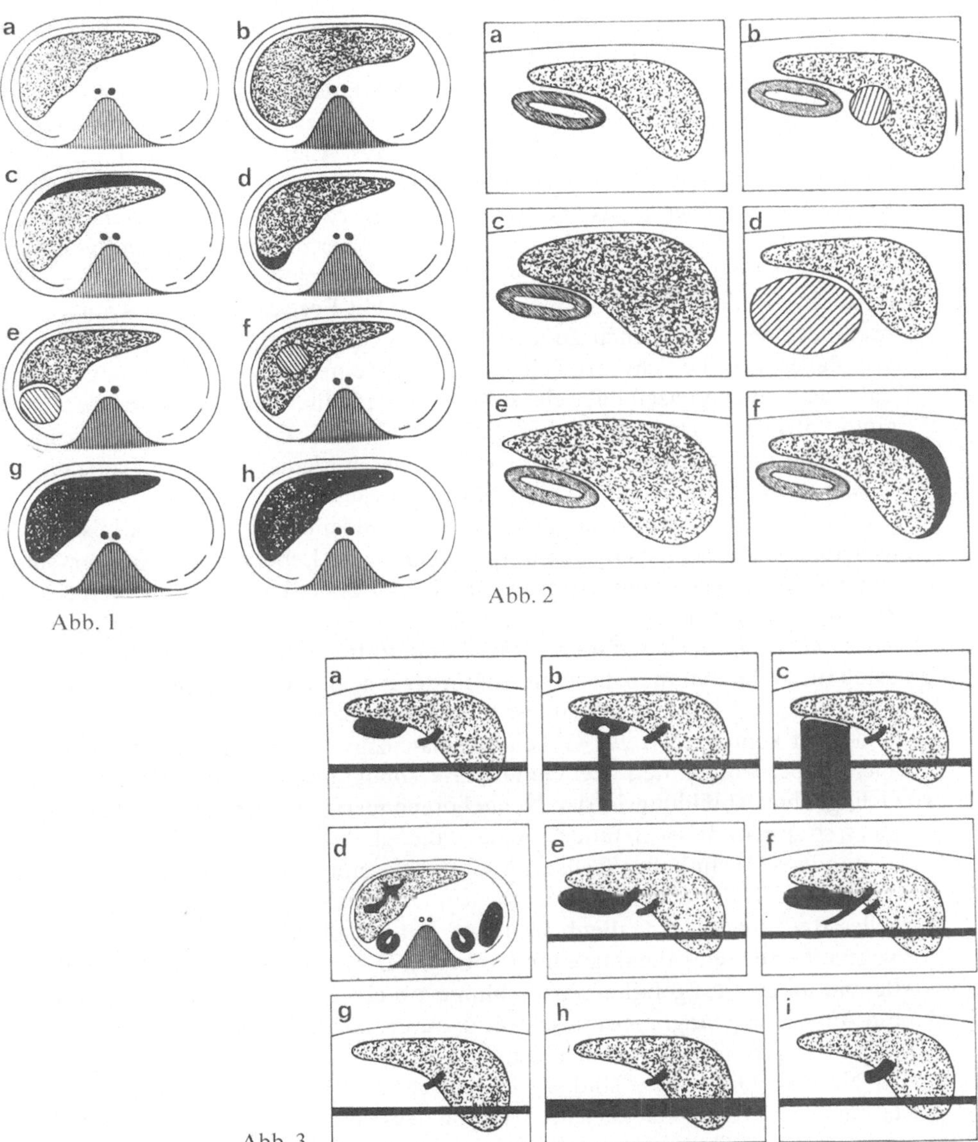

Abb. 1 a–h. Querschnitte der Leber. **a** Normale Leber. **b** Vergrößerte Leber. **c** Subphrenische Flüssigkeitsansammlung. **d** Pleuraerguß. **e** Retroperitoneale Raumforderung. **f** Intrahepatische Raumforderung. **g** Mäßiger Bindegewebsumbau. **h** Stärkerer Bindegewebsumbau

Abb. 2 a–f. Längsschnitte der Leber in Höhe der Medioklavikularlinie. **a** Normale Leber. **b** Intrahepatische Raumforderung. **c** Akute Lebervergrößerung. **d** Retroperitoneale Raumforderung. **e** Chronische Lebervergrößerung. **f** Subphrenische Raumforderung

Abb. 3 a–i. **a** Normale Gallenblase, V. portae und V. cava inferior. **b** Gallenblasenstein. **c** Steingallenblase. **d** Intrahepatische Cholestase. **e** Verschluß in Höhe des Ductus cysticus. **f** Distaler Verschluß. **g** Normale V. portae und V. cava inferior. **h** Vergrößerung der V. cava inferior. **i** Vergrößerung der V. portae

rom, ein Neuroblastom, ein Nebennierentumor oder ein Nierentumor (Abb. 1e und Abb. 2d) und schließlich die intrahepatische Raumforderung (Abb. 1f und 2b).

Problematisch dagegen ist die Weichteildifferenzierung bei diffusen Lebererkrankungen. Das Strukturmuster der normalen Leber zeichnet sich durch regelmäßig verteilte, intensitätsschwache Reflexionen aus. Allerdings scheint uns die Reflexintensität altersabhängig zu sein, zumindest haben wir den Eindruck, daß sie bei Kleinkindern stärker ist als bei großen Kindern bzw. bei Erwachsenen. Sieht man einmal davon ab, daß die Echointensität vom Alter der Patienten und von der apparativen Feineinstellung abhängt, so gehen bindegewebige Umbauprozesse mit verstärkter Reflexintensität einher (Abb. 1g). Mit Fortschreiten des Krankheitsprozesses kommt es zusätzlich zu Unregelmäßigkeiten des Strukturbildes (Abb. 1h). Von daher wird die Schwierigkeit verständlich, eine Leberzirrhose von einer Metastasenleber abzugrenzen oder ein auf dem Boden einer Leberzirrhose entstandenes, multizentrisch wachsendes Leberkarzinom von der Grundkrankheit abzuheben. Angesichts dieser Problematik wird in der inneren Medizin zur Abklärung die ultraschallgesteuerte Feinnadelbiopsie großzügig eingesetzt.

Diese Differenzierungsmöglichkeiten sind bedeutsam, weil sich klinisch Raumforderungen nur diagnostizieren lassen, wenn sie im Leberwinkel lokalisiert sind. So entging beispielsweise eine große Echinokokkuszyste der Palpation, weil sie einige Zentimeter oberhalb des Leberwinkels lag. Daraus ist der Schluß zu ziehen, daß vor jeder Leberbiopsie eine sonographische Exploration erfolgen sollte. Durch sie sollte eine intra- oder extrahepatische Raumforderung, eine Gallengangserweiterung und eine atypische Lage der Gallenblase ausgeschlossen werden.

Damit kommen wir zur Gallenwegsdiagnostik. Bei nüchternen Patienten ist in allen Lebensabschnitten die Gallenblase sonographisch unmittelbar darstellbar. Gelingt ihre Abbildung in der Neugeborenenperiode auch nach Nahrungskarenz nicht, so spricht dieser Befund für eine Gallengangsatresie.

Findet sich ein heller Reflex im Gallenblasenlumen und ein damit korrespondierender dorsaler Schallschatten, so liegt ein Gallenblasenstein vor (Abb. 3b). Ein helles Reflexband im Gallenblasenlager mit entsprechend breitem Schallschatten weist auf eine Steingallenblase hin (Abb. 3c). Differentialdiagnostisch ist bei diesem Befund an eine luftgefüllte Darmschlinge – meist Colon transversum – zu denken. Ein Ausschluß gelingt meist unschwer dadurch, daß in diesem Fall der Befund nach Palpation nicht mehr zu erheben ist.

Normale Gallenwege sind sonographisch nicht nachweisbar, wohl aber dilatierte. Liegt ein proximaler Verschluß in Höhe des Ductus hepaticus vor, so sind die intrahepatischen Gallenwege erweitert, was an baumartig sich verästelnden Flüssigkeitsstraßen in der Leber zu erkennen ist (Abb. 3d). Bei Verschluß unmittelbar distal des Ductus cysticus erscheint zusätzlich zu dieser Veränderung die Gallenblase vergrößert (Abb. 3e); ist kaudal der Gallenblase und ventral der V. portae ein Gefäßlumen erkennbar, so liegt ein distaler Verschluß vor (Abb. 3f). Das distale Ende des Choledochus kann infolge der Luft im Duodenum fast nie sichtbar gemacht werden. Findet man in unmittelbarer Nähe der Gallenblase eine weitere zystische Raumforderung, so spricht dies für eine divertikelartige Aussackung des Choledochus.

Als nächstes ist über die großen Bauchgefäße, soweit sie für die pädiatrische Diagnostik von Belang sind, zu sprechen. In allen Altersstufen darstellbar sind die

V. cava inferior, die V. portae und die Aorta. Eine deutliche Vergrößerung der V. cava inferior (Abb. 3h) deutet auf eine Rechtsherzinsuffizienz hin, insbesondere wenn sich während der Atemphasen keine Lumenveränderung zeigt. Eine Dilatation der V. portae (Abb. 3i) kann ein Hinweis für eine portale Hypertension sein. Auch der Verschluß oder die Verlagerung dieser Gefäße sind sonographisch nachweisbar.

Das der konventionellen Röntgendiagnostik nur schwer zugängliche Pankreas ist sonographisch bei nüchternen Patienten in der Regel mühelos abzubilden. Damit ist es möglich, umschriebene Raumforderungen des linken Oberbauches dem Pankreasschwanz (Abb. 4c), der Milz (Abb. 4d) oder der Niere zuzuordnen (Abb. 4e). Zudem können bestehende Pankreaspseudozysten in ihrem Verlauf beurteilt werden. Die im Kindesalter seltene Pankreatitis geht einher mit einer deutlichen Verbreiterung des Organs im Schallbild (Abb. 4b).

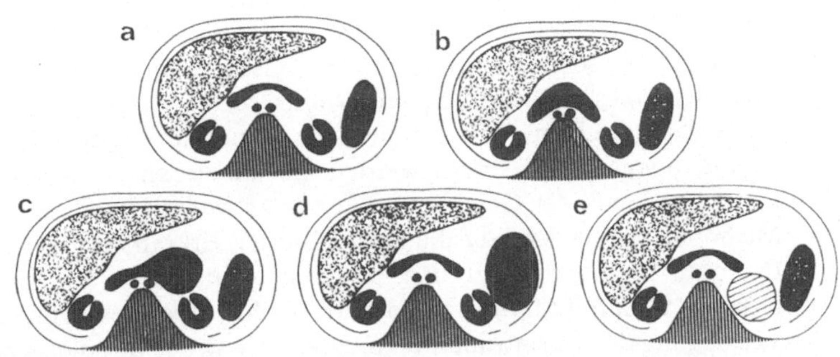

Abb. 4. **a** Normales Pankreas. **b** Pankreasverbreiterung. **c** Raumforderung im Pankreasschwanz. **d** Raumforderung der Milz. **e** Raumforderung der linken Niere

Bei der Beurteilung des Milzsonogramms spielen Meßwerte eine ähnliche Rolle wie bei der Leber. Wir bestimmen hier im Längs- und Querschnitt die maximale Länge, Breite und Tiefe der Milz. Auch hier besteht eine enge Bezeichnung zwischen Körper- und Organwachstum (s. Tabelle 1). Es hat sich gezeigt, daß wiederum die Quantifizierung der Organgröße nützliche Hinweise auf die Ursache einer Organvergrößerung geben kann. Wie an der Leber so lassen sich auch an der Milz umschriebene Raumforderungen problemlos erfassen.

Schwierig ist die sonographische Diagnostik von Darmerkrankungen. Das liegt v. a. daran, daß sich im Schnittbild die topographischen Zusammenhänge bei diesem Organ kaum rekonstruieren bzw. deuten lassen. Im wesentlichen sind die sonographischen Möglichkeiten auf 3 Punkte beschränkt: 1. den Nachweis einer Darmwandverdickung, 2. das Erkennen eines fixierten auffälligen Darminhalts, 3. die Diagnose extraintestinaler Erkrankungen wie Harnleiterkoliken, Gallenkoliken, Abszesse, die Rückwirkungen auf den Gastrointestinaltrakt haben können. Eine Darmwandverdickung im Bereich des Pyloruskanals findet man bei der Pylorushypertrophie (Abb. 5a). Zugleich stellt sich in diesem Fall die starke Flüssigkeitsfüllung des Magens dar. Der M. Crohn geht ebenfalls mit einer Darmwandverdickung einher (Abb. 5b), wobei die Schmerzhaftigkeit der unter Ultraschallsicht vorgenom-

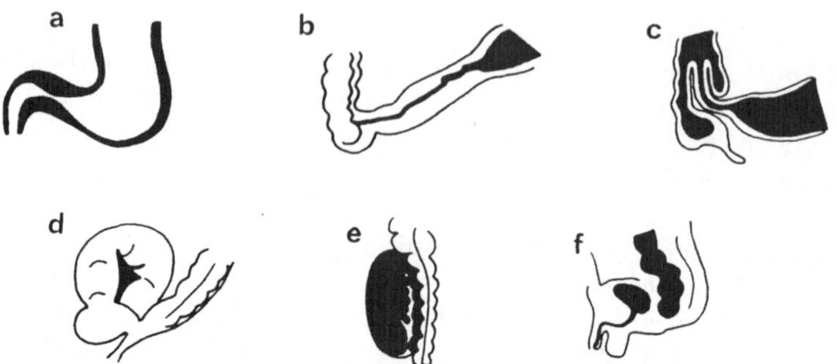

Abb. 5a–f. Pathologische Befunde des Darmes. **a** Pylorushypertrophie. **b** Darmwandverdikkung. **c** Darminvagination. **d** Volvolus. **e** Darmduplikatur. **f** Analatresie

menen Palpation ein wichtiges Indiz ist. Eine solche Darmwandverdickung imponiert im Querschnitt als kokardenförmige Echoanordnung, im Längsschnitt bildet sich der Darm schlauchförmig ab. Teilweise gelingt bei dieser Erkrankung auch der Nachweis eines verdickten Mesenteriums.

Wichtig erscheint, daß intraperitoneale und urologische Komplikationen des M. Crohn sonographisch erfaßt werden. So haben wir bei 4 von 15 Crohn-Patienten Komplikationen der Grunderkrankung nachweisen können, was die Bedeutung der Methode für die Verlaufsdiagnostik dieser Erkrankung unterstreicht. Auch eine Darmtuberkulose kann zu den gleichen Darmwandveränderungen und damit zum gleichen Schallbild führen wie der M. Crohn. Überdies können auch Tumoren eine Verdickung der Darmwand hervorrufen, wie wir es beispielsweise bei einem Patienten mit Non-Hodgkin-Lymphom gesehen haben. Die Darminvagination imponiert sonographisch ebenfalls primär als eine Darmwandverdickung. Bei genauerer Betrachtung fallen allerdings im Längsschnitt 2 tubuläre Strukturen auf, die im Querschnitt zielscheibenförmig angeordnet erscheinen (Abb. 5c). Die reflexfreien Anteile entsprechen der äußeren Darmwand, während die Zone verstärkter Echos den aufeinanderliegenden inneren Darmwänden entsprechen dürften. Hier eröffnet sich eine Möglichkeit, auch ileoileale Invaginationen nachzuweisen.

Was den fixierten auffälligen Darminhalt betrifft, so kann man beispielsweise bei paralytischem oder mechanischem Ileus die flüssigkeitsgefüllten Darmschlingen nachweisen. Auch der Volvulus imponiert primär als eine Raumforderung, die bei der Palpation unter Sicht extrem druckschmerzhaft ist (Abb. 5d). Die Darmduplikatur stellt sich je nach ihrem Inhalt als eine reine Zyste oder aber als eine komplexe raumkonstante Raumforderung dar (Abb. 5e).

Liegt eine Analatresie vor, so kann die Distanz zwischen Analgrübchen und Rektumende sehr zuverlässig nachgewiesen werden. Dies kann sowohl mit dem A-Bildverfahren wie mit dem Schnittbildverfahren geschehen. Entscheidend ist, daß die Schallstrahlrichtung vom Analgrübchen zum Rektumende gerichtet ist (Abb. 5f).

Zu besprechen wären noch extraintestinale Erkrankungen, die Rückwirkungen auf den Gastrointestinaltrakt haben. Hier sei auf die nachfolgenden Abschnitte zur Diagnostik abdomineller Raumforderungen und urologischer Erkrankungen verwiesen.

Literatur

1. Babcock DS, Kaufmann L, Cosnow I (1978) Ultrasound diagnosis of hydatid (Echinococcus) disease in two cases. Am J Roentgenol 131:895–897
2. Bass EM, Funston MR, Staff MI (1977) Caroli's disease: an ultrasonic diagnosis. Br J Radiol 50:336–369
3. Cox KL, Ament ME, Sample WF, Sarti DA, Donnel MO', Byrne WJ (1980) The ultrasonic and biochemical diagnosis of pancreatitis in children. J Pediatr 96:407–411
4. Filly RA, Carlsen EN (1976) Choledochal cyst: report of a case with specific ultrasonic findings. J Clin Ultrasound 4:7–10
5. Fried AM, Selke AC (1978) Pseudocyst formation in hereditary pancreatitis. J Pediatr 93:950–953
6. Friedman AP, Haller JA, Schneider M, Schlussheim A (1979) Sonographic appearance of intussusception in children. Am J Gastroenterol 72:92–94
7. Gates GF (1978) Atlas of abdominal ultrasonography in children. Churchill Livingstone, New York Edinburgh London
8. Gosink BB, Lemon SK, Scheible W, Leopold GR (1979) Accuracy of ultrasonography in the diagnosis of hepatocellular disease. Am J Roentgenol 133:19–23
9. Grand MP, Remy J (1979) Ultrasound diagnosis of extrahepatic portal vein obstruction in childhood. The sign of subhepatic sponge-like mass. Pediatr Radiol 8:155–159
10. Holt RW, Wagner R (1978) Ultrasonography, cholelithiasis, and sickle cell disease. JAMA 240:829
11. Holder LE, Strife J, Padikal TN, Perkins P, Kereiakes J (1975) Liver size determination in pediatrics using sonographic and scintigraphic techniques. Radiology 117:349–353
12. Hünig R (1976) Ultrasonic diagnosis in pediatrics. The state of the art of ultrasonic diagnosis in pediatrics to day. Pediatr Radiol 4:108–116, 175–185
13. Kangarloo H, Sample F, Hansen G, Robinson JS, Sarti D (1979) Ultrasonic evaluation of abdominal gastrointestinal duplication in children. Radiology 131:191–194
14. Kangarloo H (1980) Ultrasonic spectrum of choledochal cysts in children. Pediatr Radiol 9:15–18
15. Kaufmann RA (1979) Preoperative diagnosis of splenic cysts in children by gray scale ultrasonography. J Pediatr Surg 14:450–454
16. Kuykendall JD, Shanser JD, Sumner TE, Goodman LR (1977) Multimodal approach to diagnosis of hamartoma of the spleen. Pediatr Radiol 5:239–241
17. Kober RS, Kumar M (1979) Splenic pseudocyst: preoperative diagnosis with ultrasonography. J Pediatr Surg 14:601–603
18. Kumari S (1979) Hydrops of gallbladder in a child: diagnosis by ultrasonography. Pediatrics 63:295–297
19. Laing FC, London LA, Filly RA (1978) Ultrasonographic identification of dilated intrahepatic bile ducts and their differentiation from portal venous structures. J Clin Ultrasound 6:90–94
20. Littlewood Teele R, Smith EH (1977) Ultrasound in the diagnosis of idiopathic hypertrophic pyloric stenosis. N Engl J Med 296:1149–1150
21. Lutz H, Petzold R, Strunz U (1974) Ultraschalldiagnostik bei Kindern. Fortschr Röntgenstr 421:413–416
22. Magilavym DB, Speert DP, Silver TM, Sullivan DB (1978) Mucocutaneous lymph node syndrome: report of two cases complicated by gallbladder hydrops and diagnosed by ultrasound. Pediatrics 61:699–702
23. Morgan CL, Trought WS, Odson TA, Clark WM, Rice RP (1980) Ultrasound patterns of disorders affecting the gastrointestinal tract. Radiology 135:129–135
24. Petersen LR, Cooperberg PL (1978) Ultrasound demonstration of lesions of the gastrointestinal tract. Gastrointest Radiol 3:303–306
25. Piyachon C, Poshyachinda M, Dhitavat D (1976) Hepatoszintigraphy, arteriography and ultrasonography in preoperative diagnosis of choledochal cyst. Am J Roentgenol 127:520–523
26. Rose JS, Hodson WC, Levin DC (1975) Abdominal aortic aneurysm in childhood: a noninvasive approach to the diagnosis. Am J Roentgenol 123:708–711

27. Sarti DA (1977) Rapid development and spontaneous regression of pancreatic pseudocysts documented by ultrasound. Radiology 123:417–423
28. Surugu K, Hirai Y, Nagashima K, Wagai T, Inui M (1969) Ultrasonic echo examination as an aid in diagnosis of the congenital bile duct lesions. J Pediatr Surg 186:460–464
29. Weill F, Schaub A, Eisenscher A, Bourgoin A (1977) Ultrasonography of the normal pancreas. Radiology 123:417–423
30. Weill F, Eisenscher A, Zeltner F (1978) Ultrasonography of the normal and dilated biliary tree. Radiology 127:221–224
31. Weitzel D, Beck JD (1974) Ultraschall-Tomographie: eine risikolose und schonende Methode zum Nachweis der angeborenen Choledochusstenose. Klin Pädiatr 186:460–464
31. Weitzel D (1978) Untersuchungen zur sonographischen Organometrie im Kindesalter. Med Habil, Mainz
32. Willital GH (1970) Eine neue Methode zur Bestimmung der Höhe der Anal- und Rectumatresie mit Ultraschall. Z Kinderchir 9:395–398
33. Yamaguchi M (1980) Observation of cystic dilatation of the commom bile duct by ultrasonography. J Pediatr Surg 15:207–210

2.1.2 Röntgen

J. Tröger

Die röntgenologischen Basisuntersuchungen der gastroenterologischen Diagnostik sind:

- Nativbild,
- orale Kontrastmittelpassage mit ihren zahlreichen Modifikationen,
- Kolonkontrasteinlauf und
- Darstellung der Gallengänge und der Gallenblase.

Die Darstellung der Gallengänge und der Gallenblase unterscheidet sich in der pädiatrischen Radiologie nicht wesentlich von der der Erwachsenenradiologie. Die Fragestellungen beziehen sich jedoch häufiger auf die Diagnostik angeborener Fehlbildungen. Die orale Cholezystographie ist durch die Sonographie ersetzt, die intravenöse Cholangiocholezystographie dient überwiegend der präoperativen Abklärung eines sonographisch erhobenen Befundes.

Abgesehen von der Strahlenbelastung (Tabelle 1) sind die Risiken der Röntgenuntersuchung des Magen-Darm-Traktes gering. Bei der Auswahl des Kontrastmittels ist zu bedenken, daß die wasserlöslichen Kontrastmittel infolge ihrer Hyperosmolarität zu einem starken Wassereinstrom in das Darmlumen führen. Deshalb kann es besonders bei Neugeborenen zu Wasser- und Elektrolytverschiebungen kommen. Die Resorption der wasserlöslichen Kontrastmittel liegt bei bis zu 2% der gegebenen Menge und kann bei Passageverzögerungen etwas ansteigen (2).

Die Indikationen zur Untersuchung des Magen-Darm-Traktes unterscheiden sich zwischen Neugeborenenperiode und übriger Kindheit erheblich.

In der Neugeborenenperiode werden überwiegend angeborene Obstruktionen des Magen-Darm-Traktes gesucht, mit zunehmendem Alter des Kindes treten die erworbenen Veränderungen in den Vordergrund.

Tabelle 1. Mittlere Gonadenbelastung bei Magen-Darm-Passage (*MDP*) und Kolonkontrasteinlauf (*KKE*) (mrd – 1 mrd = 0,01 mGy)

Jahre	MDP n m.	 w.	KKE n m.	 w.
0–2	3	23	76	36
2–6	14[a]	5	199	111
>6	219[a]	58	393	122

[a] Da die Untersuchungen aus gerätetechnischen Gründen im Sitzen durchgeführt wurden und ein Gonadenschutz nicht angelegt werden konnte, sind diese Werte relativ hoch.

Neugeborenenperiode

Jede Röntgendiagnostik mit der Fragestellung nach einer Obstruktion des Magen-Darm-Traktes beginnt im Neugeborenenalter mit einer Abdomenübersichtsaufnahme in aufrechter Körperposition (überwiegend in 2 Ebenen). Bei schwerkranken Kindern kann die Aufnahme in aufrechter Position durch eine Aufnahme mit seitlich angestellter Kassette ersetzt werden. Nur mit Hilfe der Leeraufnahme ist das weitere Vorgehen zu bestimmen: So schließt z. B. der Befund einer Enterokolitis eine Kontrastmitteluntersuchung aus. Ebenso unterbleibt bei freier Luft die weitere Kontrastmitteldiagnostik, bzw. es wird mit wasserlöslichem Kontrastmittel die Perforationsstelle dargestellt. Auch die Zeichen einer ausgeprägten duodenalen Obstruktion („double bubble") beenden die weitere radiologische Diagnostik. Des weiteren läßt sich nur mit Hilfe des Nativbildes bei einem tiefen Ileus (Ileum oder Kolon) die Wahl des Kontrastmittels (wasserlöslich oder wasserunlöslich) treffen.

Zeigt die Nativdiagnostik eine Doppelspiegelbildung im Oberbauch („double bubble") mit Luftarmut oder fehlender Luft im übrigen Abdomen (Abb. 1), so ist eine Obstruktion des Duodenums gesichert und die Röntgendiagnostik ist beendet. Es ist präoperativ in diesem Fall von geringer Bedeutung, ob eine Atresie, eine Membran, ein Pankreas anulare, eine Stenose, ein Volvulus, ein Laddsches Band, eine Bride oder eine präduodenale Pfortader Ursache der duodenalen Obstruktion ist. Findet sich viel Luft im übrigen Abdomen, so klärt die orale Kontrastmittelgabe den Befund. Entweder die Obstruktion ist gering ausgeprägt, oder es liegt eine der rezidivierenden Obstruktionen (Malrotation mit rezidivierendem Volvulus oder Laddsches Band) vor. Besonders die Erkennung eines Laddschen Bandes bereitet große diagnostische Schwierigkeiten. Das unvollständig fixierte Colon ascendens fällt bei bestimmten Bewegungen nach links kaudal und die Bänder, die das Colon ascendens locker mit dem Retroperitoneum verbinden, schnüren das Duodenum ab (Abb. 2a, b).

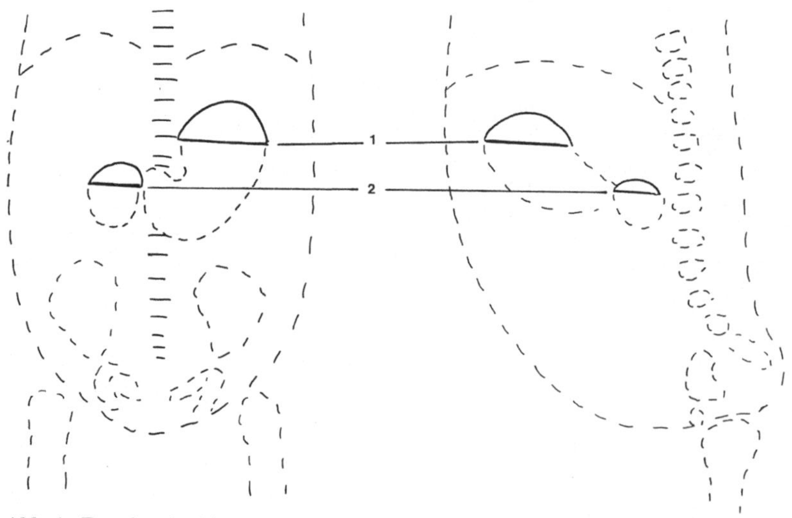

Abb. 1. Duodenale Obstruktion. (*1* Magenspiegel, *2* Duodenumspiegel)

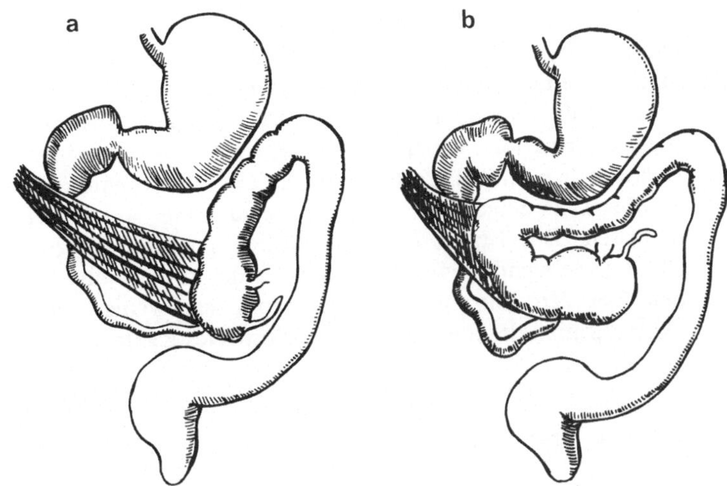

Abb. 2 a, b. Laddsches Band. Der frei bewegliche Zäkumpol fällt nach links, die Anheftungen an der kraniolateralen linken Bauchwand führen zur Obstruktion des Duodenums **(a)**. **b** Zustand nach Operation. (Aus Caffey [1])

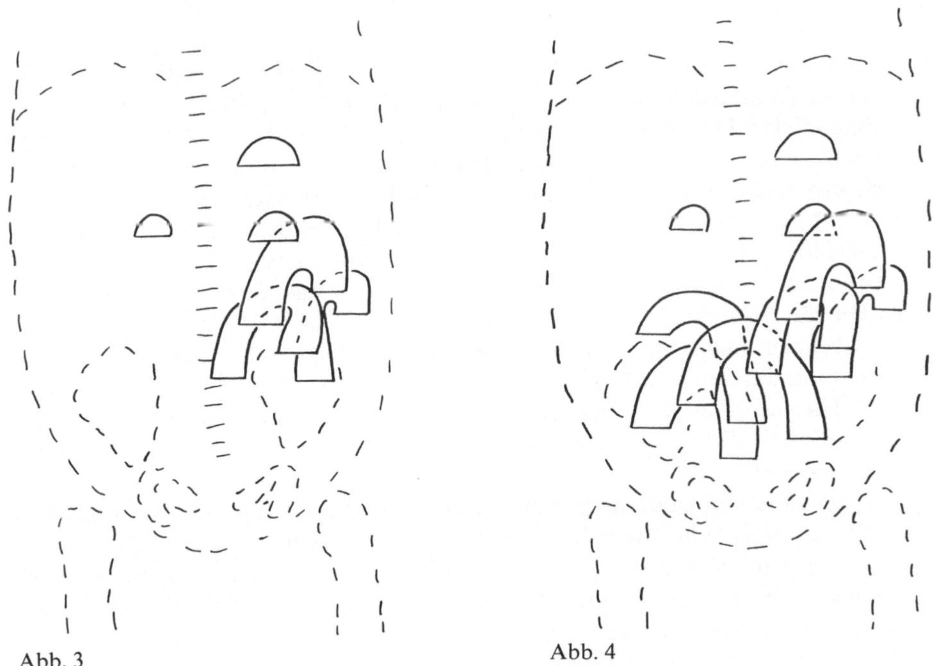

Abb. 3. Jejunalobstruktion. Einige Spiegel und stehende Darmschlingen im linken Abdomen

Abb. 4. Tiefe Obstruktion. Zahlreiche Spiegel und stehende Darmschlingen, über das mittlere und untere Abdomen beidseits verteilt

Stellen sich im linken Oberbauch wenige erweiterte, Spiegel in sich tragende Darmschlingen dar (Abb. 3), so liegt eine Jejunalobstruktion vor; eine weitere radiologische Diagnostik läßt keine wesentliche Zusatzinformation erwarten.

Liegt die nach dem Nativbild zu vermutende Obstruktion aboral des Jejunums (tiefe Obstruktion: Tabelle 2, Abb. 4), so ist das weitere röntgenologische Vorgehen grundsätzlich anders. Bestehen nach der Nativaufnahme keine Kontraindikationen (s. oben) für eine Kontrastmitteluntersuchung, so wird ein Kontrasteinlauf angeschlossen. Die Frage, ob wasserlösliches oder wasserunlösliches Kontrastmittel ($BaSO_4$) verwendet wird, kann meist anhand der Nativaufnahme entschieden werden. Der Verdacht auf einen Mekoniumileus (wenig Spiegel, schaumig granulierter Dünndarminhalt, enggestelltes oder luftfreies Rektosigmoid: Abb. 5 a) und der Verdacht auf ein Mekoniumpfropfsyndrom erfordern die Verwendung von wasserlöslichem Kontrastmittel: Die Untersuchung stellt gleichzeitig einen therapeutischen Eingriff dar. Das hyperosmolare Kontrastmittel und der nachfolgende Wassereinstrom spülen die zähen Mekoniummassen frei und setzen gleichzeitig die Oberflächenspannung herab. Während oder nach der Untersuchung wird oft reichlich zähes Mekonium entleert (Abb. 5 b). Beim Mekonium-Ileus ist ein ausgeprägtes Mikrokolon nachweisbar, eine Lageanomalie des Coecumpols recht oft zu erkennen (Abb. 5 d), außerdem kann die Rückbildung der Obstruktion dokumentiert werden (Abb. 5 c, 5 e).

Tabelle 2. Tiefe Obstruktionen

Obstruktionen nahe der Ileozökalklappe	Obstruktionen des Dickdarms
Atresie, Stenose, Membran des Ileums	Megacolon congenitum (Hirschsprung)
Meckel-Divertikel mit Invagination	Stenose, Atresie, Membran
Volvulus	Mekoniumpfropfsyndrom
Mekoniumileus	Small left colon syndrome
Totale Dickdarmaganglionose	Raumforderung

Erkennt man schon auf der Leeraufnahme einen Kalibersprung im Bereich des Colon descendens oder des Colon transversum, so sollte unter dem Verdacht eines M. Hirschsprung wasserunlösliches Kontrastmittel verwendet werden, da wenig ausgeprägte Kalibersprünge sich der Diagnostik mit wasserlöslichem Kontrastmittel entziehen.

Im Einzelfall kann die Entscheidung, welches Kontrastmittel verwendet werden soll, schwierig sein; meist hilft die klinische Verdachtsdiagnose hier weiter. Gelegentlich muß nach einem Kontrasteinlauf mit wasserlöslichem Kontrastmittel nach einiger Zeit der Kolonkontrasteinlauf mit wasserunlöslichem Kontrastmittel zum Ausschluß eines M. Hirschsprung wiederholt werden.

Oft schwierig ist die Differenzierung zwischen einem Mekoniumileus und einer totalen Aganglionose des Dickdarms (ca. 3% aller an M. Hirschsprung erkrankter Kinder: Abb. 6). Beim Mekoniumileus sind oft die schaumig granulierten Strukturen des Ileuminhalts, die geringe Spiegelbildung und das lange, ausgeprägte Mikrokolon differentialdiagnostisch zu verwerten. Bei der totalen Aganglionose ist das

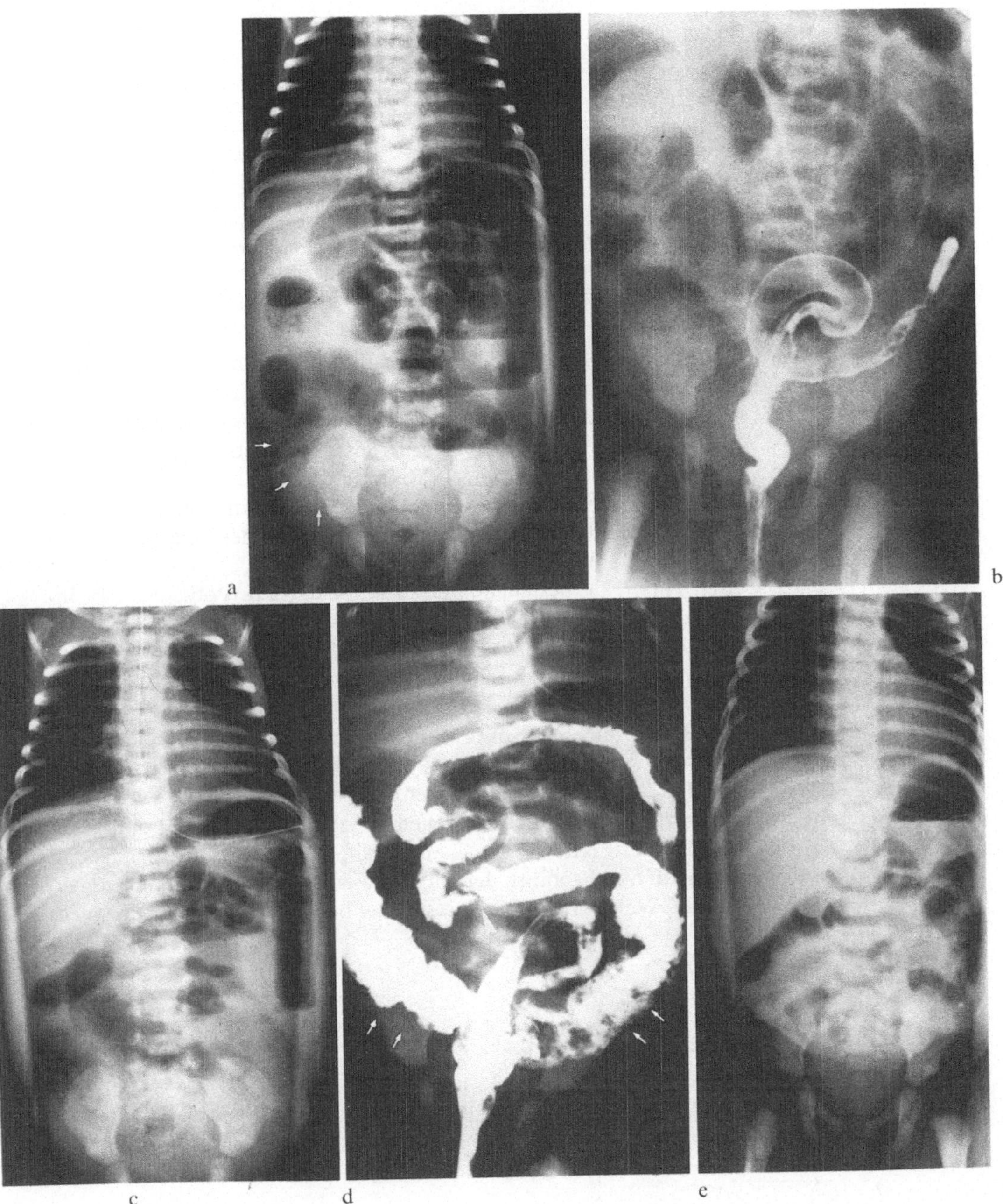

Abb. 5a–e. Tiefer Ileus mit weiten stehenden Darmschlingen. Für einen Mekoniumileus auffallend viele Spiegel. Granuliert-schaumiger Inhalt des Ileums (Pfeile). **b.** 1. Lösungsversuch mit wasserlöslichem Kontrastmittel; langer Mekoniumpfropf im Sigma, der sofort entleert wird. **c.** Nach Eingriff gem. Abb. 5b Rückbildung der Obstruktion. **d.** 2. Lösungsversuch. Atypische Lage des Zäkumpols (oberer Pfeil). Mikrokolon. Weites Ileum mit unregelmäßigem Schleimhautrelief (Pfeile unten). **e.** Vollständige Rückbildung des Ileus

Tabelle 3. Röntgenologische Differenzen zwischen Mekoniumileus und totaler Dickdarm-aganglionose

	Aganglionose	Mekoniumileus
Zeitpunkt des Auftretens	Meist nach einigen Tagen	Direkt postpartal
Röntgenbefund	Spiegel	Schaumiger Dünndarminhalt, wenige, oft keine Spiegel
Röntgenbefund	Fast normal weiter, kurzer Dickdarm	Langes Mikrokolon

Darmlumen fast normal, der Dickdarm kurz, und die Zeichen des Mekoniumileus auf dem Leerbild fehlen (Tabelle 3).

Die Weite des Kolons stellt eine wichtige differentialdiagnostische Information dar. Läßt sich ein Mikrokolon nachweisen, so ist eine langfristig bestehende Obstruktion im Kolon (z. B. Kolonmembran – Mikrokolon bis zur Obstruktion), im Ileum (z. B. Ileumatresie) oder im unteren Jejunum (z. B. Jejunumatresie) die Ursache des Mikrokolons. Das fehlende Volumenangebot während der Fetalperiode hat ein infunktionelles Mikrokolon bewirkt.

Dagegen weisen kurzfristig bestehende Obstruktionen (z. B. Volvulus, z. B. Invagination bei Meckel-Divertikel) ein normales Dickdarmlumen auf.

Hohe, langfristig bestehende Obstruktionen (z. B. Duodenumobstruktion) führen durch das Volumen der Darmsäfte und -epithelien nur zu einem diskreten Mikrokolon, gelegentlich ist der Dickdarm sogar normal weit.

Wie wichtig die Reihenfolge der Röntgenuntersuchungen (erst Nativbild – dann Kontrastmitteluntersuchung) bei Verdacht auf Darmobstruktion eines Neugeborenen ist, zeigt folgende Kasuistik (Abb. 7): Unter der Verdachtsdiagnose einer Duodenumobstruktion wird bei einem neugeborenen Jungen Kontrastmittel oral gegeben. Eine duodenale Obstruktion konnte ausgeschlossen werden. Anschließend wird ein Kontrasteinlauf durchgeführt, der ein enggestelltes Rektum und ein enggestelltes Sigma darstellt. Weiter lief das Kontrastmittel bei dieser Untersuchung nicht

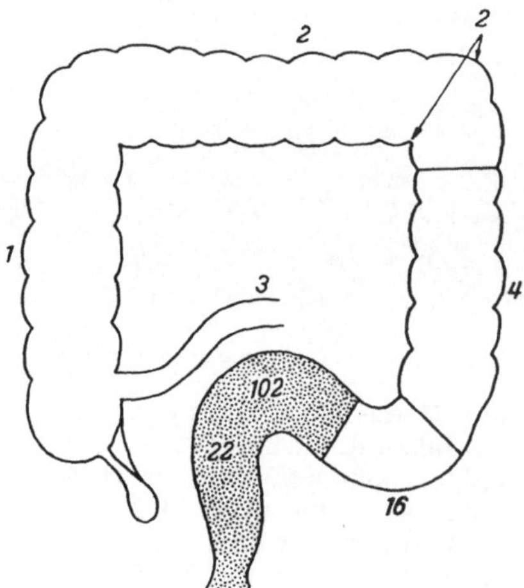

Abb. 6. Häufigkeit der Ausdehnung des aganglionären Segments: 82% Rektum und Sigma. (Aus Kaufmann [3])

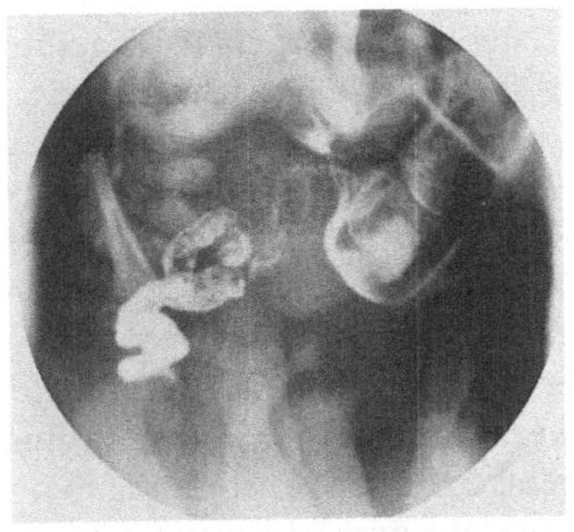

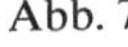

Abb. 7

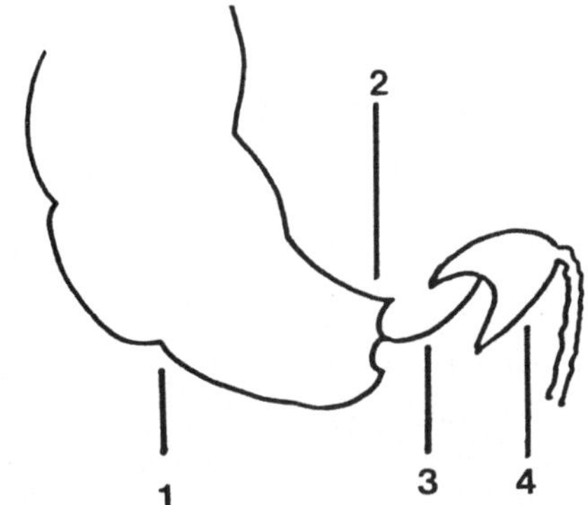

Abb. 8

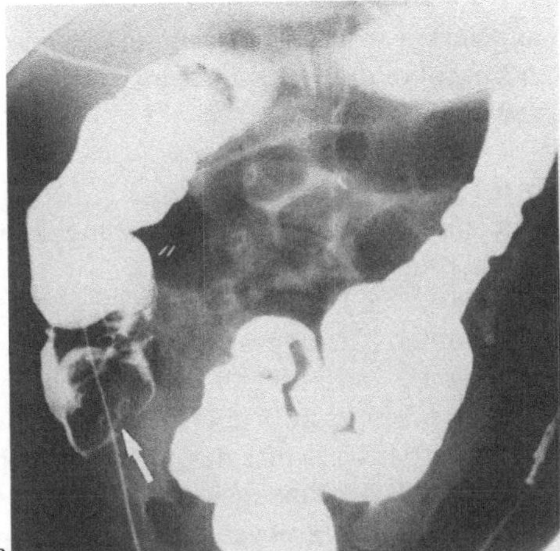

Abb. 9 a

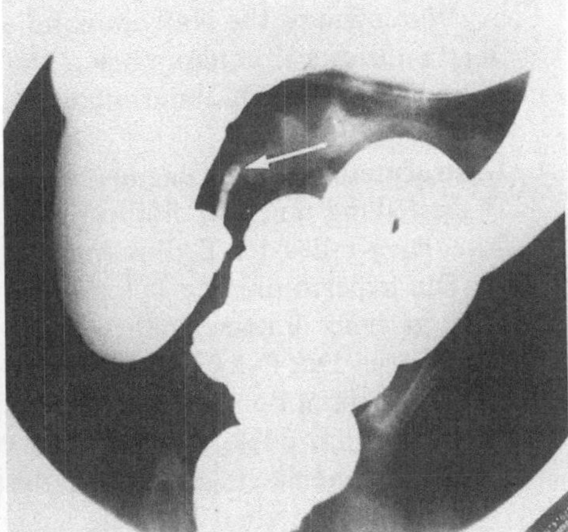

Abb. 9 b

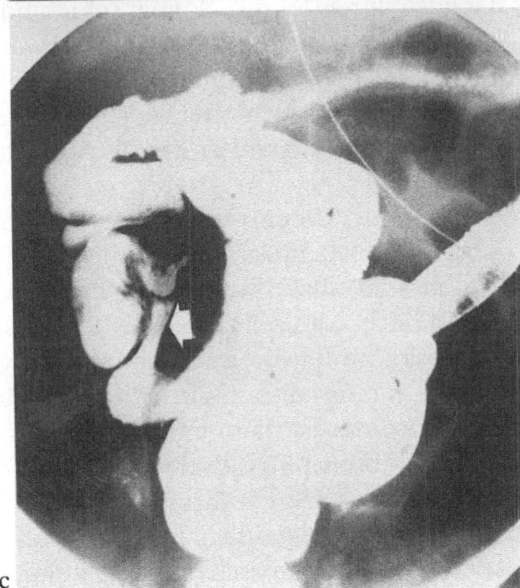

Abb. 9 c

Abb. 7. Mikrorektum und Mikrosigma. Die weite Darmschlinge wurde als aufgeweitetes Colon descendens gedeutet. Operationsbefund: Atresie des Dünndarms; mit einer weiten Dünndarmschlinge verklebtes Mikrokolon

Abb. 8. Hypertrophische Pylorusstenose. (*1* Kontraktionswelle, *2* Antrum, *3* enger, langer Pyloruskanal, *4* pilzförmiger Bulbus duodeni)

Abb. 9 a–c. Invagination – röntgenologisch gelöst. **a** Invaginat, ileokolisch (Pfeil), **b** Rückverlagerung bis zur Ileozökalklappe (Appendix: Pfeil), **c** Kontrastmittelübertritt in das terminale Ileum (Pfeil)

vor. Ohne Diagnose wird das Neugeborene in ein anderes Krankenhaus verlegt. Hier wird jetzt – lege artis – eine Abdomenübersicht in 2 Ebenen durchgeführt, der Befund einer mechanischen Obstruktion mit zahlreichen aufgeweiteten und spiegeltragenden Darmschlingen und das Mikrorektum und das Mikrosigma sind erkennbar. Da auch nach dieser Aufnahme die Lokalisation der Obstruktion nicht gelingt, wird der Kontrastmitteleinlauf wiederholt, und über ein Mikrorektum und ein Mikrosigma scheint das Kontrastmittel in ein aufgeweitetes Colon descendens zu laufen. Die Diagnose eines M. Hirschsprung erweist sich operativ als Fehldiagnose. Es handelte sich um eine Jejunumatresie mit älterer Perforation; das Mikrokolon war fest mit den erweiterten Dünndarmschlingen verbacken. Durch die Vorfüllung des Dünndarms mit Kontrastmittel (vorausgegangene orale Kontrastmittelgabe) wurde ein Übertritt des rektal gegebenen Kontrastmittels aus dem Mikrosigma in diese erweiterte Darmschlinge vorgetäuscht.

Wären zuerst die Nativaufnahmen angefertigt worden, dann hätte der anschließend indizierte Kolonkontrasteinlauf ein Mikrokolon bis zur Bauhin-Klappe dargestellt. Es wäre ein Dünndarmileus diagnostiziert worden.

Gastroenterologische Diagnostik jenseits der Neugeborenenperiode

Fragestellung und Durchführung der Untersuchung nähern sich mit zunehmenden Alter des Kindes den Bedingungen der Erwachsenenradiologie.

Die hypertrophische Pylorusstenose (meist 3.–5. Lebenswoche, m. : w. $\approx$ 5 : 1) führt zu einer unterschiedlich stark ausgeprägten Passageverzögerung im Niveau des Pylorus. Der Pyloruskanal ist lang und eng und verläuft gebogen von kaudoventral nach kraniodorsal. Das Antrum ist epsilonförmig imprimiert und der Bulbus duodeni hängt pilzförmig auf dem verstärkten Muskelwulst des Pylorus (Abb. 8). Die Aufnahme nach 1 h dokumentiert das Ausmaß der Passageverzögerung.

Eine Besonderheit stellt die Diagnose und der Therapieversuch einer Invagination dar. Nach Stellung der Verdachtsdiagnose durch Klinik, Sonographie und Abdomenleeraufnahme, wird wasserunlösliches Kontrastmittel aus einer Höhe von 80–100 cm über ein Darmrohr gegeben. In ca. 50% der Fälle gelingt eine Revagination (Abb. 9a–c). Das Kind ist dann i. allg. sofort beschwerdefrei. Zur Revagination kann auch Luft verwendet werden, eine Sedierung unterstützt den Revaginationsversuch.

Charakteristische Veränderungen des terminalen Ileums mit diskontinuierlicher Beteiligung anderer Darmabschnitte sichern die Diagnose einer Ileitis terminalis (M. Crohn). Anfangsstadien eines M. Crohn sind oft schwer von einer unspezifischen Ileitis terminalis abzugrenzen. Läßt sich klinisch diese Differenzierung nicht durchführen, kann durch eine Verlaufskontrolle die Entscheidung getroffen werden. Die Crohn-Krankheit betrifft sehr häufig diskontinuierlich das Dickdarmkonvolut, eine Abgrenzung zur Colitis ulcerosa ist dann erforderlich. Die Beteiligung des terminalen Ileums spricht gegen eine Colitis ulcerosa, schließt diese jedoch keineswegs aus („backwash ileitis"). Vor der Durchführung des Kolonkontrasteinlaufs muß ein toxisches Megakolon (weites, luftgefülltes Dickdarmrohr) bei der Leerdurchleuchtung ausgeschlossen werden. Bei toxischem Megakolon darf wegen der Gefahr der Perforation kein Kolonkontrasteinlauf durchgeführt werden.

Literatur

1. Caffey J (1978) Paediatric X-ray diagnosis, vol 1. Year Book Med Publ, Chicago London
2. Ebel K-D, Willich E (1979) Die Röntgenuntersuchung im Kindesalter. Springer, Berlin Heidelberg New York
3. Kaufmann HJ (1965) Die Megacolonformen und das Mikrocolon. In: Opitz H, Schmid F (Hrsg) Handbuch der Kinderheilkunde IV – Stoffwechsel Ernährung Verdauung, Springer Berlin Heidelberg New York
4. Reither M (1980) Dosismessungen bei kinderröntgenologischen Untersuchungen. Habilitationsschrift des Fachbereiches Humanmedizin der Justus Liebig Universität Gießen 1980
5. Swischuk LE (1980) Radiology of the newborn and young infant. Williams and Wilkins, Baltimore London

Weiterführende Literatur beim Verfasser

2.1.3 Nuklearmedizin

D. EISSNER

Die diagnostischen Möglichkeiten der Nuklearmedizin bei gastroenterologischen Erkrankungen bestehen in der Leber-/Milzszintigraphie und in dem Nachweis von gastrointestinalen Blutungsquellen. In der Pankreasdiagnostik kommt ihr keine Bedeutung zu. Auf die Magendiagnostik, mit der einige Teilaspekte der Magenfunktion wie die Entleerungsgeschwindigkeit oder ein gastroösophagealer Reflux zu untersuchen sind, wird wegen ihrer geringen praktischen Bedeutung in der Pädiatrie nicht eingegangen.

Die im folgenden dargestellten Untersuchungsverfahren erfordern die intravenöse Injektion einer radioaktiven Substanz. Die für das Kind resultierende Strahlenbelastung ist gering, da alle in Frage kommenden Substanzen mit dem kurzlebigen Nuklid ^{99m}Technetium (Tc) markiert werden können. Die szintigraphischen Aufnahmen erfolgen mit einer Gammakamera. Bei Aufnahmezeiten von i. allg. weniger als 5 min ist nur sehr selten eine Sedierung der Kinder notwendig.

Leberszintigraphie

Für diese Untersuchung werden ^{99m}Tc-markierte Kolloide injiziert, die in das retikuloendotheliale System (RES) der Leber und der Milz aufgenommen werden. Die Untersuchung beginnt 10–15 min nach der Injektion. Neben den routinemäßig durchgeführten Aufnahmen der Leber von ventral, dorsal (Abb. 1a, b) und in schräg-rechter Projektion sind – in Abhängigkeit von der Fragestellung – beliebige Zusatzaufnahmen möglich, ohne daß sich hierdurch die Strahlenbelastung des Kindes erhöht.

Das Leberszintigramm informiert über Form, Lage und Größe der Leber. Da beim Untergang von Hepatozyten sekundär auch immer das RES mitbetroffen ist, kann aus der Art der Aktivitätsspeicherung in der Leber die Beschaffenheit des Leberparenchyms beurteilt werden. Eine diffuse Leberparenchymschädigung ist szintigraphisch an einer diffus oder fleckig herabgesetzten Aktivitätsspeicherung zu erkennen; gleichzeitig kommt es zu einer „Linksverschiebung" der Aktivität mit Aktivitätszunahme im linken Leberlappen, der Milz sowie – in fortgeschrittenen Fällen – im RES des Knochenmarks. Der seltene Fall einer umschriebenen Mehranreicherung ist diagnostisch hinweisend auf ein Hepatom. Umschriebene Parenchymdefekte können szintigraphisch erfaßt werden, wenn deren Durchmesser $\geqq 2$ cm beträgt. Ein Speicherdefekt stellt einen unspezifischen Befund dar, der nur in seltenen Fällen eine differentialdiagnostische Aussage über die Art des zugrundeliegenden Prozesses zuläßt (Abb 2a, b).

Leberfunktionsszintigraphie

Für diese Untersuchung werden ^{99m}Tc-markierte Substanzen verwendet, die von den Hepatozyten aus der Blutbahn extrahiert und in die Gallenwege ausgeschieden werden (Iminodiacetatderivate). Dieses Verfahren hat die früher gebräuchliche Leberfunktionsuntersuchung mit ^{131}Jod-Bengalrosa abgelöst. Die Sekretion der Iminodiacetatderivate in die Gallenwege und die Akkumulation in der Galle liegen eindeutig höher als bei Bengalrosa; die Strahlenbelastung durch die Tc-Verbindung ist erheblich niedriger als bei Verwendung von Bengalrosa.

Die Untersuchung beginnt mit der Injektion der radioaktiven Substanz. Mit schnellen Sequenzaufnahmen von 2–5 s Dauer während der Verteilungsphase des Tracers kann die Leberperfusion beurteilt werden. In der anschließenden Konzentrationsphase, in der Sequenzaufnahmen von 2 min Dauer über eine Gesamtdauer von 30 min aufgenommen werden, ist eine Beurteilung der Lebergröße und -mor-

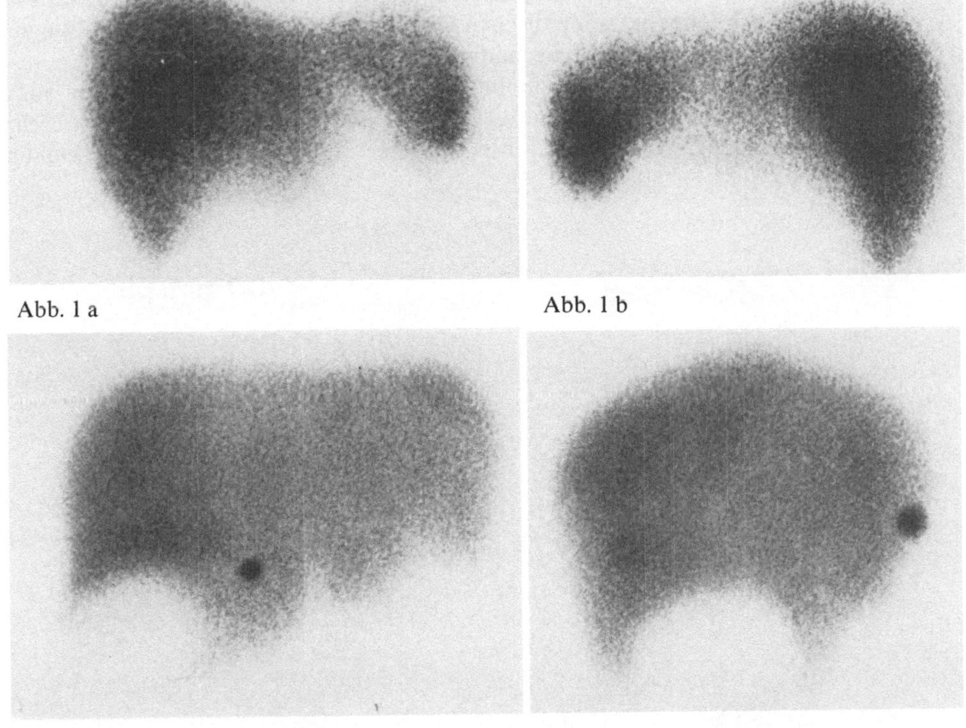

Abb. 1 a Abb. 1 b

Abb. 2 a Abb. 2 b

Abb. 1 a, b. Leberszintigramm nach i.v. Injektion von 0,5 mCi ^{99m}Tc-Schwefelkolloid bei einem 2½jährigen Jungen. **a** Ventrale Projektion, **b** dorsale Projektion. Gleichmäßige Aktivitätsspeicherung in der mäßig vergrößerten Leber. Verdacht auf Parenchymdefekt im kranialen Anteil der Milz

Abb. 2 a, b. Leberszintigramm bei einem 10jährigen Mädchen. **a** Ventrale Projektion, **b** schrägrechte Projektion. Der dunkle Punkt markiert den Rippenbogen. Deutlich vergrößerte Leber mit glatt begrenztem, rundem Parenchymdefekt im kaudalen Anteil des rechten Leberlappens. Diagnose: Rhabdomyosarkom

phologie möglich. Umschriebene Mehranreicherungen sind ein spezifischer Hinweis auf das Vorliegen einer nodulären Hyperplasie, umschriebene Speicherdefekte finden sich bei einer lokalen Destruktion des Leberparenchyms. Aus der Intensität der Aktivitätsaufnahme in der Leber in Relation zu Dauer und Intensität der Aktivitätsretention im Blut bzw. der Ausscheidung über die Nieren lassen sich Parameter für die Beurteilung der hepatozellulären Funktion ableiten. In der Exkretionsphase erfolgt die Ausscheidung der Substanz in die Galle. Im Gegensatz zur i. v. Cholangiographie ist mit diesem Verfahren auch bei Bilirubinspiegeln bis zu 20 mg/dl noch eine Beurteilung der extrahepatischen Gallenwege möglich. Eine fehlende Darstellung der Gallenblase läßt einen Verschluß des Ductus cysticus vermuten und ist ein konstanter Befund bei einer akuten Cholezystitis, während eine verzögerte Gallenblasendarstellung eine chronische Cholezystitis annehmen läßt.

Die Untersuchung wird bis zum eindeutigen Nachweis eines Aktivitätsübertritts in den Darm mit Aufnahmen in Abständen von 1–2 h fortgesetzt bzw. beendet, wenn nach 24 h noch keine Aktivitätsausscheidung in den Darm nachzuweisen ist.

Die hepatozelluläre Funktionsszintigraphie wird eingesetzt bei Entwicklungsstörungen der intra- oder extrahepatischen Gallenwege sowie zur Differentialdiagnose zwischen parenchymalem und mechanischem Ikterus.

Besondere Bedeutung hat die hepatozelluläre Funktionsszintigraphie in der Diagnostik des Neugeborenenikterus, bei dem sie – in Ergänzung zur Ultraschalldiagnostik – in vielen Fällen wesentlich zu der differentialdiagnostisch wichtigen

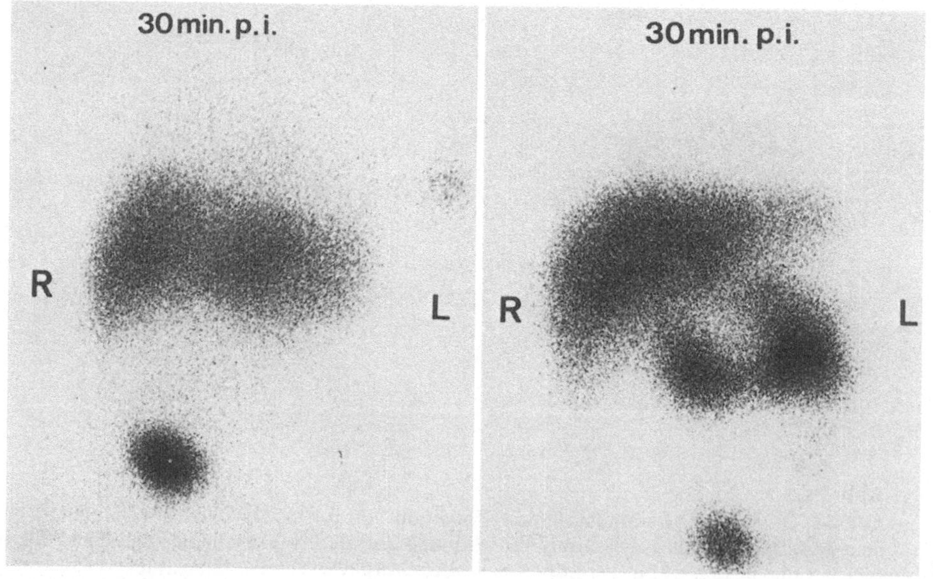

Abb. 3a, b. Leberfunktionsszintigraphie bei einem 9½ bzw. 12 Wochen alten Säugling nach i.v. Injektion von 0,5 mCi einer Tc-markierten Iminodiacetatverbindung. **a** Präoperativ: 30 min p.i. keine Aktivitätsausscheidung in den Darm. Szintigraphische Differentialdiagnose: intra- oder extrahepatische Gallenwegobstruktion. **b** Postoperativ: freier Aktivitätsabfluß in den Darm. Diagnose: Choledochuszyste

Entscheidung zwischen neonataler Hepatitis und Gallengangatresie beitragen kann (Abb. 3a, b).

Milzszintigraphie

Die Milzszintigraphie kann in Kombination mit der Leberszintigraphie nach Applikation von ^{99m}Tc-markierten Kolloiden durchgeführt werden, da auch ein Teil der Substanz vom RES der Milz aufgenommen wird.

Eine selektive Milzdarstellung ist bei Verwendung von wärmealterierten, ^{99m}Tc-markierten Erythrozyten möglich.

Form, Lage und Größe der Milz sowie anatomische Varianten lassen sich mit der Milzszintigraphie beurteilen, Nebenmilzen können lokalisiert und Parenchymdefekte festgestellt werden. Die fehlende Milzdarstellung im Erythrozytenszintigramm bei vorhandener Milz wird als funktionelle Asplenie bezeichnet und findet sich bei einer Milzvenenthrombose oder Sichelzellenanämie.

Abdominelle Blutungsquellen

Wird bei unklarer abdomineller Blutungsquelle als Ursache ein Meckel-Divertikel vermutet, kann eine abdominelle Sequenzszintigraphie mit ^{99m}Tc-Pertechnetat durchgeführt werden. Diese Substanz wird über die Belegzellen der Magenschleimhaut ausgeschieden. Da mehr als 90% aller blutenden Meckel-Divertikel Magenschleimhaut enthalten, ist die szintigraphische Nachweiswahrscheinlichkeit eines blutenden Meckel-Divertikels hoch. Ektopische, im Ösophagus gelegene Magenschleimhaut läßt sich mit dem gleichen Verfahren nachweisen. Die Untersuchung erfolgt beginnend mit der i.v. Injektion von Pertechnetat mit schnellen Sequenzszintigraphien des Abdomens und wird mit Einzelaufnahmen in 5 bis 15minütigem Abstand bis zu einer Gesamtuntersuchungszeit von 60 min fortgesetzt. Für diese Untersuchung müssen die Patienten nüchtern sein. Um zu verhindern, daß das Pertechnetat von der Schilddrüse aufgenommen wird, erfolgt vor der Aktivitätsinjektion eine Applikation von Perchlorat.

Beträgt der Blutverlust mehr als 0,1 ml/min, kann mit der abdominellen Sequenzszintigraphie auch eine andersartige Blutungsquelle lokalisiert werden. Gelegentlich ergeben sich auch Hinweise auf entzündliche Prozesse im Darm oder gut durchblutete Tumoren.

Indikationen

Die nuklearmedizinischen Verfahren bei Erkrankungen des Gastrointestinaltraktes sind begrenzt und beschränken sich auf die Darstellung der Leber und Milz sowie den Versuch, intestinale Blutungsquellen nachzuweisen. Die Indikation zu diesen Untersuchungen sollte jeweils in enger Kooperation mit den Pädiatern gestellt werden. Unter Berücksichtigung der zunehmenden Verfeinerung der diagnostischen Möglichkeiten der Ultraschalluntersuchung sind die nuklearmedizinischen Verfahren als Ergänzung in den Fällen anzusehen, bei denen die Ultraschalldiagnostik keine eindeutigen Ergebnisse erbringen konnte oder nicht durchführbar ist, wie z. B. bei offenen abdominellen Traumata, bei denen mit der Leber-/Milzszintigraphie auf einfache, nicht belastende Weise ein klinisch relevanter Parenchymdefekt in der Leber und Milz innerhalb weniger Minuten nachgewiesen oder ausgeschlossen werden kann.

2.1.4 Computertomographie

H. Klusemann

Indikationen zum Einsatz der Computertomographie (CT) im gastroenterologischen Bereich sind – nimmt man die Diagnostik bei Raumforderungen aus, die in Kap. 3.1.4 behandelt wird – so selten, daß eine gesonderte Besprechung nicht gerechtfertigt erscheint. Grundsätzlich sollte die abdominelle CT im Kindesalter nur dann eingesetzt werden, wenn nach Durchführung der Sonographie, der konventionellen Röntgendiagnostik und der nuklearmedizinischen Untersuchung durch sie ein wesentlicher Informationsgewinn erwartet wird. Im Unterschied zu den anderen Methoden ermöglicht die CT eine Quantifizierung und exakte Dichtewertmessung, was z. B. für Glykogen- und Eisenspeicherkrankheiten sowie für den Nachweis von Fettinfiltrationen von Bedeutung sein kann.

2.2 Klinischer Teil

2.2.1 Hepatosplenomegalie

M. DITTRICH und E. DINKEL

Für die Erkennung und Beurteilung von Leber- und Milzerkrankungen ist grundsätzlich eine gemeinsame klinische, laborchemische und morphologische Diagnostik anzustreben. Unter den morphologischen Untersuchungsmethoden gewinnt die Sonographie bei Hepatosplenomegalie im Kindesalter zunehmend an Bedeutung, weil umschriebene von diffusen Organveränderungen differenziert werden können [4, 7]. Da die klinische Erfassung von umschriebenen Raumforderungen der Leber und Milz sehr begrenzt ist, sollte die Sonographie als risikolose Methode bei jeder unklaren Hepatosplenomegalie als erstes bildgebendes Verfahren eingesetzt werden. Dies wird im folgenden an einigen Beispielen erläutert.

Fall 1: Echinokokkuszyste der Leber
Bei der Aufnahmeuntersuchung eines 5 Jahre alten türkischen Jungen wurde im rechten Oberbauch eine prall elastische Resistenz getastet, die nicht sicher von einer möglicherweise vergrößerten Leber abgrenzbar war. Die sonographische Überprüfung des Palpationsbefundes zeigte 3 große zystische intrahepatische Raumforderungen, eine davon am kaudalen Rand des rechten Leberlappens (Abb. 1a, b). Durch serologische Untersuchung konnte die sonographische Verdachtsdiagnose einer Echinokokkuszyste bestätigt werden. Obwohl die Sonographie bei Echinokokkusbefall der Leber sehr aussagefähig ist, erhöht die Kombination mit der Computertomographie die diagnostische Sicherheit insbesondere hinsichtlich der Anzahl der Zysten. Eine Mitbeteiligung der Milz kann durch die computertomographische Untersuchung im Vergleich zur Sonographie sicherer ausgeschlossen werden [6].

Fall 2: Leberbefall bei Non-Hodgkin-Lymphom
Unter zytostatischer Therapie werden häufig Lebervergrößerungen festgestellt. Es kann sich jedoch hinter einer Hepatomegalie auch unter Therapie eine Lebermetastase verbergen, die sonographisch zu einer Änderung der Echostruktur führt. In der Regel sind Metastasen reflexärmer als das umgebende Gewebe, selten reflexreicher. Bei malignen Erkrankungen führen wir zur möglichst frühzeitigen Aufdeckung von Tumorrezidiven oder Zeichen der Progredienz routinemäßig sonographische Verlaufsuntersuchungen durch.

Unter dem klinischen Bild einer Hepatomegalie kann sich auch ein primärer Lebertumor verbergen, wobei zur Beurteilung der Operabilität neben der Sonogra-

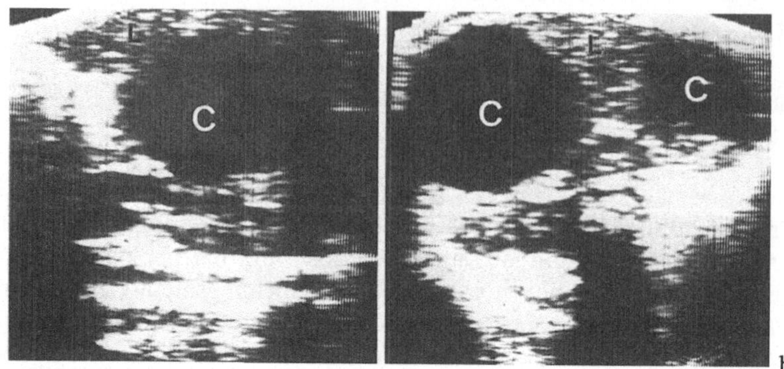

Abb. 1 a, b. Sonogramm der Leber (**a** Längs-, **b** Querschnitt) bei einem 5 Jahre alten Kleinkind mit Echinokokkose. Große zystische Raumforderungen mit dorsaler Echoverstärkung. (*L* Leber, *C* Echinokokkuszyste)

phie die Kombination mit der Computertomographie und gegebenenfalls der Angiographie erforderlich ist [2].

Fall 3: Multinoduläre Hämangioendotheliomatose
Bei einem Neugeborenen mit multiplen kutanen Hämangiomen und einer Lebervergrößerung fand sich entsprechend dem Palpationsbefund im Sonogramm eine den gesamten Oberbauch einnehmende Leber mit mehreren echoarmen bis echofreien Arealen [1], die, auf rechten und linken Leberlappen verteilt, ca. 50% des Lebervolumens ersetzten. Durch Hautbiopsie wurde die Diagnose einer multinodulären Hämangioendotheliomatose gestellt. Zum Ausschluß einer Beteiligung weiterer Organe und zur Aufdeckung auch kleiner befallener Bezirke bei dem hier vorliegenden Krankheitsbild wurde die Computertomographie eingesetzt und zur Beurteilung des Funktionszustands der Leber eine Sequenzszintigraphie angeschlossen (Abb. 2a–c). Sonographische Verlaufsuntersuchungen zur Therapiebeurteilung nach Bestrahlung ergaben eine stetige Abnahme der Lebervergrößerung sowie eine Verkleinerung der intrahepatischen echoarmen Regionen bis zur vollständigen Rückbildung.

Bei diffusen Leberparenchymveränderungen wird sonographisch eine gleichmäßige Zunahme von Zahl und Intensität der Binnenechos gefunden. Meist liegen zusätzlich eine Veränderung der normalen Kontur und eine Organvergrößerung vor. Nach bisherigen Erfahrungen kann die Sonographie bei diffusen Organveränderungen der Leber allenfalls Hinweise für Umbauprozesse geben, die histologische Untersuchung jedoch in keinem Fall ersetzen. Die Lebergröße erweist sich dabei als weiterer einfach zu ermittelnder diagnostischer Parameter.

Vergleicht man die von Sachtleben [5] klinisch erhobenen Leberhöhennormalwerte im Kindesalter mit den sonographisch erhobenen Normalwerten der Lebergröße von Weitzel [8], so läßt sich eine gute Übereinstimmung der Meßwerte feststellen. Bei einer Zusammenstellung von 168 vermuteten oder klinisch festgestellten Hepatosplenomegalien konnte sonographisch nur in 55% der Fälle ein übereinstimmender Befund erhoben werden. Ohne näher auf die Ursachen der Diskrepanz einzugehen, kann jedoch festgestellt werden, daß Leber- und Milzgröße sonographisch

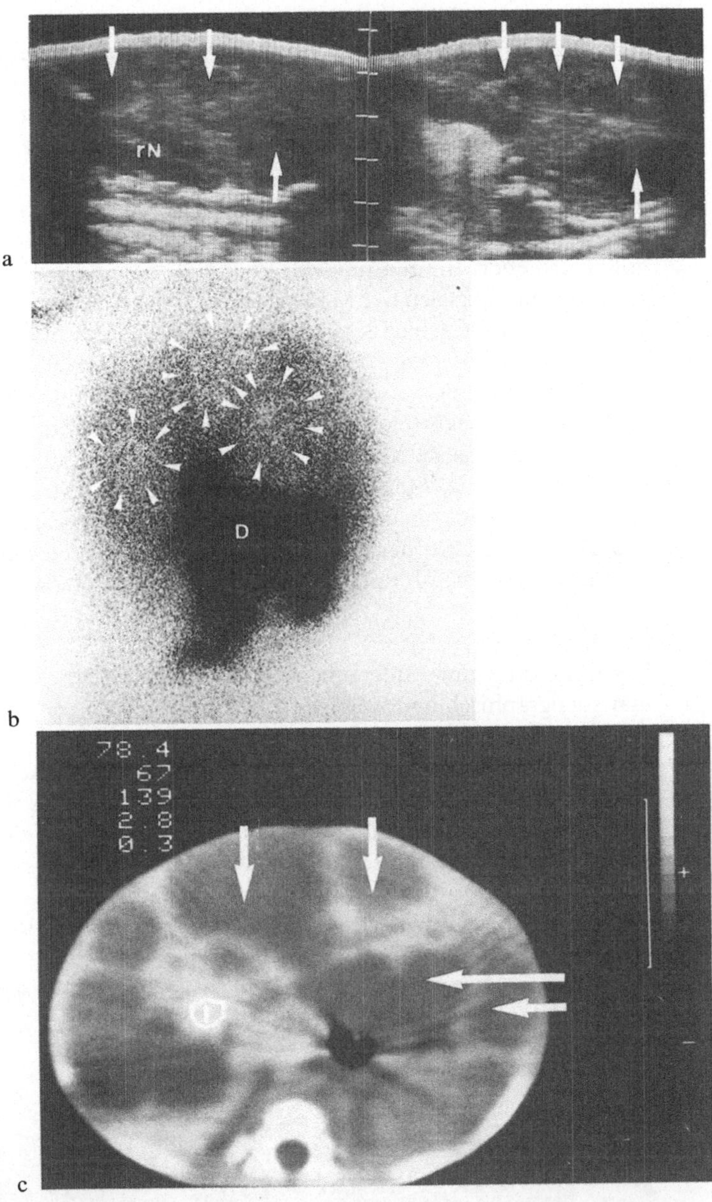

Abb. 2 a–c. Sonographie (**a**) Sequenzszintigraphie (**b**) und Computertomographie (**c**) bei einem Neugeborenen mit multinodulärer Hämangioendotheliomatose. Längs- und Querschnitt der Leber im Sonogramm mit multiplen echoarmen und echofreien Raumforderungen. Korrespondierender Befund im Computertomogramm des Oberbauches. Funktionsszintigraphie der Leber mit entsprechenden Speicherdefekten und zeitgerechter Aktivitätsausscheidung im Darm. (*D* Darm, *rN* rechte Niere)

zuverlässiger als klinisch bestimmt werden können. In seltenen Fällen kann auch eine Verdrängung der Leber von kranial vorliegen und eine Hepatomegalie vortäuschen. Ebenso können der klinischen Untersuchung umschriebene Raumforderungen entgehen, wenn der kaudale Leberrand nicht betroffen ist.

Die Bestimmung der Organgröße kann für die Differentialdiagnose der Leber- und Milzvergrößerung Hinweise geben. So finden wir beim Vergleich der Lebermeßwerte bei malignen und hämolytischen Bluterkrankungen unterschiedliche Lebergrößen. Maligne Bluterkrankungen sind danach häufiger und weitaus stärker mit einer Lebervergrößerung verbunden als hämolytische Bluterkrankungen. Ebenso ergibt ein Vergleich der Meßwerte der Milzgröße bei bakteriellen und viralen Erkrankungen unterschiedliche Milzvolumina. Bei viralen Erkrankungen liegen die Meßwerte der Milzgröße deutlich über denen bakterieller Erkrankungen.

Umschriebene Organveränderungen der Milz stellen eine Seltenheit dar, so daß noch vor einem Jahr in der Literatur über ein Kind mit Milzzyste berichtet wurde [3]. Als diagnostische Maßnahmen wurden Abdomenübersichtsaufnahme, intravenöse Pyelographie, Magen-Darm-Passage, Leber-Milzszintigraphie und Aortographie durchgeführt, bis die Milzexstirpation erfolgte. Eine derartig aufwendige Diagnostik ist nicht erforderlich, wenn – wie am nächsten Beispiel gezeigt – die Sonographie als primäre Untersuchungsmethode eingesetzt wird.

Fall 4: Milzzyste

Die Abklärung einer Splenomegalie bei einem 10 Jahre alten Mädchen erfolgte primär sonographisch und zeigte den Befund einer großen Milzzyste (Abb. 3a, b). Der zystische Charakter der Raumforderung wird durch die dorsale Echoverstärkung und die Schallhomogenität verifiziert. Zur Diagnosesicherung ist heute allenfalls eine computertomographische Untersuchung angezeigt, wenn sonographisch nicht sicher entschieden werden kann, ob die Zyste der Milz, dem Pankreasschwanz, der linken Nebenniere oder der Niere zuzuordnen ist.

Unser diagnostisches Vorgehen bei Hepatosplenomegalie im Kindesalter stellt die sonographische Untersuchung an den Beginn der morphologischen Abklärung

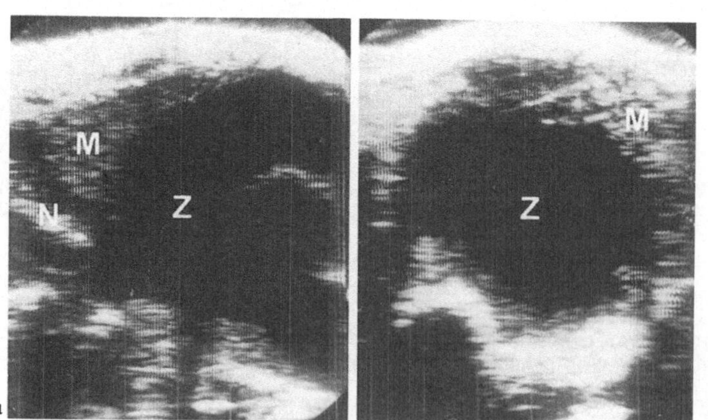

Abb. 3a, b. Sonogramm der Milz (**a** Längs- und **b** Querschnitt von lateral links). Im Längsschnitt ist am kaudalen Milzpol die linke Niere abgebildet. Im Querschnitt große echofreie Raumforderung mit dorsaler Echoverstärkung. (*M* Milz, *N* linke Niere, *Z* Zyste)

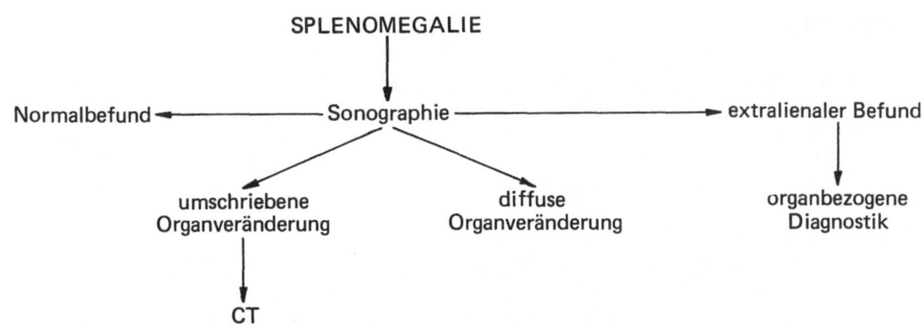

Abb. 4. Diagnostisches Vorgehen bei Splenomegalie. (*CT* Computertomographie)

(Abb. 4 und 5). Die Sonographie erlaubt die gleichzeitige Untersuchung mehrerer Abdominalorgane unabhängig vom Funktionszustand, wobei extralienale oder extrahepatische pathologische Befunde ausgeschlossen oder einer entsprechenden organbezogenen Diagnostik zugeführt werden können. Sind sonographisch umschriebene Organveränderungen der Leber nachweisbar, wird die Reihenfolge weiterer morphologischer Untersuchungen wie Computertomographie, Angiographie oder Kontrastmitteldarstellung der Gallenwege im Einzelfall entschieden werden müssen. Die Leberszintigraphie erlaubt neben einer Aussage zur Morphologie bei diffusen Organveränderungen eine Beurteilung der exkretorischen Funktion und wird damit u. a. in der Differentialdiagnostik der Cholostase eingesetzt werden. Der Einsatz der perkutanen transhepatischen Cholangiographie wird wegen der kleinen anatomischen Verhältnisse im Kindesalter besonderen Fragestellungen vorbehalten sein. Die sehr seltenen umschriebenen Organveränderungen der Milz können bei sonographischem Verdacht computertomographisch weiter gesichert werden.

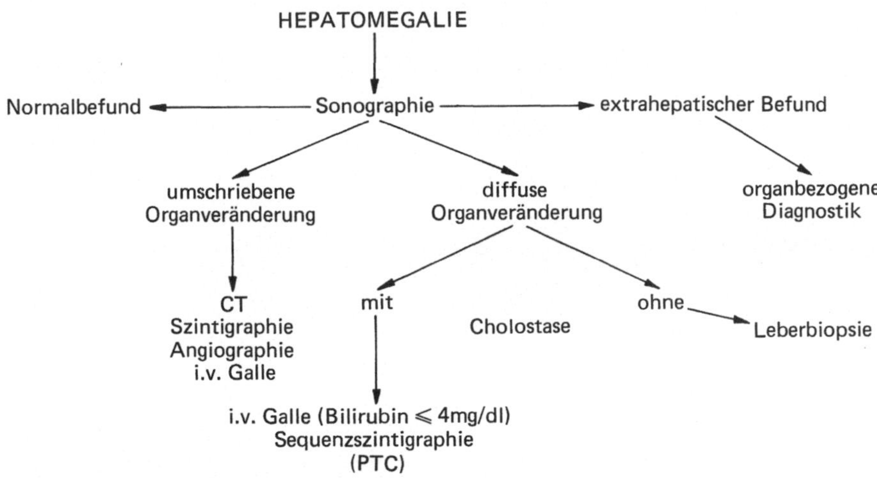

Abb. 5. Diagnostisches Vorgehen bei Hepatomegalie. (*CT* Computertomographie, *PTC* perkutane transhepatische Cholangiographie)

Literatur

1. Frank Th, Rampini S (1978) Das Ultraschallbild der Leber bei der multinodulären Hämangioendotheliomatose. ROEFO 129:791–793
2. Kaude JV, Felman AH, Hawkins IF (1980) Ultrasonography in primary hepatic tumors in early childhood. Pediatr Radiol 9:77–83
3. Kühl JH, Kühner U, Wünsch PH, Höcht B, Sandhage K (1979) Diagnostik der Milzzyste im Kindesalter. Paediatr Prax 21:467–476
4. Lutz H, Ehler R, Reichel L, Meyer P (1979) Stellenwert der Ultraschalldiagnostik bei Lebererkrankungen. Klinikarzt 8:533–541
5. Sachtleben P, Rüter O (1968) Die Lebergröße: Moderne Methoden der klinischen Bestimmung und Normalwerte für Kinder. Praxis 57:1696–1699
6. Schulze K, Hübener KH, Klott K, Jenss H, Bähr R (1980) Computertomographische und sonographische Diagnostik der Echinokokkose. ROEFO 132:514–521
7. Weiss H (1979) Die Stellung der Sonographie im Rahmen der Leberdiagnostik. Med Klin 74:154–160
8. Weitzel D (1978) Untersuchungen zur sonographischen Organometrie im Kindesalter. Habilitationsschrift, Universität Mainz

2.2.2 Ikterus

H. Peters, M. Dittrich und D. Eissner

Der Ikterus ist ein Symptom, hinter dem sich eine Vielzahl von Erkrankungen verbirgt. Insbesondere ist zu klären, ob die zugrundeliegende Erkrankung vorwiegend operativ oder rein konservativ behandelt werden soll. Neben der Gliederung in prä-, intra- und posthepatische Formen (Tabelle 1) ist es sinnvoll, nach dem Alter zu unterteilen. Es gibt in der Pädiatrie ikterische Erkrankungen, die sich ausschließlich im Neugeborenenalter manifestieren und dort besonders schwierige differentialdiagnostische Probleme aufwerfen.

Tabelle 1. Ikterus

Bilirubin	Lokalisation	Beispiele
Anfall vermehrt	Prähepatisch (hämolytisch)	Hämolytische Anämie Erythroblastose Sepsis
Konjugation Transport vermindert	Intrahepatisch (hepatozellulär)	Entzündlich (Hepatitis) Metabolisch (Galaktosämie) Toxisch (Vergiftungen)
Abfluß behindert	Posthepatisch (cholestatisch)	Gallengangatresie Choledochuszyste Raumforderung im Leberhilus Syndrom der eingedickten Galle Cholelitiasis, Cholangitis

Auch wenn als Ursache des Ikterus eine Krankheit aus der prähepatischen Gruppe anzunehmen ist, empfiehlt es sich vielfach, ein Oberbauchsonogramm durchzuführen. Zum einen erlauben Milz- und Lebergrößenbestimmung quantitative Aussagen über den Verlauf. Zum anderen treten beispielsweise im Gefolge chronisch hämolytischer Anämien gehäuft Gallensteine auf, die sonographisch gut erfaßt werden können. Diesbezüglich ist die orale Cholezystographie weniger aussagekräftig und sollte nicht mehr angewendet werden.

Beispiel: Bei einem Schulkind mit bekannter Kugelzellenanämie wurde zur Milzgrößenbestimmung die Oberbauchsonographie durchgeführt. Dabei zeigten sich überraschenderweise die für Konkremente typischen sonographischen Zeichen vermehrter Schallreflexe und korrespondierender Schallschatten. Die Gallenblase selbst ließ sich dabei nicht darstellen, so daß dieser Befund als Steingallenblase zu interpretieren ist (Abb. 1a, b). In der anschließend durchgeführten Cholangiographie stellte sich ein ungehinderter biliärer Abfluß ohne Konkremente im übrigen Gallenwegsystem dar.

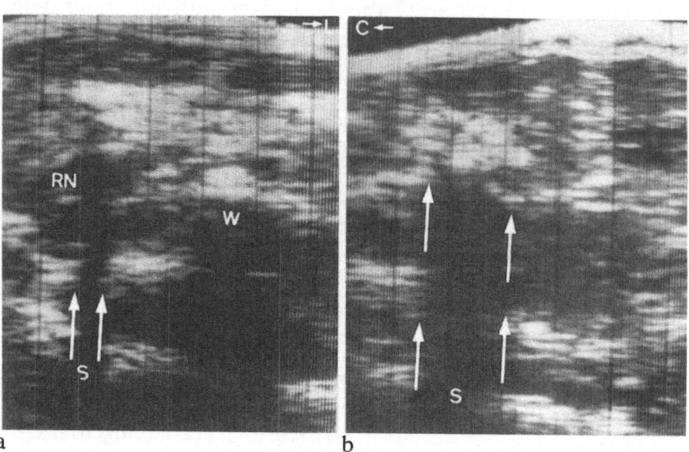

Abb. 1a, b. Steingallenblase; die dichten Echos und der sich anschließende Schallschatten sind deutlich zu erkennen. **a** Transversalschnitt, **b** Longitudinalschnitt. (*L* links, *C* kranial, *S* Schallschatten, *W* Wirbelkörper, *RN* rechte Niere)

Ferner sei auf die Möglichkeit hingewiesen, daß in der sonographischen Primärdiagnostik mehrere Organe in einem Untersuchungsgang beurteilt werden können. Beispielsweise können Pyelonephritiden im Säuglingsalter zu einem klinisch manifesten Ikterus führen.

Beispiel: Bei der sonographischen Untersuchung eines ikterischen Säuglings mit einem Gesamtbilirubin von 22,5 mg%, bei dem differentialdiagnostisch eine Gallengangsatresie in Erwägung gezogen wurde, zeigten sich Leber und Milz unauffällig. Dafür stellten sich erheblich vergrößerte Nieren mit Reflexen im Nierenparenchym dar. Wie durch den weiteren Verlauf bewiesen werden konnte, hatte eine Kolipyelonephritis den Ikterus verursacht.

Erkrankungen, die auf hepatozellulärer Ebene zu einem intrahepatischen Ikterus führen, können zu einem großen Teil klinisch und laborchemisch abgegrenzt werden. Weisen sie allerdings eine cholestatische Komponente auf, bedürfen sie weiterer Klärung.

Das für die morphologische Diagnostik wichtigste Gebiet sind die posthepatischen Ikterusformen. Besonders problematisch ist hier die Diagnostik des cholestatischen Ikterus beim Neugeborenen, denn die Differenzierung der Hauptursachen (intra- und extrahepatische Gallengangsatresie, Choledochuszyste und neonatale

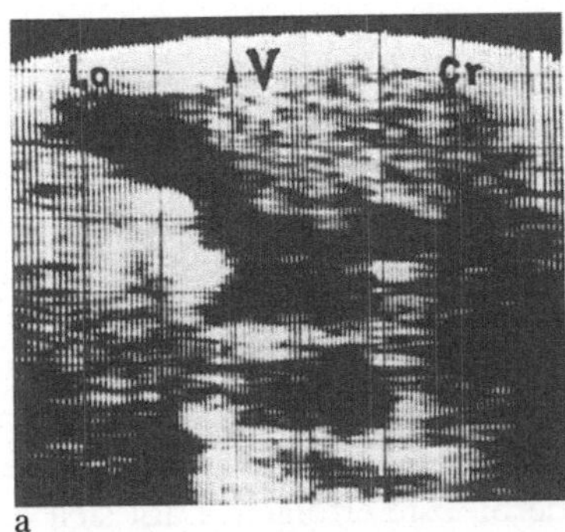

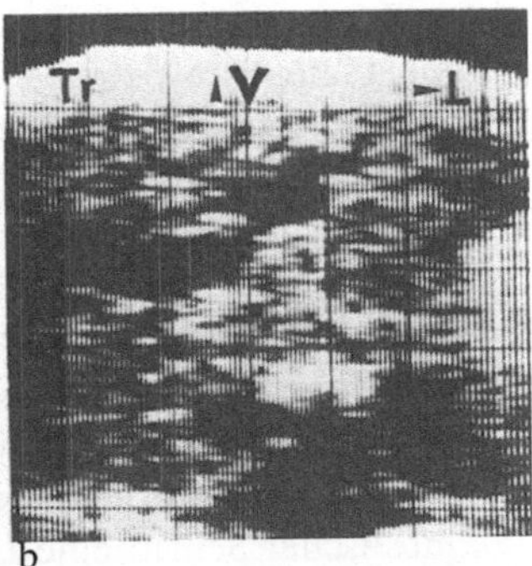

Abb. 2a, b. Periphere Choledochusstenose; im Lebersonogramm zeigen sich neben einer weiten Gallenblase (**a**) erheblich erweitere Gallenwege. (*Lo* longitudinal, *V* ventral, *Cr* kranial, *Tr* transversal, *L* links)

Hepatitis) sind von entscheidender therapeutischer Relevanz. Choledochuszysten und Choledochusstenosen lassen sich sonographisch sehr sicher erkennen. In der in solchen Fällen immer vorzunehmenden Leberfunktionsszintigraphie wird einerseits die Abflußbehinderung dokumentiert, kann andererseits eine Orientierung über die Gallenwegsanatomie erfolgen. Da diese Erkrankung ohnehin stets operiert werden muß, kann man mit einer genaueren Darstellung auf die intraoperative Cholangiographie warten. In einzelnen Fällen kann es jedoch sinnvoll sein, präoperativ eine perkutane transhepatische Cholangiographie (PTC) durchzuführen, die ggf. gleichzeitig als biliäre Abflußdrainage dienen kann (Abb. 2a, b).

Genauso sicher wie der sonographische Nachweis einer Choledochuszyste ist der Ausschluß einer Gallenwegsatresie mit Hilfe der Leberfunktionsszintigraphie (Abb. 3).

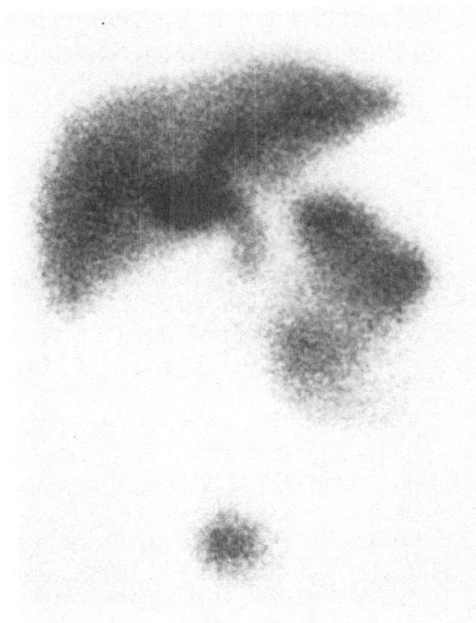

Abb. 3. Leberfunktionsszintigraphie; durch den Nachweis von Nuklidausscheidung in den Darm ist eine Gallenwegsatresie sicher ausgeschlossen. Die Anreicherung im Duodenum ist deutlich zu erkennen. Außerdem stellen sich die Gallenblase und die großen Gallenwege dar

Liegt eine szintigraphisch meßbare Nuklidausscheidung in den Darm vor, so ist eine Gallengangsatresie ausgeschlossen.

Differentialdiagnostisch schwierig hingegen wird es, wenn funktionsszintigraphisch keine Nuklidausscheidung in den Darm nachweisbar ist, da schwere neonatale Hepatitiden genauso wie Gallenwegsatresien als Ursache in Frage kommen. Auch Speicherungsunterschiede des Radionuklides in den Hepatozyten während der Frühphase scheinen kein sicheres diagnostisches Kriterium zur weiteren Unterscheidung darzustellen. Sind die Gallenwege nach sonographischem Befund erweitert, muß eine extrahepatische Gallenwegsatresie erwogen und eine Laparotomie durchgeführt werden. Bei nicht nachweisbaren Gallenwegen sollte als nächster diagnostischer Schritt eine Leberbiopsie erfolgen. Läßt sich damit die Diagnose histologisch nicht eindeutig stellen, wäre die explorative Laparotomie indiziert. Durch dieses Procedere kann in vielen Fällen frühzeitig die Diagnose einer Gallenwegsatresie gestellt werden und die Behandlung dieser prognostisch ohnehin ungünstigen Erkrankung rechtzeitig eingeleitet werden.

Das polyätiologische Symptom des Ikterus bei Kindern verschiedener Altersstufen gestattet somit häufig kein schematisches diagnostisches Vorgehen. Bei unklaren Ikterusformen, v. a. bei Cholostasesyndromen, empfehlen sich jedoch einige Richtlinien für Anwendung und Reihenfolge der verschiedenen morphologischen und funktionellen Techniken. Im Neugeborenenalter sollten als erstes Sonographie und Leberfunktionsszintigraphie durchgeführt werden. Kann damit zusammen mit der Klinik keine klare Aussage gewonnen werden, muß die Leberbiopsie, ggf. sogar die explorative Laparotomie erfolgen.

Jenseits der Neugeborenenperiode sollte als Erstuntersuchung die am wenigsten belastende Sonographie durchgeführt werden, deren Ergebnis den Untersuchungsgang beenden kann oder die weiteren diagnostischen Schritte beeinflußt.

Finden sich sonographisch erweiterte Gallengänge, dann geben je nach Höhe des Bilirubinwertes intravenöse Cholangiographie oder in seltenen Fällen eine PTC möglicherweise weiteren diagnostischen Aufschluß. Auch hier kann die Leberfunktionsszintigraphie u. U. Zusatzinformationen liefern. Ob weitere Untersuchungstechniken, wie z. B. Leberbiopsie oder sogar Probelaparotomie, angezeigt sind, muß im Einzelfall entschieden werden.

Literatur

1. Bass EM, Cremin BJ (1976) Choledochal cysts: a clinical and radiological evaluation of 21 cases. Pediatr Radiol 5:81–85
2. Collier B, Teves S, Davis M, Hyman S, Subramian G, McAsee JG (1980) Simultaneous ^{99M}Tc-P-Butyl-IDA and ^{131}J-Rose-Bengal scintigraphy in neonatal jaundice. Radiology 134:719–722
3. Crade M, Taylor KJW, Rosenfield AT, de Graaf CS, Minihan P (1978) Surgical and pathological correlation of cholecystosonography and cholecystography. Am J Roentgenol 131:227–229
4. Dewbury KC, Joseph AEA, Hayes S, Murray C (1979) Ultrasound in the evaluation and diagnosis of jaundice. Br J Radiol 52:276–280
5. Gates GF, Sinatra FR, Thomas DW (1980) Cholestatic syndromes in infancy and childhood. AJR 34:1141–1148

6. Kimura Sh, Nakamura S, Araki S, Nagai I (1979) The differentiation of biliary atresia from neonatal hepatitis comparing radioisotope excretion tests and also by using a new isotope. Z Kinderchir 26:107–114
7. Scott BB, Evans JA, Unsworth J (1980) The initial investigation of jaundice in a district general hospital: a study of ultrasonography and hepatobiliary scintigraphy. Br J Radiol 53:557–562
8. Tröger J, Günther R, Hofmann-v. Kap-herr S, Hahn K (1980) Der Wert der transhepatalen Gallengangsdarstellung bei der Gallengangsatresie. Internationales Symposium: Österreichische Gesellschaft für Kinderchirurgie: Obergurgel: 21., 22. u. 23. 1. 80
9. Weitzel D, Beck JD (1974) Ultraschalltomographie: eine risikolose und schonende Methode zum Nachweis der angeborenen Choledochus-Zyste. Klin Paediatr 186:460–464

2.2.3 Akutes Abdomen und Ileus

T. Klemm

Die röntgenologische Abklärung des akuten Abdomens beginnt grundsätzlich mit der Durchführung von Nativaufnahmen.

Die Abdomenübersichtsaufnahme in aufrechter Körperhaltung ist wegen des größten Informationsgehalts die Untersuchung der Wahl. Darüber hinaus empfiehlt es sich, zur besseren Abgrenzung einer Luftsichel und zur Erfassung einer basalen Pneumonie in gleicher Sitzung eine Thorax-p.a.-Aufnahme durchzuführen bzw. bei Kleinkindern die Abdomenübersicht um den Thoraxbereich zu erweitern.

Bei schlechtem Allgemeinzustand des Patienten wird die Abdomenübersichtsaufnahme ersetzt durch die linksseitige Dekubitusaufnahme.

Eine bessere topographisch-anatomische Übersicht gewinnt man durch eine zusätzliche Seitenaufnahme in aufrechter Körperhaltung. Für eine gute Detailerkennbarkeit, besonders von Konkrementen und pathologischen Verkalkungen einerseits, für die Bestimmung der Ausdehnung raumfordernder Prozesse andererseits, empfiehlt sich die Abdomenübersicht im Liegen. In der Regel kommt man mit 2–3 Aufnahmen aus: Thorax und Abdomen p. a. im Stehen, Abdomenübersicht im Liegen, evtl. Abdomen seitlich in aufrechter Körperhaltung.

Wegen unterschiedlicher Krankheitsbilder in den einzelnen Altersstufen erscheint es sinnvoll, das diagnostische Vorgehen bei Neugeborenen und Kindern jenseits des Neugeborenenalters getrennt zu behandeln.

Darmobstruktion bei Neugeborenen

Die wichtigsten Krankheitsbilder sind:

Dünndarmatresie bzw. -stenose, Volvulus, Mekoniumileus, Mekoniumpropfsyndrom und M. Hirschsprung.

Bei der *duodenalen Obstruktionssymptomatik* ist der diagnostische Gang wie folgt (Abb. 1):

Zeigt die Abdomenübersicht eine eindeutige Aufweitung von Magen und Duodenum sowie ein völliges Fehlen oder nur eine geringe Menge von Darmluft distal der Obstruktion, so ist eine Duodenalatresie bzw. eine hochgradige Duodenalstenose, z. B. durch ein Pankreas anulare oder ein Diaphragma anzunehmen. Eine weitere Abklärung durch Kontrastmitteluntersuchungen läßt keine zusätzlichen diagnostischen Informationen erwarten und kann in der Regel entfallen. Sind Magen und Duodenum nur geringgradig aufgeweitet und findet man noch eine deutliche Luftfüllung der distalen Darmschlingen, so liegt der Verdacht auf einen Volvulus bei Malrotation bzw. auf ein Laddsches Band vor. Eine unverzügliche Abklärung der

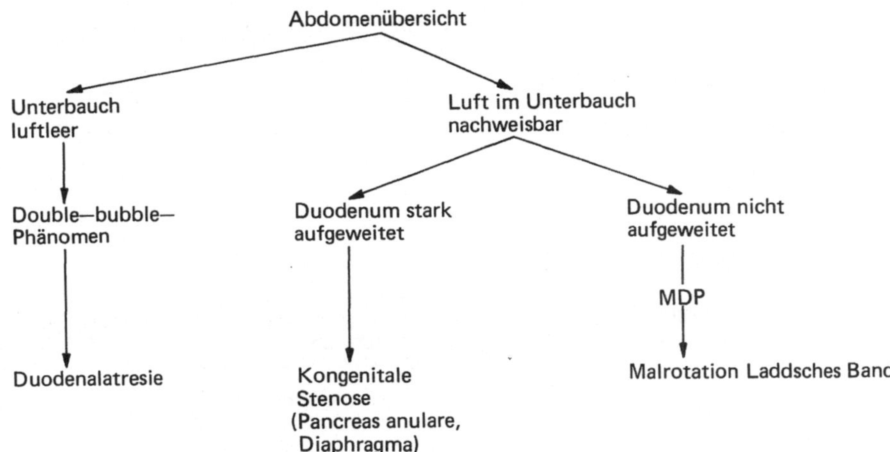

Abb. 1. Radiologisches Vorgehen bei duodenaler Obstruktion des Neugeborenen

Situation durch Magen-Darm-Passage (MDP) ist angezeigt. In der Diskussion um die Abklärung einer Malrotation steht auch die Kolonkontrastuntersuchung mit Ermittelung der Lage des Zäkums. Wir geben der MDP den Vorzug, weil sie den Obstruktionsbereich direkt darstellt; außerdem schließt eine normale Zäkumlage einen Volvulus im oberen Dünndarmbereich nicht aus.

Bei einer *Verschlußsituation des Jejunums* vereinfacht sich das diagnostische Vorgehen: Die Abdomenübersichtsaufnahme ist die einzige radiologische Untersuchung. Kontrastmitteluntersuchungen geben keine weiteren Informationen.

Abbildung 2 zeigt das radiologische Vorgehen bei *tiefsitzender Darmobstruktion.*

Die geblähten Darmschlingen füllen das Abdomen weitgehend aus, so daß aufgrund des Nativbildes eine Differenzierung zwischen Dünn- und Dickdarmschlingen meist nicht möglich ist. Die Klärung der Höhe der Stenose ist wesentlich, da bei einigen Krankheitsbildern die Möglichkeit eines therapeutischen Effektes eines Einlaufs mit wasserlöslichem Kontrastmittel existiert.

Wenn es gelingt, auf der Nativaufnahme ein wesentlich erweitertes Querkolon abzugrenzen, so wird der Kolonkontrasteinlauf unter der Verdachtsdiagnose eines M. Hirschsprung mit Bariumsulfat durchgeführt. Im negativen Fall nimmt man wasserlösliches Kontrastmittel.

Beim Mekoniumpfropfsyndrom, also einem tiefsitzenden Kolonprozeß, findet man das obstruierende Mekonium inmitten eines normalkalibrigen distalen Kolons. Der therapeutische Effekt stellt sich meist unmittelbar im Anschluß an die Untersuchung durch Entleerung des Mekoniums ein.

Liegt ein Mikrokolon vor, so kann es sich um eine angeborene Ileumstenose, eine tiefsitzende Ileumobstruktion im Sinne eines Mekoniumileus bei Mukoviszidose oder eine hochsitzende Kolonobstruktion handeln. Verdachtsmomente auf das Vorliegen eines Mekoniumileus ergibt die Leeraufnahme des Abdomens durch Abbildung geblähter Darmschlingen ohne Spiegelbildung (sog. Seifenblasenmuster). Die totale Aganglionose des Kolons und distalen Ileums kann ebenfalls ein Mikrokolon aufweisen; das Lumen des Dickdarms ist in der Regel aber nicht so eng.

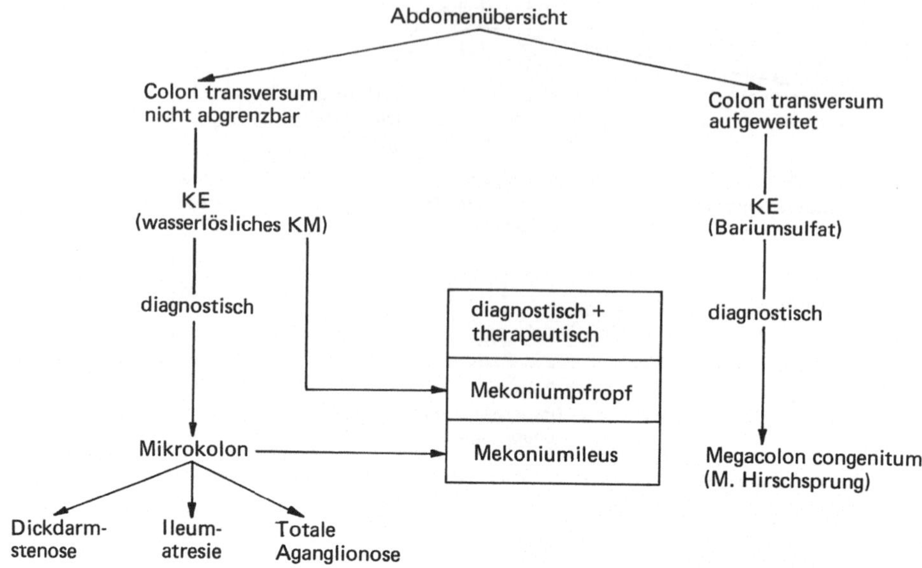

Abb. 2. Radiologisches Vorgehen bei tiefsitzender Darmobstruktion des Neugeborenen

Akutes Abdomen jenseits des Neugeborenenalters

Durch die Einführung der Sonographie ist bei der Abklärung des akuten Abdomens jenseits des Neugeborenenalters das diagnostische Spektrum erweitert worden. Mit Hilfe der Sonographie gelingt besonders gut die Erfassung folgender Möglichkeiten des akuten Abdomens:

1. Abszeß (perityphlitisch, im Leberbereich, Douglas-Abszeß, im Nierenbereich),
2. Invagination,
3. intraabdomineller Tumor,
4. urologische Erkrankungen.

Grundsätzlich wird die Untersuchung mit einer Thoraxaufnahme, einer Abdomenleeraufnahme in 2 Ebenen in aufrechter Position und der Sonographie begonnen (Abb. 3). Hierdurch läßt sich eine meist basale Pneumonie als Ursache des Abdomens ausschließen. Freie Luft als Folge einer Perforation ist erkennbar und stellt dann eine Operationsindikation dar. Ebenso ist ein obstruktiver Ileus abzutrennen.

Gestützt auf den sonographischen Befund kann meist unverzüglich die weiterführende organbezogene röntgenologische Diagnostik durchgeführt werden. Im fol-

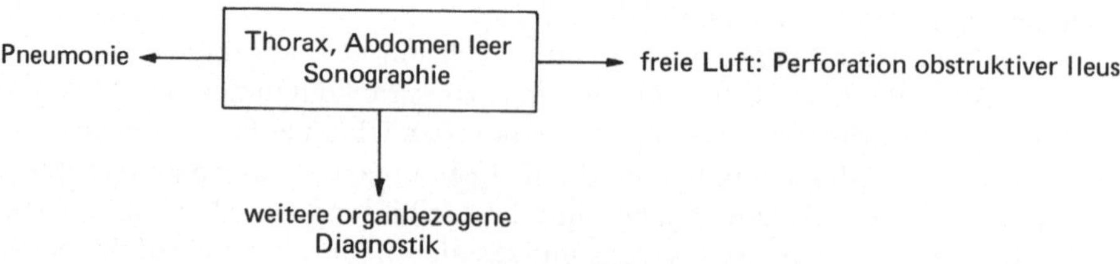

Abb. 3. Diagnostisches Vorgehen bei akutem Abdomen des Kindes

genden soll nur auf den Untersuchungsgang bei Invaginationsverdacht eingegangen werden.

Die Problematik der Sicherung einer Invagination liegt in folgenden Gegebenheiten:

1. Das klinische Bild einer Invagination ist durchaus nicht immer eindeutig.
2. Die Invaginationszeichen auf der Abdomenleeraufnahme sind nicht zuverlässig.
3. Der diagnostische und therapeutische Kolonkontrasteinlauf ist nicht unumstritten, zumal er nur durchgeführt werden sollte, wenn eine operative Intervention (meist Kinderchirurgie) am Ort verfügbar ist.
4. Es gibt Kontraindikationen für einen Kontrasteinlauf.

In dieser Situation verfügen wir mit der Sonographie über ein diagnostisches Hilfsmittel, welches Aussagen über das Vorliegen einer Invagination erlaubt. Bei typischer klinischer Symptomatik und Fehlen von Kontraindikationen wird der Kolonkontrasteinlauf durchgeführt, ganz gleich, ob die Abdomenübersicht positiv oder negativ im Sinne der Diagnose ausfällt. Bei klinisch untypischer Symptomatik wird der Kolonkontrasteinlauf bei radiologischem Invaginationsverdacht aufgrund der Abdomennativaufnahme oder/und der Sonographie durchgeführt. Sind beide Untersuchungen negativ, kann die Kolonkontrastuntersuchung ausgesetzt werden.

In Kliniken ohne Kinderchirurgie bzw. bei Vorbehalten gegen die Kolonkontrastuntersuchung besteht die Gefahr der Verzögerung der Diagnosestellung mit der Gefahr daraus resultierender Komplikationen. Der Unsicherheitsspielraum und damit die Dauer bis zur Diagnosestellung können mit der Sonographie verringert werden.

2.2.4 Bauchschmerzen

E. Dinkel und M. Dittrich

Vereinfacht kann der Bauchschmerz im Kindesalter ätiologisch in 3 Gruppen differenziert werden:

1. Am häufigsten finden sich funktionelle Abdominalschmerzen, wie z. B. bei dem bekannten Bild der „Nabelkoliken".
2. Extraabdominelle Ursachen, wie z. B. eine Pneumonie oder eine Otitis media, werden in der Regel bereits durch die klinische Untersuchung erkannt.
3. Die durch organische abdominelle Ursachen bedingte Gruppe ist zahlenmäßig klein, eine Frühdiagnose ist jedoch von wesentlicher klinischer Bedeutung.

Nur selten führen Symptomatik und klinische Befunde bereits zu einer endgültigen Diagnose. Die Erfahrung zeigt, daß selbst eine ausführliche Abklärung des Symptoms Bauchschmerz im Kindesalter nur in wenigen Fällen eine organische Ursache aufdecken kann. Dennoch ist die morphologische abdominale Untersuchung zur Abgrenzung organischer von nichtorganischen Ursachen sowie zur Differenzierung organischer Erkrankungen unerläßlich. Anamnese und klinischer Befund erlauben oft keine sichere Organzuordnung und damit auch nicht den gezielten Einsatz morphologischer Untersuchungstechniken. Bis vor wenigen Jahren war morphologische Abdominaldiagnostik gleichbedeutend mit röntgenologischer Untersuchung. Der Einsatz der Sonographie eröffnet neue Wege in der Diagnostik des Bauchschmerzes im Kindesalter.

Die sonographische Untersuchung kann bei der morphologischen Abdominaldiagnostik einen wesentlichen Beitrag zur Differenzierung von Erkrankungen der parenchymatösen Organe wie Leber, Milz, Pankreas, Niere sowie des Ovars leisten. Abdominelle Raumforderungen sind in der Regel ebenfalls sonographisch nachweisbar. Bei einigen Darmerkrankungen kann die Sonographie richtungweisend sein; die morphologische Abklärung des Darmtraktes stellt jedoch unverändert eine Domäne der Radiologie dar. Die radiologischen bzw. sonographischen diagnostischen Kriterien wurden bereits im methodischen Teil dieses Buches ausführlich dargestellt.

Zum diagnostischen Vorgehen bei Bauchschmerz mit akutem Abdomen vgl. Kap. 2.2.3.

An einigen ausgewählten Beispielen sollen hier mögliche Ursachen des chronischen Bauchschmerzes im Kindesalter – unabhängig von der jeweiligen prozentualen Häufigkeit – mit ihren sonographischen und radiologischen Befunden demonstriert werden:

Fall 1: Ein 13 Jahre altes Mädchen, das seit einem Jahr an intermittierenden Bauchschmerzen und Durchfall litt. Klinisch fand sich ein diffuser abdomineller Druckschmerz.

Die sonographische Untersuchung zeigte im abdominellen Longitudinalschnitt rechts eine walzenförmige Struktur mit echoarmer Außenzone und im Unterbauchquerschnitt rechts eine Ringstruktur mit echoarmer Außenzone und starkem zentralem Binnenecho (Abb. 1a). Dieser Befund entspricht häufig einer verdickten Darmwand und ließ hier im Zusammenhang mit der Klinik an einen M. Crohn im Bereich des Ileums und Colon ascendens denken. Die Magen-Darm-Passage zeigte im Bereich des distalen Ileums eine Vergröberung der Schleimhautstruktur, Kalibersprünge des Darmlumens sowie eine erhebliche Distanzierung der einzelnen Darmschlingen (Abb. 1b). Die Diagnose eines M. Crohn konnte somit radiologisch bestätigt werden. Die entzündlich verdickten Darmschlingen sind sonographisch direkt als echoarme Strukturen darstellbar, radiologisch rufen sie die Distanzierung der einzelnen Darmschlingen hervor.

Fall 2: Ein 7 Jahre alter Junge, der seit 4 Monaten über abdominelle Bauchschmerzen klagte. Klinisch fand sich ein palpabler Tumor im linken Mittel- und Unterbauch.

Die sonographische Untersuchung zeigte im linksseitigen abdominellen Longitudinal- und Querschnitt eine relativ scharf begrenzte Raumforderung mit zahlreichen hellen Binnenechos (Abb. 2a). Die Abdomenübersichtsaufnahme ließ im Bereich des linksseitigen Abdomens einen scharf begrenzten Tumor von hoher

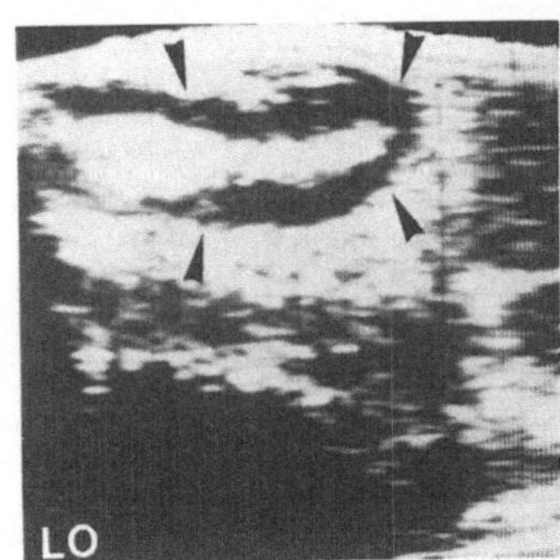

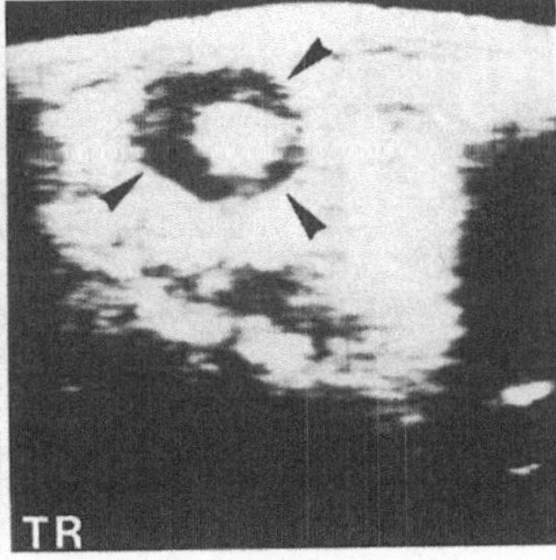

a

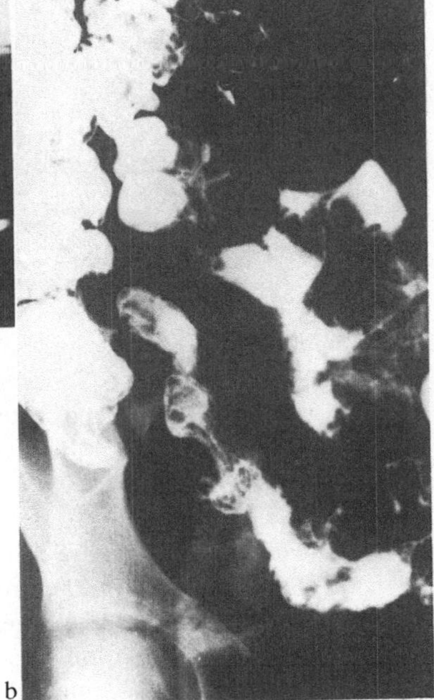

b

Abb. 1a, b. M. Crohn. **a** *Sonographie:* Longitudinalschnitt (*LO*) und Transversalschnitt (*TR*) zeigen eine walzenförmige bzw. zirkuläre Struktur (Pfeile) mit echoarmer Außenzone und starkem zentralem Binnenecho. **b** *Radiologie:* Die Magen-Darm-Passage zeigt im Bereich des distalen Ileums eine Vergröberung der Schleimhautstruktur, Kalibersprünge des Darmlumens sowie eine erhebliche Distanzierung der einzelnen Darmschlingen

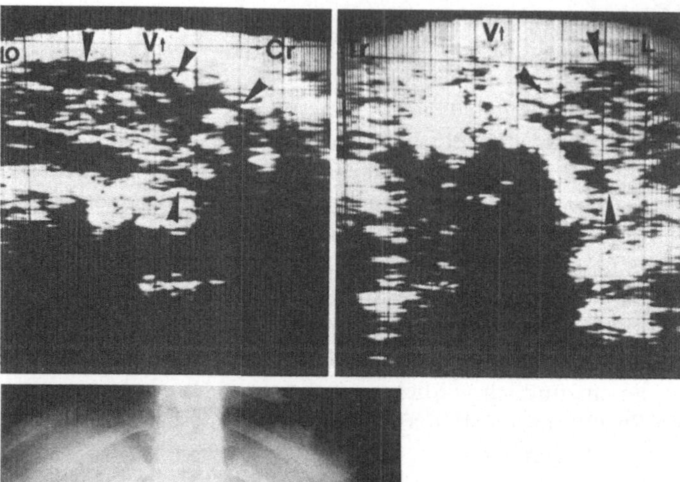

a

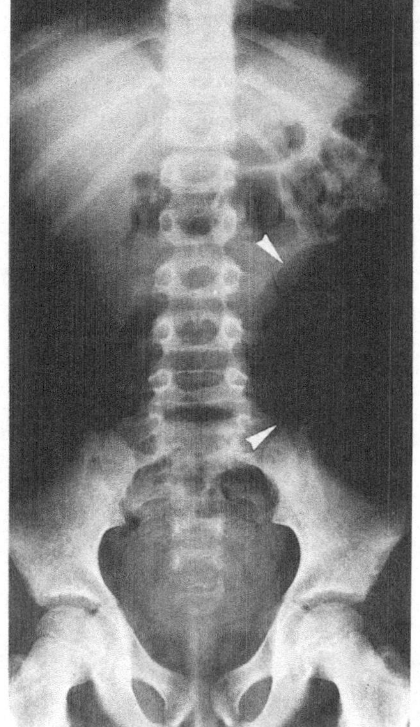

b

Abb. 2 a, b. Lipom des Mesocolon descendens. **a** *Sonographie:* Longitudinalschnitt (*LO*) und Transversalschnitt (*TR*) zeigen eine relativ gut abgrenzbare Raumforderung (Pfeile) mit zahlreichen kräftigen Binnenechos (*Cr* kranial, *V* ventral, *L* links). **b** *Radiologie:* Abdomenleeraufnahme mit scharf abgrenzbarer, strahlentransparenter Raumforderung im linken Mittel- und Unterbauch (Pfeile)

Strahlentransparenz erkennen (Abb. 2 b). Aufgrund des radiologischen Befundes wurde ein Lipom diagnostiziert. Operativ fand sich ein benignes Lipom des Mesocolon descendens.

Fall 3: Ein 11 Jahre altes Mädchen, das wegen einer rheumatoiden Arthritis mit Steroiden therapiert wurde. Seit einem Tag bestanden akute Oberbauchschmerzen.

Aufgrund der Vorgeschichte mit Steroidtherapie bei rheumatoider Arthritis wurde zunächst ein Ulcus ventriculi oder duodeni vermutet. Die sonographische Untersuchung zeigte jedoch den eindeutigen Befund einer Cholelithiasis (Abb. 3).

Abb. 3. Gallensteine. *Sonographie:* Longitudinalschnitt mit Gallenblasenstein (Pfeil) und steinbedingtem Schallschatten. (*H* Leber, *P* Pfortader, *G* Gallenblase, *Cr* kranial)

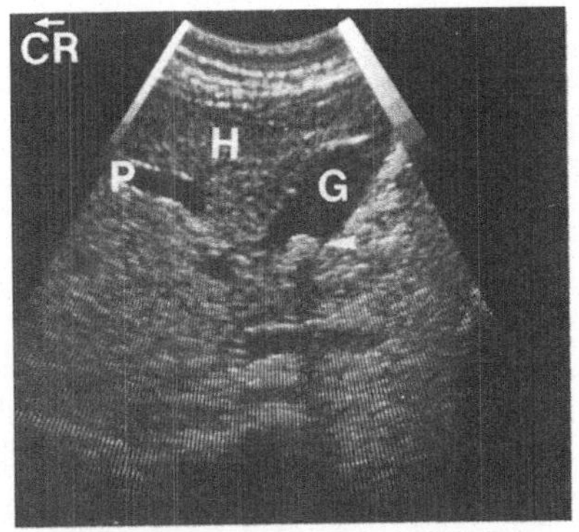

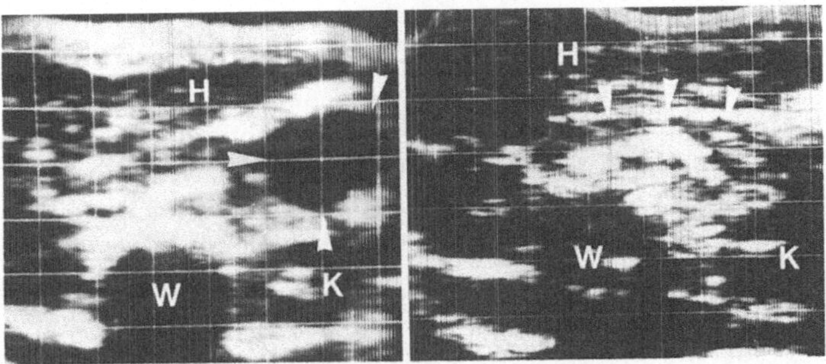

Abb. 4. Pankreaspseudozyste. *Sonographie:* Im Oberbauchquerschnitt (links) zeigt sich eine im Durchmesser ca. 5 cm große, echoleere Raumforderung (Pfeile) im Pankreasbereich, kaudal des linken Leberlappens (*H*) und ventral der linken Niere (*K*). Das gleiche Querschnittsbild (rechts) zeigt einen unauffälligen Befund mit regelrechtem Pankreas (Pfeile) nach spontaner Rückbildung der Pankreaspseudozyste. (*W* Wirbelkörper)

Die dann im i.v.-Cholangio-Cholezystogramm dargestellten, nicht schattengebenden Konkremente hätten sich auf einer Abdomenleeraufnahme nicht dargestellt.

Fall 4: Ein 6 Jahre alter Junge, der im Anschluß an ein stumpfes Bauchtrauma über Oberbauchschmerzen klagte.

Die sonographische Oberbauchdiagnostik zeigte im Bereich des Pankreaskorpus eine im Durchmesser ca. 5 cm große, echoleere, d. h. zystische Raumforderung kaudal des linken Leberlappens und ventral der linken Niere (Abb. 4). Sonographisch konnte aufgrund dieses Befundes zusammen mit der Anamnese die Diagnose Pankreaspseudozyste gestellt werden. Laborchemisch ließ sich eine Serumlipaseerhöhung nachweisen. Unter sonographischer Kontrolle kam es ohne operativen Eingriff zu einer vollständigen Rückbildung der Zyste innerhalb von 4 Wochen.

Im methodischen Teil dieses Buches wurde das Spektrum der sonographisch sicher diagnostizierbaren bzw. ausschließbaren organischen Erkrankungen schon erläutert. Wir schlagen – unter Einbeziehung der sonographischen Untersuchung – das folgende Schema der morphologischen Diagnostik beim Bauchschmerz im Kindesalter vor (Abb. 5):

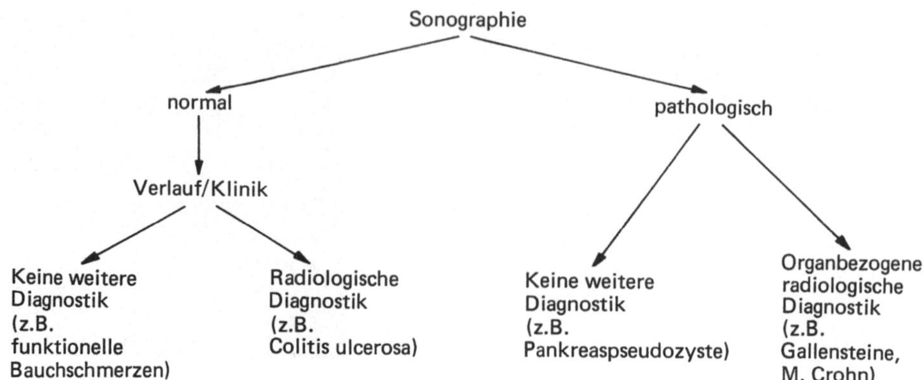

Abb. 5. Diagnostisches Vorgehen beim Bauchschmerz

Bei regelrechtem Sonographiebefund kann in vielen Fällen in Abhängigkeit von Verlauf und Klinik die morphologische Diagnostik bereits nach der sonographischen Untersuchung beendet werden. Belastendere und invasivere Untersuchungen können zunächst zurückgestellt werden. Gleichzeitig stellt die Zahl der sonographisch als unauffällig beurteilten Organe eine gewisse Beruhigung für die Eltern dar. In Fällen mit anamnestischen oder klinischen Hinweisen für das Vorliegen einer Erkrankung des Darmtraktes bleibt die Indikation zur radiologischen Diagnostik wie Magen-Darm-Passage oder Kolonkontrasteinlauf auch bei unauffälligem Sonographiebefund bestehen. So entziehen sich z. B. eine Rotationsanomalie des Darmes, eine Hiatushernie, ein Ulcus duodeni oder eine Colitis ulcerosa dem sonographischen Nachweis.

In einzelnen Fällen kann bereits aufgrund der Anamnese und des pathologischen Sonographiebefundes eine Diagnose gestellt werden, wie am Beispiel der Pankreaspseudozyste nach stumpfem Bauchtrauma gezeigt wurde. Eine radiologische Diagnostik ist bei komplikationslosem Verlauf hier nicht indiziert. Sonographisch kann die Rückbildung oder Progredienz der Zyste kontrolliert werden.

Häufig bedarf das pathologische sonographische Untersuchungsergebnis jedoch einer weiteren Abklärung. In der Regel kann dann aufgrund der sonographischen Untersuchung eine organbezogene radiologische Diagnostik erfolgen, wie die Beispiele des Lipoms, der Ileitis terminalis (M. Crohn) oder der Gallensteine gezeigt haben.

Kann ein pathologischer morphologischer Befund nach der sonographischen und konventionellen radiologischen Untersuchung noch nicht endgültig gedeutet werden, wie z. B. bei einer Darmduplikatur, so können weitere morphologische Untersuchungen wie die Computertomographie angezeigt sein.

Im Rahmen der morphologischen Diagnostik beim Bauchschmerz im Kindesalter ist die Endoskopie für die Diagnose bestimmter Erkrankungen, z. B. einer Colitis ulcerosa oder auch eines M. Crohn unerläßlich. Der Stellenwert der endoskopischen Untersuchung war jedoch nicht Gegenstand dieses Beitrags.

Literatur

1. Apley J, Nash N (1958) Recurrent abdominal pain: A full survey of 1000 school children. Arch Dis Child 33:165–170
2. Apley J (1975) The child with abdominal pains, 2nd ed. Blackwell, Oxford
3. Bonzanigo C (1979) Röntgenologische Befunde bei rezidivierenden Bauchschmerzen im Kindesalter. Monatsschr Kinderheilkd 127:125–134
4. Deckelbaum RJ, Roy CC, Lussier-Lazaroff J, Morin CL (1974) Peptic ulcer disease: A clinical study in 73 children. Can Med Assoc J 111:225–232
5. Ebel Kl-D, Willich E (1979) Die Röntgenuntersuchungen im Kindesalter. Springer, Berlin Heidelberg New York
6. Green M (1967) Psychogenic, recurrent abdominal pain. Pediatrics 40:84–89
7. Stickler GB (1980) Rezidivierende Bauchschmerzen bei Kindern. Extracta Paediatrica 4:85–97
8. Stone RT, Barbero GJ (1970) Recurrent abdominal pain in childhood. Pediatrics 45:732–738
9. Varsano I, Zeidel A, Matoth Y (1977) Recurrent abdominal pain in children. Paediatrician 6:90–99

2.3 Podiumsdiskussion

Teilnehmer: W. BAUMANN, K. HARMS (Diskussionsleitung), S. HOFMANN VON KAP-HERR, J. TRÖGER und D. WEITZEL

HARMS: Wir haben heute früh eine Reihe sehr interessanter Vorträge gehört, die alle uns etwas gezeigt haben, das außerordentlich glatt wirkt: Die Diagnostik funktioniert offenbar ausgezeichnet. An den Doppelprojektionen sieht man, daß man uns vielleicht auf der einen Seite noch etwas mehr nach der herkömmlichen Methode erklären muß. Die Frage für einen Pädiater mit gastroenterologischem Schwerpunkt ist: Kann man die eine Seite der Doppelprojektion in Zukunft weglassen? Deswegen glaube ich, daß es sehr wichtig ist, daß wir den methodischen Teil noch einmal diskutieren, und zwar in diesem methodischen Teil auch ganz besonders die Frage des Auflösungsvermögens und der Grenze einer Methode. Wir waren auch sehr dankbar, daß innerbetriebliche Schwierigkeiten aufgetreten waren innerhalb der Klinik Mainz in der Beurteilung, was man jetzt tun soll. Das gibt uns vielleicht auch den Mut zu fragen: Ist dieses oder jenes Vorgehen nicht vielleicht besser als das, was hier angegeben wurde.

Nun, fangen wir gleich mit dem Hauptthema an, der Sonographie, die auch eine der wichtigsten Neuerungen der vergangenen Jahre darstellt. Wo sind die Grenzen der Methode? Müssen die Patienten in besonderer Weise für die Sonographie vorbereitet werden?

WEITZEL: Wir glauben, daß das größte Problem der Sonographie in der Ausbildung der Untersucher besteht. Da sind sicherlich Engpässe, und es ist uns völlig klar, daß die Schemata, wie wir sie hier z. T. vorgeschlagen haben, natürlich an eine qualifizierte Ausbildung der Untersucher gebunden sind.

Die neuesten Vorschriften der Bundes-KV beinhalten, daß in Zukunft für die Abrechnungsfähigkeit von Ultraschalluntersuchungen ein Untersucher mindestens 4 Monate ganztägig (mit mindestens 800 Untersuchungen) oder aber 2 Jahre berufsbegleitend die gleiche Zahl von Untersuchungen nachweisen kann. Hinzu kommt klinische Erfahrung auf dem entsprechenden Fachgebiet von mindestens einem Jahr. Berücksichtigt man ferner, daß die Ausbildung fachspezifisch in zur Ausbildung ermächtigten Zentren erfolgen sollte, so wird augenfällig, wie schwer diese berechtigten Forderungen zu erfüllen sind.

Die Methode selbst hat dort ihre Grenzen, wo der Schallstrahl nicht mehr weiterkommt, d. h. wo Totalreflexionen auftreten. Das ist z. B. an luftgefüllten Darmschlingen der Fall. Deswegen hatten wir auch die Darmduplikatur einige Male mit verschiedenen Methoden gezeigt, um Ihnen auch hier zu verdeutlichen, daß wir sonographisch nur einen Teil des pathologischen Prozesses darstellen konnten. Auch

Verkalkungen und Knochenstrukturen reflektieren den Schallstrahl total. Das Auflösungsvermögen von modernen Geräten ist in Schallstrahlrichtung ungefähr 1 mm, quer dazu einige Millimeter. Entscheidend ist jedoch nicht das Auflösungsvermögen, sondern die Deutbarkeit der Befunde. Diese wiederum ist abhängig von der Art der pathologischen Befunde. So kann z. B. ein nur wenige Millimeter großer Gallenstein in der Gallenblase zweifelsfrei nachgewiesen werden, weil er sich deutlich von der umgebenden Flüssigkeit abhebt. Andererseits kann z. B. ein mannsfaustgroßes Leberadenom übersehen werden, wenn Konturveränderungen der Leber fehlen und der Tumor sich in seinem Reflexbild nicht von der umgebenden Leber unterscheidet. Im Regelfall kann man davon ausgehen, daß 1–2 cm große pathologische Prozesse der sonographischen Diagnostik zugänglich sind.

Eine Vorbereitung ist in der Regel nicht erforderlich. Allerdings sollte der Patient zur Untersuchung der Gallenblase und des Pankreas nüchtern sein. Bei starker Darmvergasung kann eine Kontrolluntersuchung oder aber eine antimeteoristische Vorbehandlung hilfreich sein.

Frage aus dem Publikum: Gibt es schon jetzt für die Pädiatrie besonders geeignete Geräte?

Weitzel: Ein für die pädiatrische Sonographie geeignetes Gerät sollte folgende Eigenschaften haben: Es sollte einen schnellen automatischen Bildaufbau haben mit der Möglichkeit der Bildspeicherung. Der Schallapplikator sollte klein und handlich sein und zur besseren Adaptierung an dem kindlichen Körper eine Wasservorlaufstrecke besitzen. Es sollte die Möglichkeit bestehen, die Schallkopffrequenz zu wechseln, wobei sich für die Pädiatrie 3-, 5- und 8-MHz-Schallköpfe anbieten. Zur besseren morphometrischen Auswertung der Bilder sollte neben der Möglichkeit der elektronischen Streckenmessung auch eine elektronische Flächenmessung verfügbar sein.

Harms: Wir nehmen jetzt das Thema Nuklearmedizin vor und möchten dies koppeln mit dem Ikterus. Ich möchte Herrn Baumann fragen, inwieweit aus der Sicht des Gastroenterologen wir mit diesen Methoden beim neonatalen und Säuglingsikterus tatsächlich weiterkommen als früher.

Baumann: Die diagnostische Problematik des Cholostasesyndroms des Neugeborenen und des jungen Säuglings hat sich für meine Begriffe in den Vorträgen zu glatt dargestellt. Ich bin mit den Vortragenden einer Meinung, daß die Sonographie sicher an den Anfang der Untersuchung gehört. Die Sonographie kann, wie unsere Patienten auch gezeigt haben, zweifelsfrei eine Choledochuszyste und erweiterte Gallengänge erkennen. Damit ist m. E. die Leistungsfähigkeit der Sonographie, sofern man von der Darstellung der Gallenblase absieht, weitgehend erschöpft.

Die in den letzten Jahren in Mainz durchgeführte Leberfunktionsszintigraphie mit Hepatobida hat u. E. wesentliche Fortschritte in der häufig sehr schwierigen Differentialdiagnose der verschiedenen Formen der Gallengangsatresie gegenüber der neonatalen Hepatitis gebracht, wie wir nach unseren bisherigen Erfahrungen bei 25 Patienten sehen konnten. Wir meinen, daß der früher durchgeführte Bengalrosatest nicht mehr durchgeführt werden sollte, da die Untersuchungstechnik aufwendiger, häufiger von Fehlern begleitet und die Strahlenbelastung höher ist. Es wurde in der Diskussion klar gesagt, daß eine Gallengangsatresie praktisch ausgeschlossen ist, wenn mit der Funktionsszintigraphie eine Ausscheidung des Nuklids in den Darm nachweisbar ist.

Die Problematik der Differentialdiagnose fängt jedoch erst dann an, wenn wir mit der Funktionsszintigraphie keine Ausscheidung in den Darm haben. Nach unserer Erfahrung reichert die Leber das Isotop bei der neonatalen Hepatitis nur schlecht an, während bei der Gallengangsatresie in der Regel eine bessere Aufnahme des Isotops in das Leberparenchym zu sehen ist.

HARMS: Darf ich Frau Prof. Eißner fragen, ob man bei fehlender Speicherung von Hepatobida in der Leber eine Gallengangsatresie ausschließen kann?

EISSNER (Mainz): Wenn eine Speicherung in der Leber nicht nachzuweisen ist, hängt die Interpretation dieses Befundes sehr vom Alter des Kindes ab. Besteht die Gallengangsatresie längere Zeit, wird die Differentialdiagnose gegenüber einer neonatalen Hepatitis extrem schwierig. Bei jungen Säuglingen mit einer Gallengangsatresie haben wir im Unterschied zu den Patienten mit neonataler Hepatitis immer eine sehr intensive Aktivitätsspeicherung gesehen. Wir haben allerdings den Eindruck, daß sich das unterschiedliche Speicherverhalten der Leber bei neonataler Hepatitis und Gallengangsatresie durch die Leberfunktionsszintigraphie mit zunehmender Dauer oder mit zunehmendem Alter des Kindes verwischt.

HARMS: Ich möchte noch etwas anderes ansprechen in diesem Rahmen, und zwar die Nichtnachweisbarkeit der Gallenblase. Bei der neonatalen Hepatitis, die auch mit einer kompletten Cholostase einhergeht, kann man sich natürlich auch vorstellen, daß die Gallenblase nicht nachweisbar ist. Sind Sie sicher, daß das sonographische Zeichen einer nicht nachweisbaren Gallenblase auf eine Gallengangsatresie hinweist?

WEITZEL: Wir haben nicht so viele Fälle, daß man überhaupt von Sicherheiten sprechen kann. Hinzu kommt, daß ein negatives Kriterium in der Diagnostik immer schwächer ist als ein positives. Wir können bisher nur sagen, daß wir bei intrahepatischen Gallengangsatresien nie die Gallenblase darstellen konnten, daß wir bei extrahepatischen Gallengangsatresien in einem Falle eine erweiterte Gallenblase darstellen konnten, in einem Falle nur eine mäßige Erweiterung des Choledochus, und daß wir bei Neugeborenen keine Schwierigkeiten im sonographischen Nachweis der Gallenblase haben. Ich weiß nicht, wie sicher der Nachweis der Gallenblase bei der neonatalen Hepatitis gelingt, da wir nur wenige Fälle dieser Erkrankung untersucht haben.

HARMS: Das ist wichtig, denn es sieht so aus, als müßten wir hier noch Erfahrungen sammeln.

Die Computertomographie ist kurz abgehandelt worden. Es ist deutlich geworden, daß in der Pädiatrie die Indikation im Rahmen der Gastroenterologie eingeschränkt ist. Obwohl die Methode sehr gut ist und v. a. für den Nichtgeübten im

Unterschied zu den Echobildern alles immer so schön klar dargestellt ist, glaube ich, wir sollten eher üben, Echobilder zu lesen.

Ich möchte nun überleiten zur Hepatomegalie und fragen, inwieweit strukturelle Veränderungen der Leber sonographisch erfaßbar sind.

WEITZEL: Das ist ein sehr schwieriges Problem. Wir haben den Eindruck, daß im Laufe der Kindheit das Echobild der Leber sich verändert. Es ist sicher, daß das Reflexbild des Kleinkindes wesentlich echointensiver ist als das des Erwachsenen. Dann kommt noch hinzu, daß das Reflexbild der Leber mit der Einstellung variiert werden kann. Dies hat uns zu einer sehr kritischen Einstellung gegenüber der Differenzierung allgemeiner Lebererkrankungen veranlaßt. Die sonographischen Möglichkeiten einer Weichteildifferenzierung dürfen nicht dazu führen, daß man aus ihr eine histologische Diagnose ableitet.

BAUMANN: Vielleicht darf ich dazu noch eine kurze Anmerkung vom klinischen Aspekt machen. Die Mehrzahl des pädiatrisch-hepatologischen Krankengutes beinhaltet ja zweifelsfrei Erkrankungen aus dem Formenkreis der chronischen Hepatitiden. Wenn es in der Pädiatrie dem Pathologen häufiger nicht gelingt, eine sichere histologische Diagnose zu stellen, so wage ich zu bezweifeln, ob jemals auf diesem Sektor die Ultraschalldiagnostik entscheidend weiterhelfen kann. Unter Umständen ergibt sich jedoch aus der histologischen Differenzierung für den Patienten eine therapeutische Konsequenz, so daß man auf diesem Gebiet der pädiatrischen Hepatologie auf die Biopsie und histologische Diagnostik auf keinen Fall verzichten kann.

HARMS: Ich möchte jetzt überleiten zum Stellenwert der intravenösen Cholangiographie, der sich ja durch die Sonographie sicherlich gewandelt hat.

TRÖGER: Zweifellos hat die Häufigkeit der Untersuchung stark abgenommen. Ohne Frage ist jedoch die intravenöse Cholangiographie noch immer eine wichtige Untersuchung, weil sie bis zu Bilirubinwerten zwischen 4 und 8 mg% eine komplette Darstellung der Gallenwege erlaubt. Sonographisch kann ja insbesondere der dem Duodenum nahegelegene Anteil des Choledochus auch bei Erweiterung nicht dargestellt werden. Neben der Vollständigkeit der Darstellung des Gangsystems spielt auch die bessere morphologische Detailerkennung in der Diagnostik eine Rolle. Bei höheren Bilirubinwerten hilft uns gelegentlich auch die Leberfunktionsszintigraphie weiter. Die orale Cholezystographie ist nicht mehr indiziert.

HARMS: Ich komme damit auf ein anderes Thema, das hier nicht angesprochen wurde: die ERCP. Ich habe gehört, daß es Teilobstruktionen gibt, die das Gallengangsystem nicht erweitern – und darauf ist ja die Sonographie angewiesen.

Die ERCP ist aber im Kindesalter eine noch nicht sehr eingeführte Methode und kann frühestens bei Kindern ab 5 Jahre mit einigem Erfolg durchgeführt werden.

Damit möchte ich überleiten auf das Pankreas. Bei den Internisten wird ja die Pankreatitis häufig durch die Organvergrößerung diagnostiziert.

Haben Sie auch vom Pankreas Normwerte?

WEITZEL: Nein, ich glaube aber, daß man sie braucht.

HARMS: Vielleicht darf ich hinzufügen, daß Pankreatitiden auch im Rahmen von zytostatischer und immunsuppressiver Therapie vorkommen können. Vielleicht sollten wir in diesem Punkt etwas aufmerksamer suchen. Erst kürzlich erschien eine Arbeit, in der gezeigt wurde, daß Pankreatitiden bei Kindern mit Bauchschmerzen häufiger sein sollen als wir glauben, wobei keine Amylaseerhöhungen festgestellt wurden.

HOLTHUSEN (Hamburg): Sie haben eine Pylorushypertrophie bei einem Säugling gezeigt, wobei der Muskeltumor sonographisch dargestellt wurde. Ist die sonographische Diagnose einer Pylorushypertrophie Zukunftsmusik oder gehört sie schon in Ihr diagnostisches Repertoire?

WEITZEL: Sie ist Zukunftsmusik, denn hier gilt das gleiche, was Herr Harms vorher am Pankreas feststellte. Wir müssen erst sichern, ob wir die normale Pylorusmuskulatur sonographisch messen können und ab welcher Muskeldicke man von einer Pylorushypertrophie sprechen kann.

GELISSEN (Neuwied): Wahrscheinlich werden wir in Zukunft ja mehr Pankreaspseudozysten durch die Sonographie finden. Es hat sich in der Zwischenzeit auch gezeigt, daß sie sich z. T. zurückbilden. Gibt es inzwischen Kriterien, an Hand derer Sie sonographisch sagen können, ab welcher Größe sie sich zurückbilden und wann man sofort eingreift?

WEITZEL: Entscheidend für die Indikation zum Eingriff ist die Klinik. Finden sich Hinweise für eine Abszedierung, für eine Blutung, für einen Ileus, für eine Infektion oder für eine Gallenwegsobstruktion, so muß die Operation umgehend erfolgen. Auf der anderen Seite muß man klar sehen, daß die Pseudozystenwand erst im Laufe von 3 Monaten maturiert. Wir haben in den letzten Jahren 7 Pankreaspseudozysten gesehen, die sich alle innerhalb der ersten 3 Monate zurückgebildet haben. Man muß großen Wert darauf legen, daß die Rückbildungsfähigkeit unabhängig von der Größe der Pseudozyste ist. So hatten wir einen Patienten, dessen Pseudozyste $10 \cdot 7$ cm groß war. Entscheidend ist vielmehr der Zeitpunkt der Erkennung der Pseudozyste. Wenn sie in den ersten 4–6 Wochen nach dem Trauma diagnostiziert wird und keine Komplikationen vorliegen, dann sollte man u. E. bis etwa zum 3. Monat nach dem Trauma konservativ verfahren. Innerhalb dieses Zeitraums tritt in vielen Fällen eine spontane Rückbildung ein. Nach diesem Zeitraum ist die Pseudozystenwand ausreichend dick, so daß eine innere Anastomosenoperation problemlos durchgeführt werden kann. Zudem kann die Dicke der Pseudozystenwand sonographisch vermessen werden.

TRÖGER: Zur Diagnosestellung benötigen wir keine Röntgenuntersuchung. Präoperativ, insbesondere wenn eine Darmobstruktion oder eine Gallenwegsobstruktion vorliegt, halten wir eine Röntgendiagnostik für notwendig.

HARMS: Ich möchte jetzt zu einem Punkt kommen, der nicht mit einem Wort erwähnt wurde.

Für die Diagnostik des Gastrointestinaltraktes ist die Endoskopie ein wesentliches diagnostisches Mittel geworden. Dies gilt für den oberen sowie für den unteren Darmtrakt. Bei Blutungen ist die Endoskopie die entscheidende Untersuchung. Auch der M. Crohn gehört endoskopiert und histologisch verifiziert. Wir können im einzelnen nicht darauf eingehen, aber ich möchte betonen, daß die röntgenologische Darmdiagnostik durch die endoskopische wesentlich erweitert wurde.

In diesem Zusammenhang möchte ich noch einmal auf die sonographische Diagnostik des M. Crohn kommen. Sie scheint mir insbesondere in der Verlaufsbeobachtung wichtig. Die Wandverdickung konnten wir bisher nur indirekt nachweisen. Wenn sonographisch aufgrund der Wanddickenveränderung Verlaufsbeobachtungen möglich wären, so empfände ich dies als einen großen Fortschritt.

WEITZEL: Sie haben eine schöne Serie gesehen, wie der Darmwandprozeß zugenommen hat. Das kann man nur nachweisen, wenn die Schnittebene in der Verlaufsdiagnostik reproduzierbar ist, was meist nur bei Befall umschriebener Darmabschnitte gelingt. Ein Nachteil des Schnittbildverfahrens besteht zweifellos darin, daß ein so kompliziertes Schlauchsystem wie der Darm nicht in seinen topographischen Beziehungen erfaßt werden kann. Ich will damit sagen, daß in der Verlaufsdiagnostik nur bei einem Teil von Crohn-Prozessen die Darmwandveränderung sonographisch erfaßbar ist. Man kann teilweise auch das Übergreifen der Entzündung auf das Mesenterium erfassen. Wichtiger erscheint mir jedoch, daß in der sonographischen Verlaufsdiagnostik bei M.-Crohn-Patienten intestinale Komplikationen, wie Abszesse oder aber auch urologische Komplikationen wie Harnwegsobstruktionen, zweifelsfrei nachgewiesen werden können.

BAUMANN: Ich möchte hier bemerken, daß nicht der Eindruck entstehen soll, als würde in unserer Klinik die Diagnose des M. Crohn durch Sonographie gestellt. Aber bei der Abklärung von rezidivierenden Bauchschmerzen ist es schon vorgekommen, daß die Sonographie einen M.-Crohn-Patienten vor der Appendektomie bewahrt hat.

HARMS: Ich möchte nun einmal einen Kinderchirurgen fragen: Inwieweit sind Sie damit einverstanden, daß eine sonographische Untersuchung ausreicht, um z. B. eine Invagination zu dokumentieren?

HOFMANN VON KAP-HERR: Wo wir doch heute schon so viel über kinderchirurgische Krankheitsbilder gehört haben, bin ich Ihnen sehr dankbar, wenn auch ein Kinderchirurg einmal etwas dazu sagen darf. Wir sind der festen Überzeugung, daß wir zur Diagnose der Invagination nicht mehr brauchen als den Ultraschall. Aber das Problem liegt doch ganz anders. Schauen Sie, bei der Invagination hat der Kinderradiologe eines der beiden Krankheitsbilder, wo er seine diagnostische Frustration in ein therapeutisches Erfolgserlebnis umwandeln kann, und das wollen wir ihm doch nicht nehmen.

Ich glaube, um damit jetzt vom Scherz wegzukommen, daß der konservativen Invaginationstherapie ein großer Stellenwert gebührt, und das kann man mit Ultraschall bis heute noch nicht.

Wenn man so als Kinderchirurg zuhört, wie andere über kinderchirurgische Krankheitsbilder reden, dann ist das manchmal sehr interessant, und ich bin sehr erfreut, daß Sie sich so bemühen, uns gute Diagnosen zu liefern. Aber manchmal wird die Sache ja ein bißchen einfach gemacht und manchmal wieder viel zu kompliziert. Wir sehen die ganze Diagnostik, bitte verzeihen Sie mir das, ein bißchen pragmatisch. Wir suchen nicht immer primär eine Diagnose, sondern wir sind häufig mit einer Operationsindikation zufrieden. So ist es gar kein fürchterliches Ereignis, wenn statt einer vermuteten Duodenalatresie im Operationssaal ein Pancreas anulare festgestellt wird. Wir müssen trotzdem operieren.

Und so gilt, glaube ich, auch weiterhin nicht selten: Lieber einmal umsonst als einmal zu spät operieren!

3 Abdominelle Raumforderungen und stumpfes Bauchtrauma

3.1 Methodischer Teil

3.1.1 Sonographie

D. WEITZEL

Historisch gesehen war die Sonographie die erste Methode, mit der es auf nichtinvasivem Wege gelang, eine Konsistenzbeurteilung von Raumforderungen durchzuführen. Diese Tatsache hat einerseits zu einer raschen Verbreitung der Methode wesentlich beigetragen, hat aber auch dazu geführt, daß die mittels der Konsistenzbeurteilung möglichen Aussagen häufig überschätzt wurden, während andere Befunde, die sich aus der exakten Wiedergabe der topographischen Anatomie des Körperinneren ergeben, unterschätzt wurden.

Die Grundlage der sonographischen Weichteildifferenzierung besteht darin, daß erstens geringfügige Dichteunterschiede im Gewebe zu Reflexionen von Ultraschallwellen führen und zweitens darin, daß die Schwächung der Ultraschallwellen im Gewebe um ein Vielfaches höher ist als in Flüssigkeit. Eine wäßrige Raumforderung ist demzufolge reflexfrei und wenig schallschwächend, während eine gewebliche Raumforderung in der Regel Reflexe enthält und stärker schallschwächend ist. Die Prüfung der Schallschwächung ist nur möglich, wenn der Schallstrahl über eine bestimmte Distanz die Raumforderung durchläuft. Grundsätzlich gelingt die Konsistenzbeurteilung um so sicherer, je größer die Raumforderung ist, unterhalb einer Größe von 2 cm ist sie nur begrenzt durchführbar.

Die verschiedenen Erscheinungsformen, in denen sich sonographisch eine Raumforderung präsentieren kann, sind schematisch in Abb. 1 zusammengefaßt. In der oberen Reihe des Schemas sind 4 Beispiele für solide Raumforderungen mit vermehrter Schallschwächung aufgeführt. Eine solide Raumforderung kann – wie das 1. Beispiel zeigt – zum einen deutlich abgesetzt von der Umgebung sein, so als wäre sie von einer Kapsel begrenzt. Ein Beispiel hierfür ist das Hepatoblastom, das eine Pseudokapsel aufweist, so daß es früher vielfach operativ nur enukleiert wurde. Häufig ist jedoch keine Kapsel um eine Raumforderung zu erkennen (2. Beispiel). So führt z. B. eine Lebermetastase zu einem reflexfreien Areal in der Leber. Ein identisches Bild haben wir allerdings auch bei einem Leberabszeß beobachtet. Die Raumforderung kann jedoch auch – wie das 3. Beispiel zeigt – reflexreicher als das umgebende Gewebe erscheinen. So sind z. B. Wilms-Tumoren weitaus reflexreicher als das normale Nierenparenchym. Sehr schwierig, wenn nicht gar unmöglich, ist das Erkennen einer Raumforderung, wenn Tumor und umgebendes Gewebe ein sehr ähnliches oder gar identisches Reflexionsmuster zeigen (4. Beispiel). Diese Tumoren lassen sich nur diagnostizieren, wenn sie zu einer umschriebenen Veränderung der Organkontur führen, wie wir es z. B. bei einem Leberadenom beobachtet haben.

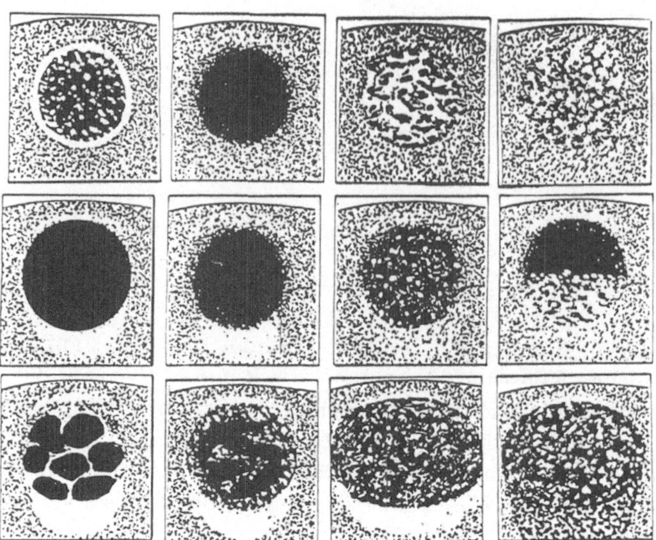

Abb. 1. Strukturelle Differenzierung abdomineller Raumforderungen. Oben (v.l.n.r.): solider Tumor mit Kapsel, reflexarmer solider Tumor, reflexreicher solider Tumor, solider Tumor mit gleichem Schallverhalten wie Umgebung. Mitte: zystischer Tumor mit Kapsel, zystischer Tumor ohne Kapsel, zystischer Tumor mit Binnenstrukturen, zystischer Tumor mit sedimentierten Binnenstrukturen. Unten: multiple zystische Raumforderungen, solide Raumforderung mit zystischen Anteilen, Raumforderung mit multiplen kleinen Zysten, Raumforderung mit multiplen soliden Tumoren

Kommen wir zur zweiten Reihe des Schemas der Abb. 1, der unilokulären zystischen Raumforderungen. Das 1. Beispiel zeigt eine kugelige Raumforderung mit glatter Wandkontur, fehlenden Binnenreflexen und dorsaler Echoverstärkung infolge verminderter Schallschwächung. Dies ist der charakteristische Befund bei einer Zyste. Im Unterschied zu diesem sieht man beim 2. Beispiel einzelne Reflexe in der Raumforderung und eine nicht mehr so glatte Begrenzung. Hier ist neben einer Zyste auch an einen Abszeß, eine Nekrose oder an ein Hämatom zu denken. Im 3. und 4. Beispiel ist schließlich eine dorsale Schallverstärkung nicht mehr eindeutig zu erkennen. Es lassen sich zahlreiche Reflexe in der Raumforderung nachweisen (3. Beispiel), die sich jedoch nach längerem Liegen des Patienten sedimentieren und einen deutlichen Spiegel bilden (4. Beispiel). Solche Befunde kann man bei Abszessen, Tumornekrosen und auch Zysten erheben, soweit sie Detritus enthalten.

Ein besonderes Problem stellen multilokuläre Raumforderungen dar. Sie sind in der 3. Reihe der Abb. 1 schematisiert erfaßt. Wenn – wie z. B. bei einer multizystischen Niere – größere Zysten unmittelbar nebeneinander liegen (Beispiel 1), so bereitet die Diagnose keine Schwierigkeiten. Bestehen jedoch zwischen den zystischen Arealen solide Anteile und ist die Form der zystischen Areale nicht mehr kugelig sondern eher schweifartig (2. Beispiel der 3. Reihe), so ist in erster Linie an einen zystisch zerfallenen Tumor oder an eine Abszedierung zu denken. Auch das Erkennen von Zystennieren kann sehr schwierig sein, insbesondere wenn die Zysten kleiner als 1–2 cm sind. Dann läßt sich an den vergrößerten Nieren zwar eine verminderte Schallschwächung nachweisen, jedoch findet man in den Nieren selbst zahlreiche Reflexe, ohne größere Zysten nachweisen zu können (3. Beispiel der 3. Reihe).

Auch solide Tumoren können in einem Organ multipel vorkommen und bereiten dann bei der Diagnosestellung erhebliche Schwierigkeiten. So führt z. B. ein M. Pringle mit Lipomen in den Nieren zu zahlreichen Reflexen, so daß das Schallbild dem von Zystennieren entsprechen kann, sich jedoch in der vermehrten Schallschwächung deutlich unterscheidet (4. Beispiel der 3. Reihe).

Mit der Schemazeichnung möchten wir darauf aufmerksam machen, daß wir uns bei der Konsistenzbeurteilung von Raumforderungen mit zahlreichen Problemen auseinandersetzen müssen, die nicht einfach auf die Alternative zystisch oder solid reduzierbar sind. Rein vom Morphologischen her ist zu berücksichtigen, ob eine Raumforderung unilokulär oder multilokulär ist, ob sie glatt oder unregelmäßig begrenzt ist. Schließlich ist zu bedenken, daß ein Abszeß oder ein Hämatom nicht unbedingt wäßrig sein und sich echofrei abbilden muß, vielmehr können häufig zahlreiche Reflexe darin auftreten, und auch die Schallschwächung kann durchaus der von Gewebe entsprechen. Eine wertvolle diagnostische Hilfe ist hier die Feinnadelbiopsie, die in der inneren Medizin bereits großzügig eingesetzt wird. Als Beispiel sei der Fall eines fiebernden Säuglings angeführt, bei dem wir sonographisch eine subphrenische Flüssigkeitsansammlung feststellten. Wir punktierten den vermuteten Abszeß und ließen die Flüssigkeit bakteriologisch, zytologisch und biochemisch untersuchen. Das Punktat war steril, enthielt aber extrem hohe Amylase- und Lipasewerte, wie es typisch ist für pankreatogenen Aszites. Durch einen kleinen Nadelstich konnte die gesamte Flüssigkeit abgelassen werden, die Diagnostik in die richtige Richtung gelenkt und dem Kind somit eine unnötige Operation erspart werden.

Kommen wir zu den Möglichkeiten, die sich aus der genauen Wiedergabe der Anatomie ergeben. Im Oberbauch können wir zunächst feststellen, ob eine Raumforderung der Niere, der Leber, dem Pankreas oder der Milz zuzuordnen ist. Als zweites ist nachweisbar, ob Leber, Niere oder Milz durch die Raumforderung verlagert sind. Drittens bereitet es in der Regel keine Schwierigkeiten, V. cava inferior, Aorta und V. portae darzustellen und deren Verlagerung zu erkennen. Gelingt eine Abbildung der großen Bauchgefäße nicht, kann eine Kompression oder Infiltration vorliegen. Eine Vergrößerung der paraaortalen Lymphknoten führt zu reflexarmen Raumforderungen in der Nähe der Aorta, die im Längsschnitt spindelförmig und im Querschnitt fast kreisförmig sich darstellen. Bei massiver Vergrößerung der Lymphknoten kommen multiple, über das gesamte Abdomen verteilte, kreisförmige, reflexarme Raumforderungen zur Darstellung, so daß das sonographische Bild an einen Ileus erinnern kann. Zusätzlich zur Organzuordnung können wir somit einen wichtigen Beitrag zur Klärung der Frage leisten, ob eine Raumforderung retroperitoneal oder intraperitoneal gelegen ist.

Im Unterbauch sind Harnblase, vordere Bauchwand, das knöcherne Becken und der Beckenboden wichtige topographische Orientierungspunkte. Eine Raumforderung, die an der vorderen Bauchwand und kranial der Blase lokalisiert ist, spricht in erster Linie für eine Urachuszyste. Differentialdiagnostisch ist hier daran zu denken, daß auch zwischen Darm und Harnblase eine sehr enge topographische Beziehung besteht. So hielten wir einen M. Crohn, der in die Blase perforiert und mit der vorderen Bauchwand verwachsen war, für eine infizierte Urachuszyste. In einem anderen Fall haben wir ein Meckel-Divertikel, das mit der vorderen Bauchwand verwachsen war, als Urachuszyste fehlgedeutet. Postoperativ haben wir Hämatome vor der Harnblase, seitlich und dorsal der Harnblase gesehen. Ein Douglas-Abszeß reicht in der Regel nur bis zum kranialen Drittel der Harnblase. Hier ist ebenso wie bei kleinen Ovarialzysten daran zu denken, daß bei leerer Harnblase der Raum im kleinen Becken vorwiegend eingenommen wird durch lufthaltige Darmschlingen, die eine sonographische Diagnostik verhindern. Leicht kann ein M. Crohn mit massiver Verdickung der Darmwand mit einem Tumor verwechselt werden. Ein Hydrometrokolpos zeichnet sich dadurch aus, daß eine zystische Raumforderung dorsal der Harnblase nachweisbar ist, die nach kaudal bis zum Beckenboden und kranial bis über die Blase reichen kann.

Die maßstabgetreue Wiedergabe der Anatomie in Schnittbildern ermöglicht auch die Vermessung von Tumoren. Die zuverlässigsten Ergebnisse gewinnt man bei Geräten mit schnellem Bildaufbau durch Abbildung und Vermessung der optisch größten Längs- und Querschnittflächen. Diese Meßwerte stellen eine sichere Basis für Verlaufsuntersuchungen dar. Die Quantifizierbarkeit der Tumorveränderungen unter Therapie eröffnet zudem neue Wege der Tumorklassifizierung und der Prüfung therapeutischer Konzepte. Darüber hinaus hat sich gerade bei Tumorpatienten die regelmäßige sonographische Überwachung bewährt, um frühzeitig Rezidive oder Metastasen im Abdominalbereich feststellen zu können.

Nicht nur bei soliden, auch bei zystischen Raumforderungen kann die sonographische Überwachung von Bedeutung sein. An zwei Beispielen sei exemplarisch gezeigt, daß auch bei zystischen Prozessen die Möglichkeit einer engmaschigen sonographischen Überwachung das therapeutische Vorgehen entscheidend beeinflussen kann. So stellten wir bei einem Schuljungen mit Hypertonie eine große Zyste am oberen rechten Nierenpol fest. Wir haben die Zyste unter sonographischer und radiologischer Kontrolle punktiert und vollständig entleert. Durch diese Maßnahme kam es zu einer Normalisierung des Blutdrucks. Parallel mit der erneuten Füllung der Zyste stiegen die Blutdruckwerte wieder an. Damit war die Notwendigkeit zur operativen Entfernung der Nierenzyste erwiesen. Andererseits konnten wir bei sechs posttraumatischen Pankreaspseudozysten nachweisen, daß eine spontane Rückbildung unter konservativer Therapie eintrat. Seitdem wir Patienten mit stumpfem Bauchtrauma sonographisch regelmäßig überwachen, stellen wir häufiger Pankreaspseudozysten fest. Innerhalb der ersten 3 Monate nach dem Trauma können sie sich unabhängig von ihrer Größe vollständig zurückbilden. Nach diesem Zeitraum ist die Pseudozystenwand maturiert, was sich in einer sonographisch meßbaren Wandverdickung niederschlägt.

Damit sind wir bereits beim Thema des stumpfen Bauchtraumas. Wie Abb. 2 zeigt, können Hämatome in Leber, Milz, Niere sonographisch nachgewiesen werden, ebenso Flüssigkeitsansammlungen im Abdomen. Die Vermessung von Flüssigkeitsansammlungen in Organen oder im Abdomen erlaubt einerseits eine Beurteilung des Schweregrades und stellt andererseits die Basis für Verlaufsuntersuchungen dar. Nach unserer Auffassung sollte freie Flüssigkeit im Abdomen oder Retroperitoneum punktiert und biochemisch sowie zytologisch untersucht werden, denn jede Flüssigkeitsansammlung nach einem stumpfen Bauchtrauma stellt in Abhängigkeit von ihrem Ausmaß und ihrer Art eine Operationsindikation dar. Die sono-

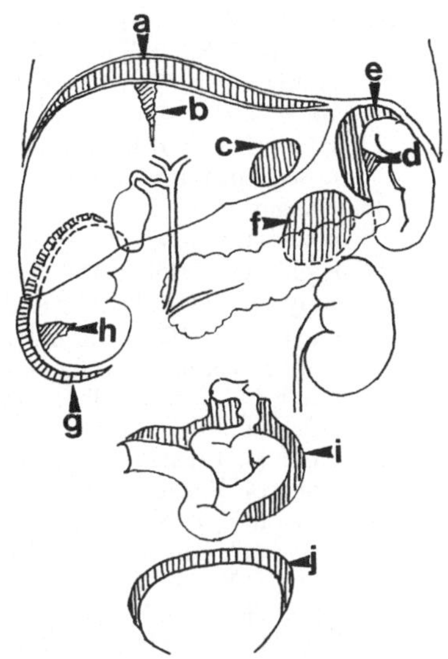

Abb. 2. Möglichkeiten der sonographischen Diagnostik beim stumpfen Bauchtrauma. Eingezeichnet sind: a) subphrenische Flüssigkeitsansammlung, b) Leberruptur mit Kapselriß, c) Leberhämatom, d) Milzruptur, e) Milzhämatom, f) Pankreaspseudozyste, g) perirenales Hämatom, h) Nierenruptur, i) freie Flüssigkeit im Abdomen, j) prä- oder retrovesikale Flüssigkeitsansammlung

graphische Beurteilung von abdominellen Flüssigkeitsansammlungen ist allerdings nur möglich, wenn die Untersuchung vor einer Lavage erfolgt, denn Flüssigkeitsansammlungen nach einer Lavage sind meist durch diese verursacht.

Im Sonogramm nicht erkennbar sind frische Intimaeinrollungen der Nierenarterie. Erst im Verlauf von Wochen führen diese zu einer Schrumpfniere. Wird allerdings bei normalem Ultraschallbefund im Ausscheidungsurogramm eine stumme Niere diagnostiziert, so ist der Nachweis für eine frische Intimaeinrollung erbracht.

Zusammenfassend kommt somit der Sonographie eine wichtige Funktion in der Primär- und Verlaufsdiagnostik operativ und konservativ behandelter abdomineller Raumforderungen und Traumata zu.

Literatur

1. Asher WM, Parvin S, Virgilio RW, Haber K (1976) Echographic evaluation of splentic trauma after blunt trauma. Radiology 96:411–415
2. Bearman S, Sanders RC, Sang K (1973) B-scan ultrasound in the evaluation of pediatric abdominal masses. Radiology 108:111–117
3. Brascho DJ (1974) Computerized radiation treatment planning with ultrasound. Am J Roentgenol 120:213–223
4. Fried AM, Selke AC (1978) Pseudocyst formation in hereditary pancreatitis. J Pediatr 93:950–953
5. Gates GF, Miller JH (1977) Combined radionuclide and ultrasonic assessment of abdominal masses in children. Am J Roentgenol 128:773–780
6. Gates GF (1978) Atlas of abdominal ultrasonography in children. Churchill Livingstone, New York Edinburgh London
7. Goldberg BB, Pollack AM, Capitano MA, Kirckpatrick JA (1975) Ultrasound sonography: an aid in the diagnosis of abdominal masses in pediatric patients. Pediatrics 56:421–429
8. Green B, Bree RL, Goldstein HM, Stanley C (1977) Grey scale evaluation of hepatic neoplasms: patterns and correlations. Radiology 124:203–208
9. Haller JO, Schneider M, Kassner EG, Slovis TL, Perl LJ (1978) Sonographic evaluation of mesenteric and omental masses in children. Am J Roentgenol 130:269–274

10. Holder TM, Stuber JL, Templeton AW (1972) Sonography as a diagnostic aid in the evaluation of abdominal masses in infants and children. J Pediatr Surg 7:532–537
11. Hünig R (1970) Ultraschalldiagnostik am kindlichen Abdomen. Helv Paediatr (Suppl) 24:1–22
12. Hünig R (1976) Ultrasonic diagnosis in pediatrics: The state of the art of ultrasonic diagnosis in pediatrics today. Pediatr Radiol 4:108–116, 175–185
13. Kangarloo H, Sukov R, Sample F, Lipsons M, Smith L (1977) Ultrasonic evaluation of juxtadiaphragmatic masses in children. Radiology 125:785–787
14. Kaude JV, Felman AH, Hawkins IF (1980) Ultrasonography in primary hepatic tumors in early childhood. Pediatr Radiol 9:77–83
15. Kuykendall JD, Shanser JD, Sumner TE, Goldmann LR (1977) Multimodal approach to diagnosis of hamartoma of the spleen. Pediatr Radiol 5:239–241
16. Laing FC, Jacobs RP (1977) Value of ultrasonography in the detection of retroperitoneal inflammatory masses. Radiology 123:169–172
17. Land M, Fried A, Nagel JR (1979) Ultrasonography in the diagnosis of the ovary. Surg Gynecol Obstet 148:346–348
18. Lawson T, Albarelli J (1977) Diagnosis of gynecologic pelvic masses by gray scale ultrasonography: an analysis of accuracy and specifity. Am J Roentgenol 128:1003–1006
19. Lutz H, Weidenhiller S, Rettenmaier G (1973) Ultraschallgezielte Feinnadelbiopsie der Leber. Schweiz. Med Wschr 103:1030–1033
20. Lutz H (1978) Ultraschalldiagnostik (B-scan) in der Inneren Medizin. Lehrbuch und Atlas. Springer, Berlin Heidelberg New York
21. Masterson JB, Bowie JD, Port RB, Elahi CF, Burrington JD, Kranzeler J (1978) Carcinoma of the pancreas accuring in a child: a case report with description of grey scale ultrasonic findings. J Clin Ultrasound 6:189–190
22. Minneau DE, Koehler PR (1979) Ultrasound diagnosis of neonatal adrenal hemorrhage. Am J Roentgenol 132:443–444
23. Hyman RA, von Micsky LI, Finby N (1972) Ovarian teratoma in childhood: diagnostic ultrasound and roentgenographic correlation. Am J Roentgenol 113:673–675
24. Rose JS, Becker JA, Staiano SJ, Campos E (1974) B-mode sonographic evaluation of abdominal masses in the pediatric patient. Am J Roentgenol 120:691–698
25. Rosenmayer F (1975) Ultraschalldiagnostik im Kindesalter. Wien Klin Wochenschr 87:391–392
26. Slovis TL, von Berg VI, Mikelic V (1980) Sonography in the diagnosis and management of pancreatic pseudocysts and effusions in childhood. Radiology 135:153–155
27. Scheible W, Gosink GB, Leopold GR (1977) Gray scale echographic patterns of hepatic metastatic disease. Am J Roentgenol 129:983–987
28. Schulze RD, Stechele V, Seitz KH, Rettenmaier G, Weitzel D, Mildenberger H (1978) Pancreatic pseudocyst in children: echographic and angiographic demonstration. Ann Radiol 21:2–3
29. Smith ED, Bartrum RJ (1972) Ultrasonically guided percutaneous aspiration of abscesses. Am J Roentgenol 122:308–312
30. Spiegel RM, King DL, Green WM (1978) Ultrasonography of primary cysts of the liver. Am J Roentgenol 131:235–238
31. Stuber LJ, Leonidas JC, Holder TM (1975) Abdominal ultrasonography in pediatrics. Am J Child 129:1096–1101
32. Walls WJ, Roberts DE, Templeton AW (1977) B-Scan diagnostic ultrasound in the pediatric patient. Am J Roentgenol 130:849–852
33. Weaver RM, Goldstein M, Green B, Perkins C (1977) Gray scale ultrasonographic evaluation of hepatic cystic disease. Am J Roentgenol 130:849–852
34. Weitzel D, Weiss H, Tröger J, Hofmann S, Schulz RD (1980) Besonderheiten der posttraumatischen Pankreas-Pseudozyste im Kindesalter. Monatsschr Kinderheilkd 126:339–340
35. Wicks JD, Silver TM, Bree RL (1977) Giant cystic abdominal masses in children and adolescents: ultrasonic differential diagnosis. Am J Roentgenol 130:853–857
36. Wicks JD, Silver TM, Bree RL (1978) Gray scale features of hematomas: an ultrasonic spectrum. Am J Roentgenol 131:977–980

3.1.2 Röntgen

J. TRÖGER

In den Jahren vor Einführung der Sonographie hatte sich bei der röntgenologischen Abklärung einer abdominellen Raumforderung eine bestimmte Reihenfolge bewährt, die einmal durch die Häufigkeit der Raumforderungen im Retroperitonealraum und zum anderen durch die gegenseitige Behinderung der einzelnen radiologischen Untersuchungsmethoden (Kontrastmittel im Darm verschlechtert die Aussagemöglichkeit der Urographie) bestimmt ist. Zuerst wird eine Abdomenleeraufnahme (meist in 2 Ebenen) und anschließend das Ausscheidungsurogramm (ebenfalls 2 Ebenen) durchgeführt. Weitere röntgenologische Untersuchungen werden je nach Lokalisation erforderlich. Durch den Einsatz der Sonographie mit der Möglichkeit, einen Tumor schon vor der Röntgenuntersuchung einem bestimmten Organ zuzuordnen und zu bestimmen, ob er zystisch oder solide ist, hat sich diese Reihenfolge erheblich verschoben.

Die Lymphographie, die früher bei retroperitonealen Raumforderungen, insbesondere bei hämatologischen Systemerkrankungen eine bedeutende Rolle gespielt hat, tritt zunehmend zurück. Sie ist mit falsch-positiven und falsch-negativen Resultaten belastet. Sie erfaßt nur eine begrenzte Auswahl der Lymphknotenstationen; der Eingriff ist für das Kind belastend, und allergische Reaktionen, Mikroölembolien und Strahlenbelastung verlangen eine strenge Indikationsstellung. Des weiteren ist zu bedenken, daß im Zusammenhang mit einer Behandlung mit ionisierenden Strahlen nach Lymphographie eine hohe Anzahl von latenten und manifesten Hypothyreosen bekannt geworden sind [2, 3]. Deshalb glauben wir, daß Sonographie (sicherer Nachweis größerer abdominaler Lymphknoten) und Computertomographie mit der Möglichkeit der Strukturbeurteilung die Lymphographie beim präoperativen Staging ersetzen.

Die Bedeutung des Leerbildes kann nicht hoch genug eingeschätzt werden. Einerseits gibt es uns eine recht gute Auskunft über die Lage einer Raumforderung, insbesondere im Verhältnis zum luftgefüllten Darm (Abb. 1a–c); andererseits können Dichteunterschiede in der Umgebung des Tumors oder im Tumor in seltenen Fällen schon präoperativ die Diagnose sichern (Abb. 2 und 3). Die Raumforderung mit sehr hoher Strahlentransparenz (nahe der Strahlentransparenz von Luft) kann nur einem Tumor mit hohem Gehalt an Fettsubstanzen entsprechen. Operativ zeigte sich ein Lipom (Abb. 2). Die zahnähnliche Struktur in der großen Raumforderung des großen Beckens und des mittleren Abdomens legt die Diagnose eines Teratoms nahe. Lokalisation und Geschlecht des Kindes lassen das später bestätigte Ovarialteratom vermuten (Abb. 3).

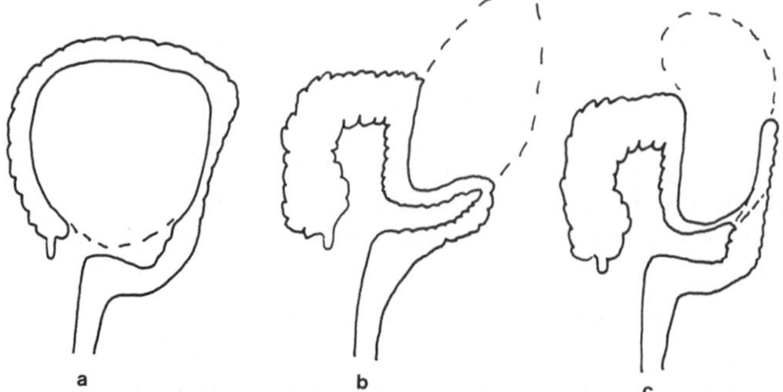

Abb. 1a–c. Möglichkeiten der Lokalisation einer Raumforderung im Abdomenleerbild. **a** Mesenteriale Raumforderung mit ausgewalztem Dickdarmrahmen. **b** Milztumor: kaudomediale Verlagerung des linken Anteils des Colon transversum und des Colon descendens. **c** Nierentumor: Kaudalverlagerung des linken Anteils des Colon transversum; das Colon descendens bleibt lateral liegen

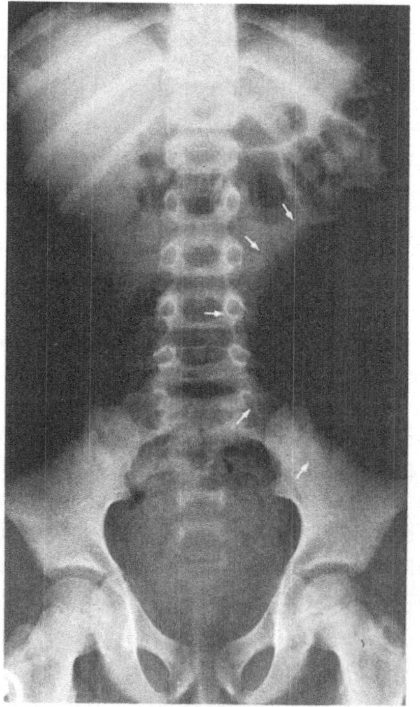
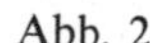

Abb. 2

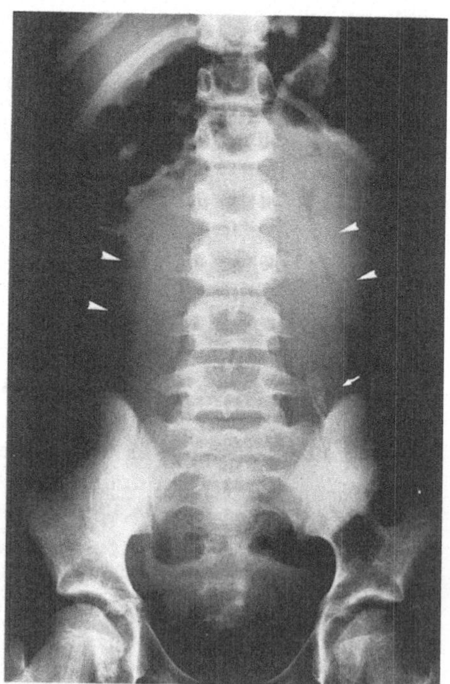

Abb. 3

Abb. 2. Lipom. Zone erhöhter Strahlentransparenz im linken Mittelbauch (Pfeile)

Abb. 3. Teratom. Weichteildichte Raumforderung mit Verlagerung des Dickdarms. Zahnartige Struktur links paravertebral in Höhe von LWK 5 (Pfeil). Der Psoasrand ist gut abgrenzbar (Pfeile), die Raumforderung liegt dem Psoas nicht an

Abb. 4. Paravertebrale Lymphknotenpakete. Der Psoasrand ist nicht erkennbar, die Raumforderung liegt dem Psoas an. Verlagerung von Ureteren und Nieren

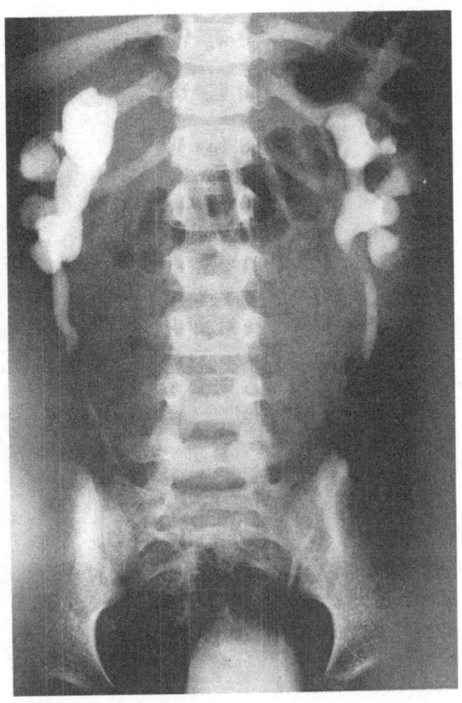

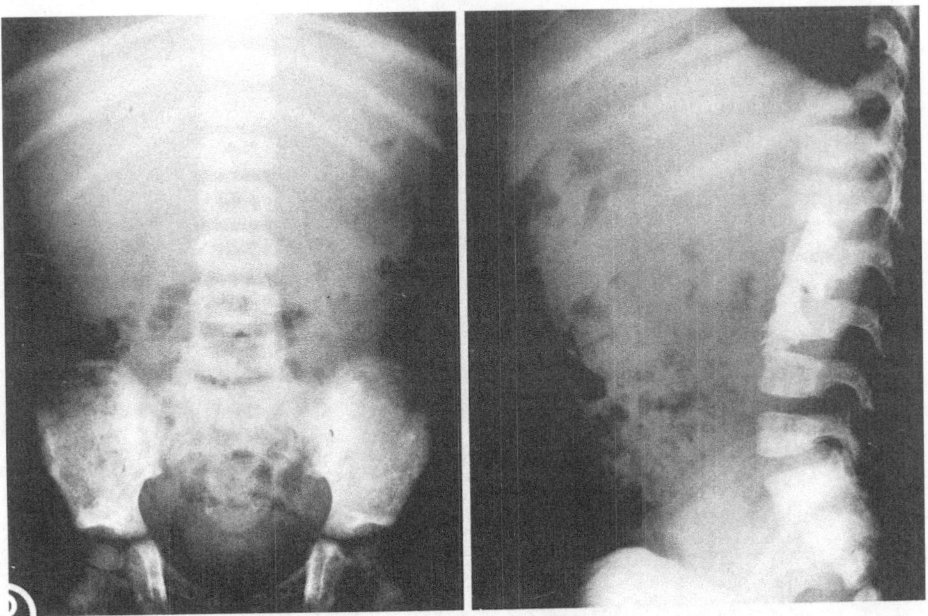

a b

Abb. 5 a, b. Neuroblastom. **a** Feinfleckige Osteolysen des Beckens mit unregelmäßiger Sklerose: Skelettmetastasen. **b** Ventral gelegene Verkalkungen (der Tumor reicht weit nach ventral)

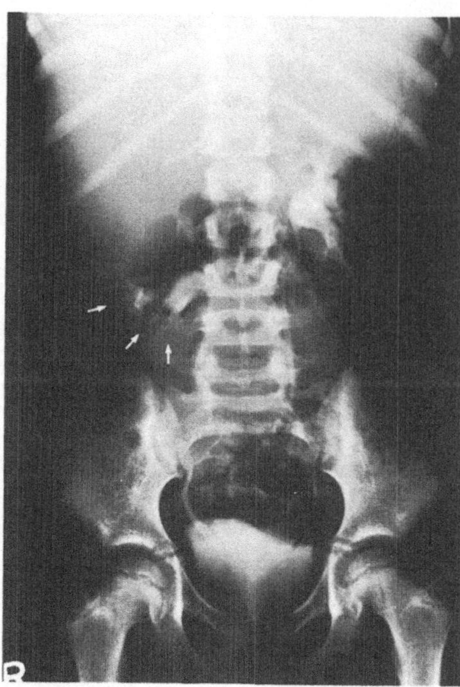

Abb. 6. Ganglioneurom. Achskippung und Dehnung der rechten Niere. Alle 3 Kelchgruppen sind erhalten (Pfeile)

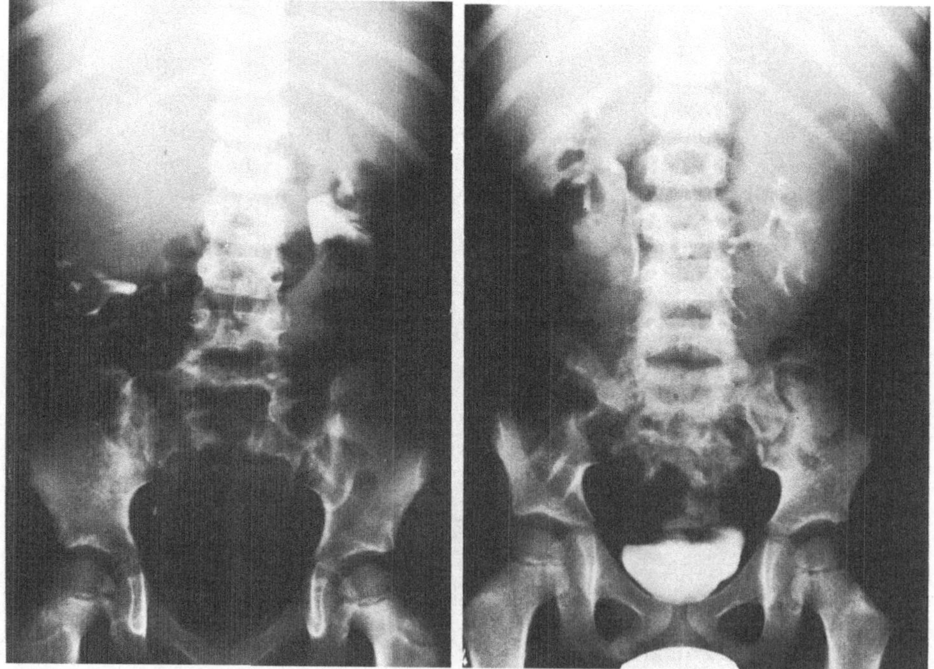

Abb. 7 a, b. Wilms-Tumor. **a** Große Raumforderung am oberen Pol der rechten Niere mit Verlagerung des Resthohlsystems. **b** Spreizung des Hohlsystems durch intrarenales Wachstum

Spritzerartige oder in Gruppen angeordnete, z. T. girlandenförmige Verkalkungen in einer retroperitoneal gelegenen Raumforderung entsprechen meist einem Neuroblastom. Dagegen sind in einem Wilms-Rumor selten zahnartige Verkalkungen eingelagert.

Mit der konventionellen Röntgenuntersuchung sind weichteildichte Strukturen nur dann voneinander zu trennen, wenn Gewebe anderer Dichte (z. B. Fett oder auch Luft) interponiert sind oder wenn die Weichteilformationen nicht aneinander grenzen. Dieses Silhouettenzeichen bietet auf der Nativaufnahme oft überraschend sichere Lokalisationsmöglichkeiten. Ist bei einer Raumforderung der Psoasrand nicht mehr zu erkennen, so ist bewiesen, daß der Tumor dem Psoasrand anliegt (Abb. 4). Ist dagegen der Psoasrand bei einer abdominellen Raumforderung weiterhin gut abgrenzbar, so breitet sich der Tumor überwiegend intraperitoneal aus und liegt dem Psoasrand nicht an (Abb. 3).

Ein weiteres wesentliches Beurteilungskriterium der Leeraufnahme stellt die Befundung der mitdargestellten Skelettareale dar. So ist die Distanzierung zweier benachbarter kaudaler Rippen oder die Aufweitung eines Foramen intervertebrale bei einem retroperitonealen Tumor dringend verdächtig auf ein sanduhrartig wachsendes Neuroblastom. Ebenso kann die diffuse Skelettmetastasierung mit feinfleckigen Osteolysen und geringen reaktiven Verkalkungen bei einem retroperitonealen Tumor als Indiz für ein Neuroblastom gewertet werden (Abb. 5 a, b).

Eine wichtige differentialdiagnostische Entscheidung des Röntgenologen stellt die Trennung von intrarenalem (meist Wilms-Tumor) und extrarenalem (meist Neuroblastom) Tumor dar. Extrarenale Tumoren führen zu einer Verlagerung und gelegentlich auch Deformierung der benachbarten Niere, sie lassen jedoch bis zur Infiltration der Niere alle Kelchgruppen intakt (Abb. 6). Der Abstand der Kelchgruppen voneinander ist nicht wesentlich verändert, allerdings kann in einer Ebene dieser Abstand durch eine Verlagerung der Niere vorgetäuscht verringert sein. Im Gegensatz hierzu läßt sich beim Wilms-Tumor frühzeitig eine Spreizung der Kelche durch Tumorwachstum zwischen den Kelchen (Abb. 7 a, b) oder eine Kelchdestruktion nachweisen.

Des weiteren kann die Urographie die Organgrenzen der Nieren und die ableitenden Harnwege gegenüber einem Tumor darstellen und infiltrative von verdrängenden Prozessen trennen.

Die Entscheidung, welche der röntgenologischen Untersuchungen nach Nativaufnahme und Ausscheidungsurogramm durchgeführt werden, hängt einerseits von der wahrscheinlichen Lage des Tumors ab, zum anderen davon, welche präoperative Informationen der Chirurg wünscht. So kann es sein, daß der eine Operateur bei einer Raumforderung im Bereich des Beckenbindegewebes zwischen Harnblase und Rektum eine Darstellung beider Organe zum Ausschluß einer Wandinfiltration wünscht, während der andere Operateur mit den Aussagen durch die Sonographie, die Abdomenleeraufnahme mit anschließender intravenöser Urographie auskommt. Ebenso wird die Indikation zur Angiographie ganz wesentlich vom Therapeuten, insbesondere vom Operateur bestimmt.

Die Röntgenuntersuchung des stumpfen Bauchtraumas ist weitestgehend durch die Art der Verletzung vorgeschrieben. Basisuntersuchung stellt die Abdomenleeraufnahme in 2 Ebenen (aufrechte Position!) oder die Aufnahme mit seitlich angestellter Kassette dar. Zuallererst ist der Nachweis bzw. der Ausschluß von freier in-

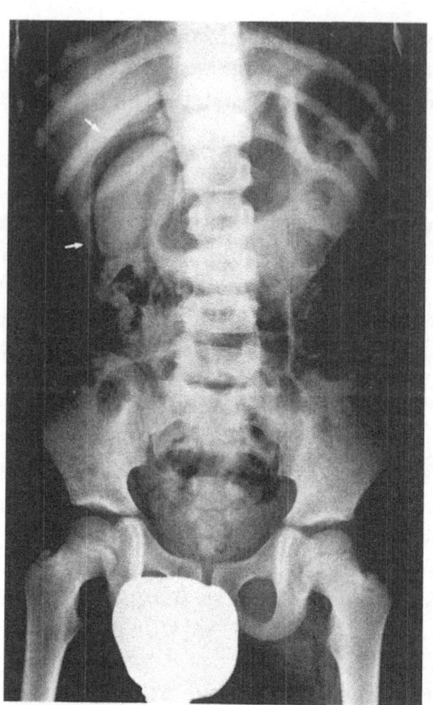

Abb. 8. Duodenalperforation. Luftsichel um die rechte Niere (Pfeile) und paravertebral

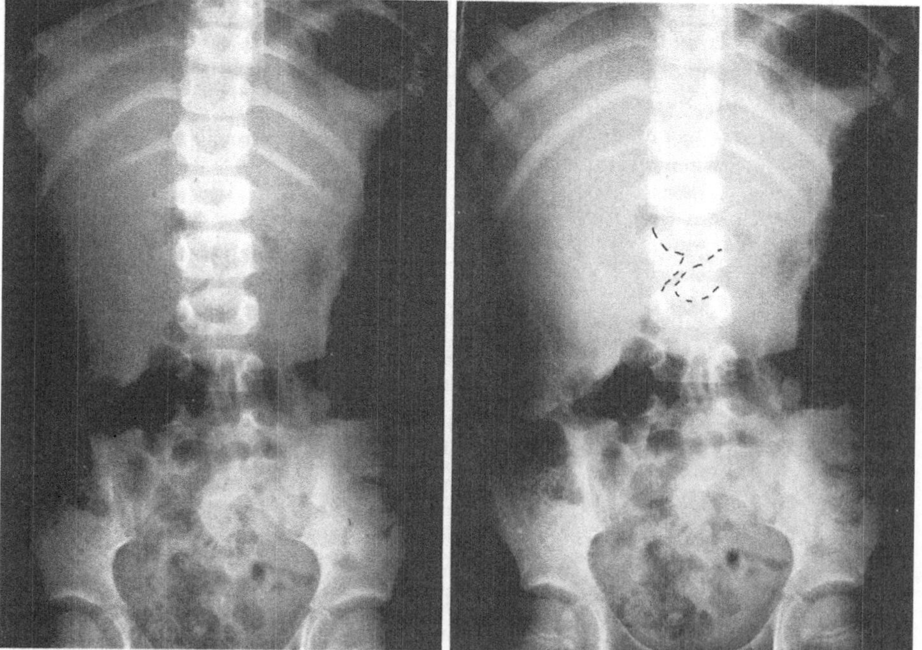

Abb. 9a, b. Stumpfes Bauchtrauma. **a** Neben der weichteildichten Raumforderung des rechten oberen und mittleren Abdomens stellt sich eine Fraktur des Wirbelbogens LWK 2 dar. **b** Nachzeichnung der Frakturlinie in Abb. 9a

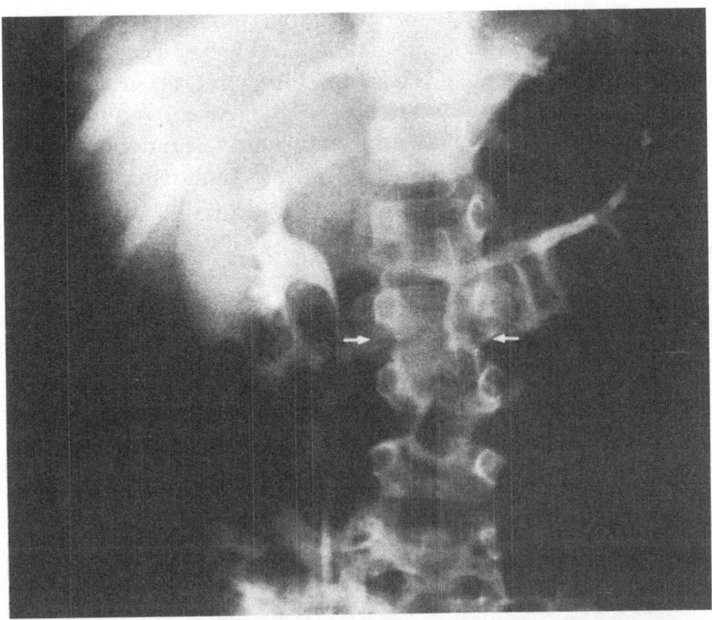

Abb. 10. Stumme Niere links nach Intimaeinrollung. Verschmälerung der Zwischenwirbelscheibe LWK 2/3 (Pfeile)

traperitonealer Luft erforderlich. Freie Luft von ca. 2 ml ist in jeder der üblichen Projektionen mit der gleichen Häufigkeit nachweisbar. Gleichzeitig muß die Röntgenaufnahme sorgfältig nach freier retroperitonealer Luft abgesucht werden (Abb. 8; Perforation des retroperitonealen Anteils des Duodenums, des Colon ascendens und des Colon descendens im dorsalen Anteil). Verlangt der Chirurg die Darstellung einer Ruptur, so muß wasserlösliches Kontrastmittel verwendet werden.

Jedes stumpfe Bauchtrauma, insbesondere wenn es mit einer Mikro- oder Makrohämaturie einhergeht, bedarf einer morphologischen Nierendiagnostik. Hierbei schließt ein unauffälliges Sonogramm eine vollständige Unterbrechung der Nierendurchblutung (meist Intimaeinrollung) nicht aus. Aus diesem Grunde ist in entsprechenden Verdachtsfällen stets ein Ausscheidungsurogramm oder eine Sequenzszintigraphie durchzuführen [4] (Abb. 10).

Eine besondere Bedeutung kommt im Rahmen der traumatologischen Abdominaldiagnostik der Erkennung begleitender Verletzungen des mitdargestellten Skelettsystems zu. Einerseits können sie selbst für das Kind bedrohlich sein (z. B. Wirbelsäulenläsion), andererseits stellen sie einen Indikator für begleitende Organverletzungen dar. Frakturen des vorderen Beckenrings sind stets verdächtig für eine Urethra- oder eine Blasenläsion. Verletzungen der caudalen Rippen müssen zur intensiven Suche nach einer Begleitverletzung der Nieren führen.

Die fatalen Folgen übersehener traumatischer Knochenläsionen demonstriert das abschließende Fallbeispiel:

Bei einem Landwirtschaftsunfall stürzte ein Traktor auf das vierjährige Mädchen. Die Abdomenleeraufnahme (Abb. 9a) wurde bezüglich des Skelettsystems als unauffällig befundet. Nach Entfernung der rupturierten Milz hatte das Kind 18 Wochen rezidivierend unterschiedlich hohe Temperaturen und eine wechselnde Erhöhung der Blutsenkungsgeschwindigkeit. Die erneute stationäre Aufnahme ergab sonographisch eine kleine Niere mit verändertem Schallbild, das Ausscheidungsurogramm zeigte eine stumme Niere links (Abb. 10). Die Nephrektomie der nekrotischen Niere, bei Zustand nach Intimaeinrollung, erbrachte keine Besserung des klinischen Befundes. Das präoperative Ausscheidungsurogramm ließ eine Höhenverminderung der Zwischenwirbelscheibe L 2/L 3 erkennen. Die weiterführende Diagnostik ergab eine Spondylitis in diesem Bereich (Abb. 11). Die Aufnahmen nach dem Unfall lassen eine Fraktur des Wirbelbogens L 2 erkennen (Abb. 9b). Bei retrospektiver Beurteilung der Röntgenbefunde und der Klinik liegt folgender Ablauf nahe:

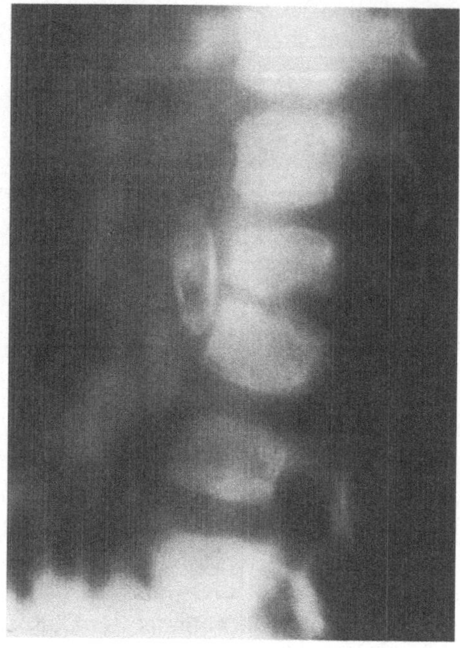

Abb. 11. Spondylitis LWK 2/3: Osteomyelitische Destruktion v. a. der hinteren Wirbelkörperanteile

Wirbelbogenfraktur L 2, zusätzliche traumatische Wirbelsäulenläsion möglich. Intimaeinrollung. Infektion der nekrotischen Niere, Urosepsis und Spondylitis im Bereich der traumatischen Wirbelsäulenläsion. Wäre auf der Erstaufnahme die Wirbelsäulenläsion erkannt worden, wäre sicherlich damals schon eine intensivere Nierendiagnostik erfolgt; die Urosepsis und die folgende Spondylitis wären vermeidbar gewesen.

Literatur

1. Caffey J (1978) Paediatric X-Ray diagnosis, vol 1, Year Book med publ, Chicago, London
2. Dabier K, Glanzmann CH, Löchel H, Horst W (1976) Schilddrüsenfunktion nach perkutaner Strahlentherapie: Untersuchungsergebnisse bei 130 Patienten – verschiedene Zeiten nach einer Strahlenbelastung der Schilddrüse mit 3.000 bis 7.000 rad. 14. Internationale Jahrestagung der Gesellschaft für Nuklearmedizin, Berlin 1976
3. Doppelfeld E, Frik W, Ebeling J (1976) Untersuchungen zur Hypothyreosehäufigkeit nach perkutaner Strahlentherapie im Halsbereich. 14. Internationale Jahrestagung der Gesellschaft für Nuklearmedizin, Berlin 1976
4. Schofer O, Tröger J (im Druck) Späterkannte Verletzungen des Nierengefäßstieles nach Polytrauma. Z. Kinderchirur
5. Swischuk LE (1980) Radiology of the newborn and young infant. Williams and Wilkins, Baltimore London

Weiterführende Literatur beim Verfasser

3.1.3 Nuklearmedizin

K. Hahn

Nuklearmedizinische Untersuchungsmöglichkeiten bei Verdacht auf abdominelle Raumforderung oder stumpfes Bauchtrauma bestehen im Bereich folgender Organe bzw. Organsysteme: 1. Leber, 2. Milz, 3. Niere, 4. Gefäße, 5. Knochen.

1. Leber

Auf die Methodik der Leberszintigraphie mit ^{99m}Technetium-markierten Kolloiden und die Indikationen für diese Untersuchung wurde bereits in Kap. 2 ausführlich eingegangen. Raumforderungen in der Leber kommen szintigraphisch als Bezirke mit verminderter oder fehlender Aktivitätsspeicherung zur Darstellung, deren Lokalisation und Begrenzung lediglich differentialdiagnostische Hinweise ergeben können. Die Kombination der Leberszintigraphie mit einer Ultraschalluntersuchung der Leber kann zumindest dann, wenn die Sonographie allein keine ausreichenden Informationen ergibt, von beträchtlichem diagnostischem Wert sein. Dies gilt auch für die klinische Verdachtsdiagnose eines Lebertraumas, bei dem szintigraphisch der Parenchymdefekt als aktivitätsfreie Zone zur Darstellung kommt.

Fall 1: 11jähriges Mädchen mit klinisch palpabler großer Raumforderung im Abdomen.

Die Leberszintigraphie (Abb. 1) zeigt eine Verdrängung des rechten Leberlappens nach kranial sowie eine bogige Impression im kaudalen Anteil. Der palpable abdominelle Tumor wurde auf dieser Aufnahme mit einem radioaktivitätshaltigen Band markiert. Diagnose: extrahepatischer Tumor mit Impression der Leber im kaudalen Anteil. Eine Infiltration der Leber konnte szintigraphisch nicht ausgeschlossen werden.

Die anschließende Operation ergab ein großes Neuroblastom mit Verdrängung und Impression der Leber, jedoch ohne Infiltrationen.

Fall 2: 14jähriges Mädchen mit klinischem Verdacht auf Leberabszesse bei ausgeprägten immunologischen Defekten. Das Leberszintigramm (Abb. 2a, b) zeigt in der ventralen Detektorposition (a) und in schräg-seitlicher Position (b) im kaudalen Anteil des rechten und linken Leberlappens sowie im kranialen Anteil des rechten Leberlappens jeweils einen Bezirk mit verminderter bis fehlender Aktivitätsanreicherung, bei denen es sich um multiple Leberabszesse handelte. Als Nebenbefund erkennt man eine stark vergrößerte Milz.

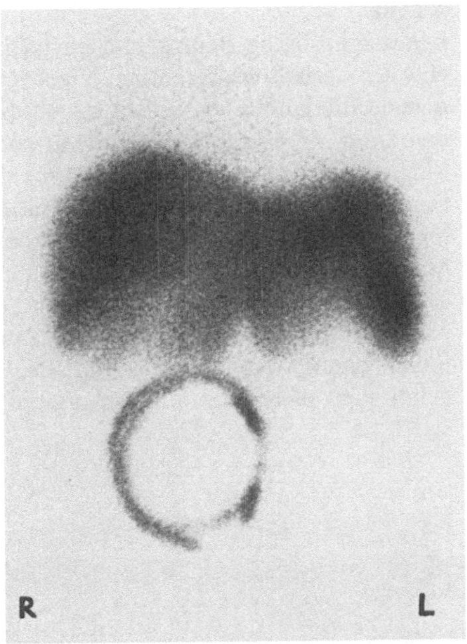

Abb. 1. Leberszintigramm eines 11jährigen Mädchens mit abdomineller Raumforderung, nach i. v. Injektion von 1,5 mCi ^{99m}Tc-Schwefelkolloid: Verdrängung und Impression des rechten Leberlappens; der tastbare Tumor wurde mit einem radioaktiven Band markiert

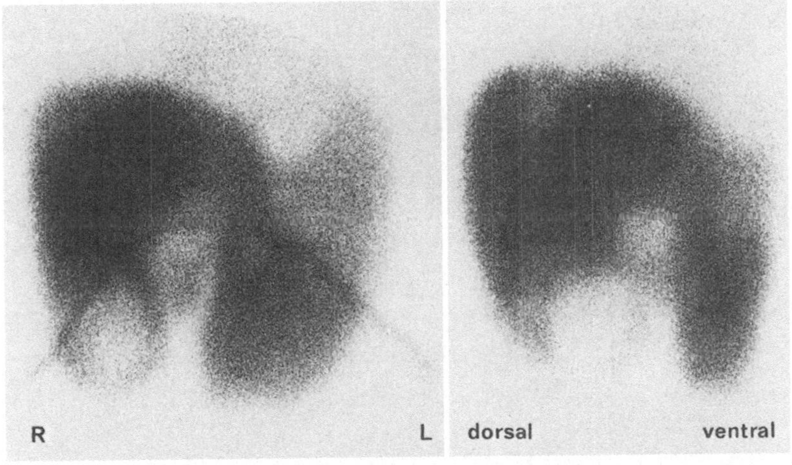

Abb. 2a, b. Leberszintigramm eines 14jährigen Mädchens in ventraler (**a**) und schräg-rechtsseitlicher Projektion (**b**) nach i. v. Injektion von 1,8 mCi ^{99m}Tc-Schwefelkolloid: Vergrößerte Leber und Milz mit multiplen Aktivitätsaussparungen, die Abszessen entsprechen. Der Rippenbogen wurde mit einem radioaktiven Band markiert

Die Leberszintigraphie stellt eine einfache Methode zum Nachweis von Lebertumoren, Leberabszessen, Echinokokkuszysten oder Hämatomen nach stumpfem Bauchtrauma dar. Raumforderungen können jedoch erst ab einer Mindestgröße von etwa 2 cm Durchmesser erkannt werden. Darüber hinaus kann in der Pädiatrie das Auflösungsvermögen des Leberszintigramms durch die Atmungs- und Bewegungsunschärfe eingeschränkt werden.

2. Milz

Die diagnostische Beurteilung der Milz erfolgt im Kindesalter in der Regel durch eine Ultraschalluntersuchung. Hierbei ergeben sich jedoch manchmal Befunde, bei denen differentialdiagnostisch durch die Sonographie nicht sicher entschieden werden kann, ob eine vergrößerte Milz oder große Lymphknotenpakete, die von der Milz nicht abgegrenzt werden können, vorliegen. Hieraus ergibt sich eine Indikation für die Milzszintigraphie im Kindesalter. Für diese Untersuchung werden wärmealterierte, ^{99m}Tc-markierte Erythrozyten verwendet. Aus der Fläche der Milz im Milzszintigramm läßt sich zusätzlich das Milzgewicht errechnen.

Fall 3: Bei einem 8 Wochen alten Säugling war klinisch eine Raumforderung im linken unteren Abdomen tastbar. Bei der Ultraschalluntersuchung konnte die Zugehörigkeit dieser Raumforderung zur Niere oder Milz nicht geklärt werden. Das

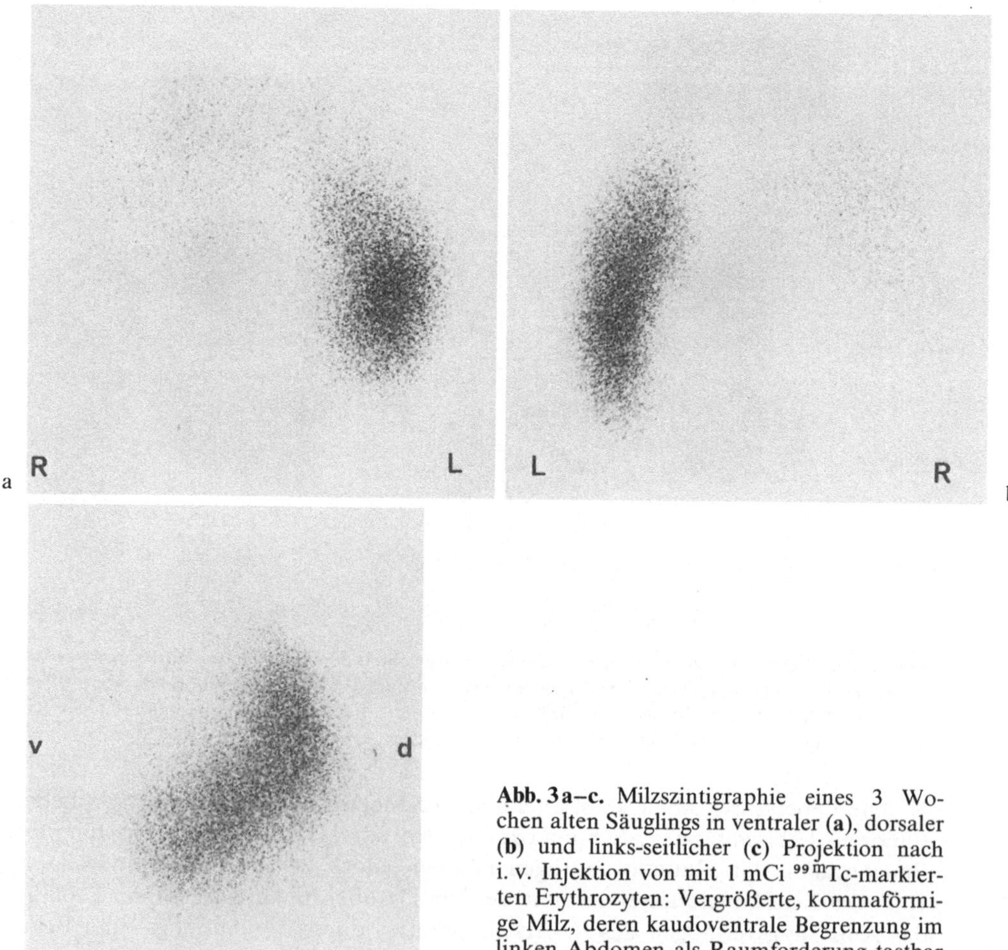

Abb. 3a–c. Milzszintigraphie eines 3 Wochen alten Säuglings in ventraler (**a**), dorsaler (**b**) und links-seitlicher (**c**) Projektion nach i. v. Injektion von mit 1 mCi ^{99m}Tc-markierten Erythrozyten: Vergrößerte, kommaförmige Milz, deren kaudoventrale Begrenzung im linken Abdomen als Raumforderung tastbar war

daraufhin durchgeführte Milzszintigramm (Abb. 3a–c) zeigte eine deutlich vergrößerte, kommaförmige Milz, deren kaudale Begrenzung hakenförmig bis in das untere ventrale Abdomen reichte und der hier palpablen Raumforderung entsprach.

Bei der Milzszintigraphie handelt es sich um ein einfaches nuklearmedizinisches Verfahren, mit dem selektiv Milzparenchym dargestellt werden kann. Zusätzlich ergibt sich mit dieser Methode bei Verwendung von ^{51}Cr-markierten Erythrozyten die Möglichkeit zur Bestimmung der Milzsequestrationsleistung sowie der Erythrozytenüberlebenszeit.

3. Niere

Die wichtigste Indikation zum Einsatz nuklearmedizinischer Verfahren bei dem Verdacht auf ein abdominelles Trauma stellt die morphologische und funktionelle Untersuchung der Nieren dar. Hierzu stehen 2 Verfahren zur Verfügung, auf deren Indikationen und Technik in Kap. 4 genauer eingegangen werden soll:

a) Seitengetrennte Nierenclearance nach Oberhausen,
b) Nierensequenzszintigraphie mit Perfusionsuntersuchung der Nieren.

a) Die seitengetrennte Nierenclearance nach Oberhausen mit ^{123}Jod-Hippuran oder ^{131}Jod-Hippuran wird eingesetzt zur Funktionsbeurteilung nach leichten und mittelschweren Nierentraumen. Zusammen mit der Nierensequenzszintigraphie ermöglicht die nuklearmedizinische Diagnostik eine Beurteilung des Schweregrades eines Nierentraumas; bei leichten und mittelschweren Nierentraumen kann dadurch auf einen operativen Eingriff verzichtet werden. Voraussetzung hierfür ist jedoch, daß beide Untersuchungen kurzfristig nach dem Trauma durchgeführt werden – ggf. als Notfalluntersuchungen –, da zur Verlaufskontrolle ein Ausgangsbefund unbedingt erforderlich ist.

Fall 4: Ein 14jähriger Junge wurde wegen starker rechtsseitiger Flankenschmerzen nach einem Fußballunfall stationär aufgenommen. In der daraufhin durchgeführten seitengetrennten Nieren-Clearancebestimmung zeigten sich eine ausgeprägte Abflußstörung der rechten Niere sowie Hinweise auf eine geringgradige funktionelle Abflußstörung links bei weitgehend regelrechter und seitengleicher Funktion beider Nieren (Abb. 4a). Aufgrund dieses Befundes und klinischer Parameter wurde die Diagnose eines perirenalen Hämatoms gestellt und eine konservative Therapie durchgeführt. Die Kontrolluntersuchung 7 Tage nach dem Trauma ergab einen weitgehend unauffälligen Befund beider Nieren (Abb. 4b).

b) Mit Hilfe der dynamischen Nierensequenzszintigraphie, bei der nierengängige, mit Technetium markierte Verbindungen verwendet werden, kann neben morphologischen Aussagen eine quantitative und qualitative Beurteilung der Nierendurchblutung und der Nierenfunktion durchgeführt werden. Hierbei kann nach Nierentraumen zwischen einem praerenalen, einem renalen und einem postrenalen Nierenschaden unterschieden werden.

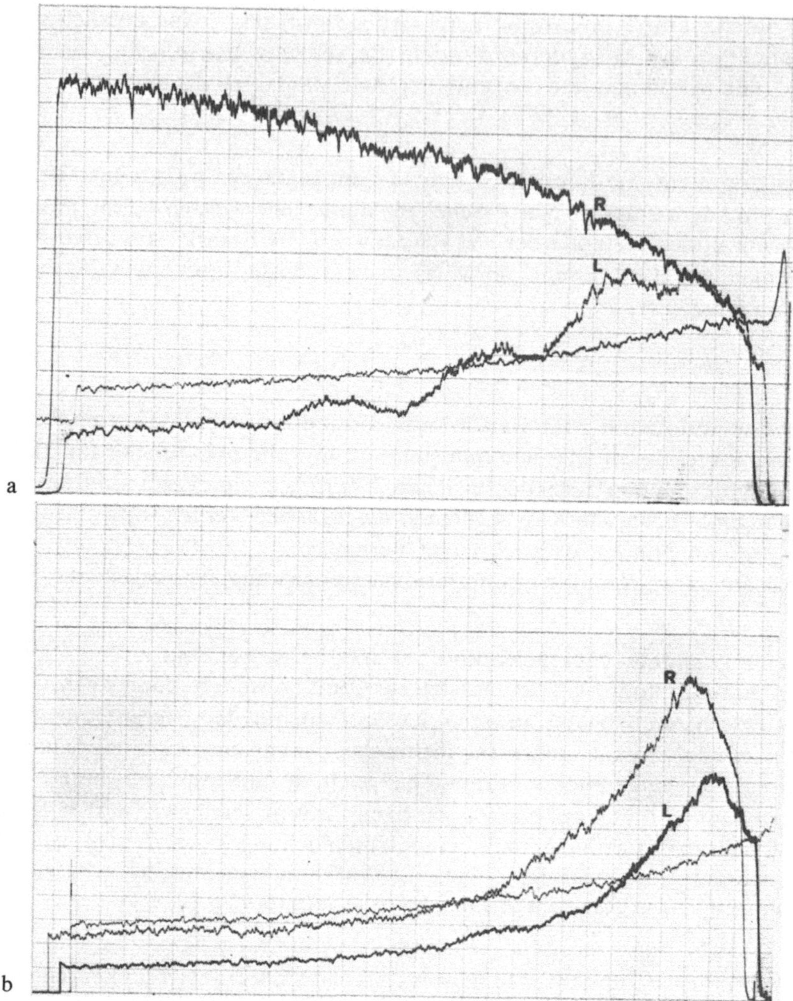

Abb. 4 a, b. Isotopennephrogramm eines 14jährigen Jungen nach i. v. Injektion von 130 μCi ^{131}Jod-Hippuran: Ausgeprägte, traumatisch bedingte Abflußstörung rechts (**a**), die sich nach 7tägiger konservativer Therapie zurückgebildet hat (**b**)

Fall 5: Bei einem 14jährigen Jungen mit Zustand nach Fußballtrauma, dessen seitengetrennte Nierenclearanceuntersuchung in Abb. 4 a, b demonstriert wird, zeigte die am Unfalltag angefertigte Nierensequenzszintigraphie eine deutliche Minderperfusion der rechten Niere, wahrscheinlich bedingt durch ein ausgeprägtes perirenales Hämatom und ein renales Ödem (Abb. 5 a). Die statische Aufnahme 2 min p. i. zeigt nur eine angedeutete Darstellung der rechten Niere (Abb. 5 b). Nach 7tägiger konservativer Therapie findet sich bei der Kontrolluntersuchung eine weitgehende Normalisierung der Perfusion im Bereich der rechten Niere (Abb. 5 c) sowie des Nierenszintigrammes (Abb. 5 d).

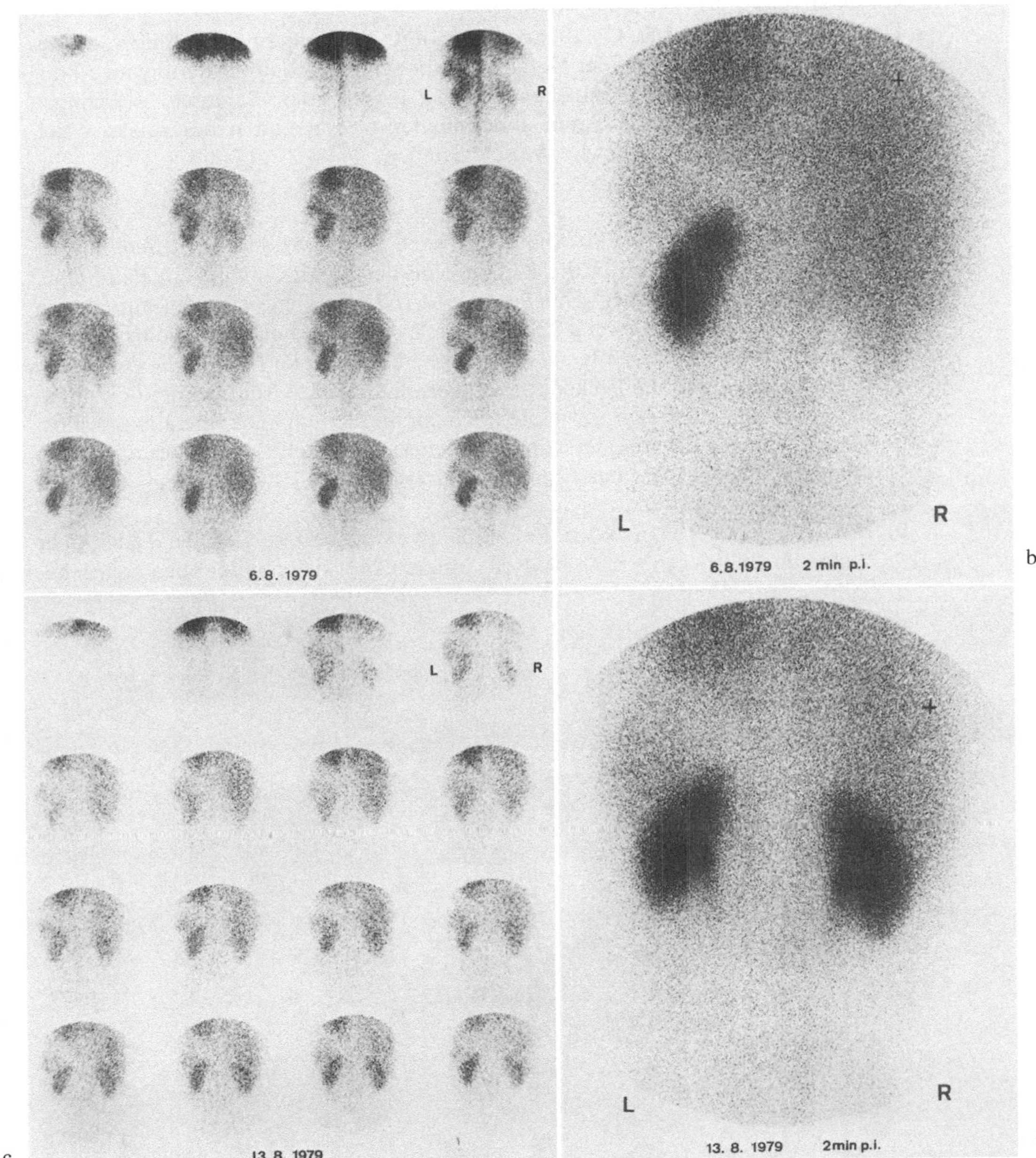

Abb. 5a–d. Nierensequenzszintigraphie eines 14jährigen Jungen nach i. v. Injektion von 10 mCi ^{99m}Tc-Glucoheptonat: Deutliche, traumatisch bedingte Minderperfusion der rechten Niere in der frühen Phase (**a**), keine erkennbare Nierendarstellung rechts bei der frühen statischen Szintigraphie (**b**). Normalisierung des Befundes nach 7tägiger konservativer Therapie (**c** und **d**)

4. Gefäße

Die nuklearmedizinische Gefäßdarstellung mit Technetiumverbindungen eignet sich zur groben Beurteilung der Gefäßsituation bei einer Raumforderung im Abdomen oder nach einem abdominellen Trauma; insbesondere Stenosen, Verschlüsse oder Verlagerungen der größeren abdominellen Venen und Arterien lassen sich hiermit auf schnelle und einfache Weise darstellen.

Vorgehen:

a) Darstellung der Arterien im Abdomen: Nach i. v. Injektion der Technetiumverbindung – in der Regel in die Kubitalvene des Kindes – wird mit Hilfe einer Gammakamera bei einer schnellen Sequenzszintigraphie (Sequenzaufnahmen mit einer Dauer von jeweils 0,5–3 s) der Weg des radioaktiven Bolus von der Armvene über das rechte Herz, die Lunge und das linke Herz in die Aorta, die Nierenarterien und die Beckenarterien verfolgt. Die auf Röntgenfilm dokumentierten Einzelaufnahmen sowie die in einem an die Gammakamera angeschlossenen Datenverarbeitungssystem gespeicherten schnellen Sequenzaufnahmen erlauben eine grobe Beurteilung der arteriellen Gefäßversorgung, z. B. den Nachweis eines Nierenarterienverschlusses.

b) Darstellung der Venen: Wird die radioaktive Substanz zu gleichen Teilen über Venen im Fußrückenbereich beidseits injiziert, läßt sich mit der oben angegebe-

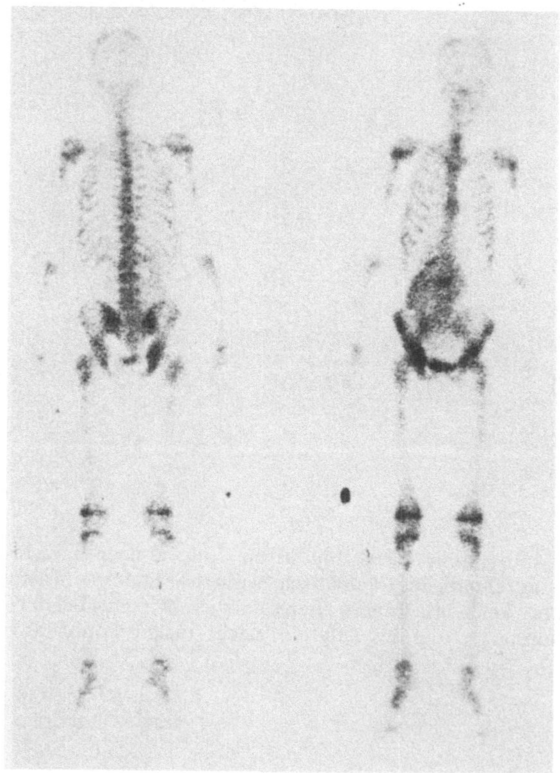

Abb. 6. Knochenszintigramm eines 12jährigen Mädchens mit Neuroblastom nach i. v. Injektion von 8 mCi ^{99m}Tc-MDP: Multiple Knochenmetastasen im Bereich von WS und Becken. Aktivitätsspeicherung in dem partiell verkalkten Neuroblastom ventral der LWS

nen Methode der Abfluß des Radioaktivitätsbolus über die Venen des Oberschenkels und der V. iliaca beidseits in die V. cava inferior verfolgen. Hiermit können insbesondere Verschlüsse der Beckenvenen sowie Verschlüsse, stenosierende Veränderungen und eine Verlagerung der V. cava inferior, z. B. durch eine Raumforderung im Abdomen, nachgewiesen werden.

5. Skelettsystem

Die Knochenszintigraphie mit technetiummarkierten Phosphatverbindungen (^{99m}Tc-MDP) hat in den vergangenen Jahren eine weite Verbreitung im Bereich der Pädiatrie erlangt. Aufgrund ihrer hohen Empfindlichkeit bei der Früherfassung von tumorösen, metastatischen, entzündlichen und traumatischen Knochenveränderungen wird sie insbesondere zur Frage einer Knochenbeteiligung bei einer abdominellen Raumforderung oder zum Nachweis bzw. Ausschluß von ossären Fernmetastasen eingesetzt.

Fall 6: Bei dem 12jährigen Mädchen, bei dem klinisch ein Neuroblastom bekannt war, wurde die Knochenszintigraphie zum Ausschluß von regionalen und Fernmetastasen durchgeführt. Dabei fanden sich multiple Metastasen im Bereich der gesamten WS und des Beckens (Abb. 6). Zusätzlich zeigte sich eine Aktivitätsspeicherung in dem partiell verkalkten Neuroblastom.

3.1.4 Computertomographie

H. Klusemann

Sonographie und Computertomographie (CT) sind bei der Untersuchung des Abdomens alternative Verfahren. Eine retrospektive Studie von Brasch bei 29 Kindern ergab zwischen beiden Verfahren keinen Unterschied in der Sensitivität (87%) und Spezifität (100%) [3]. Die differentialdiagnostische Genauigkeit war jedoch bei pathologischen Fällen mit der CT höher als mit der Sonographie; die CT liefert ergänzende Informationen, die im wesentlichen auf besserer Abgrenzung und genauerer Lokalisation von abdominellen Prozessen beruhen [1, 2]. Aufgrund ihrer Strahlenbelastung steht die CT an 2. Stelle nach der Sonographie.

Die Problematik der CT beim Kind durch Mangel an Fettgewebe, Bewegungsartefakte, geringe Größendimension und Strahlenbelastung ist an anderer Stelle besprochen (s. Kap. 4.1.4).

Im folgenden wird über die gezielte Anwendung der CT im Abdominalbereich mit Ausnahme von Nieren und Retroperitonealraum ein kurzer Überblick gegeben. Naturgemäß sind abdominelle Fragestellungen relativ selten Gegenstand einer computertomographischen Untersuchung. Allgemein sollen durch die CT folgende Fragen geklärt werden:

1. Ort und Ausdehnung einer Erkrankung,
2. Artbestimmung einer Raumforderung,
3. Möglichkeiten des chirurgischen Vorgehens,
4. Therapie und Verlaufskontrolle,
5. Bestrahlungsplanung.

Die Indikationen zur CT im Abdominal- bzw. gastroenterologischen Bereich erstrecken sich auf:

1. Abdominaltrauma,
2. Raumforderungen (Diagnostik, Therapiekontrolle, Bestrahlungsplanung),
3. Speicherkrankheiten.

Die CT beim abdominellen Trauma zur Diagnostik von Milz- und Leberruptur wird verhältnismäßig selten benutzt. In den meisten Fällen weisen Sonographie, Lavage und Klinik den Weg zur sicheren Diagnose. Gelegentlich ist ein subkapsuläres Milzhämatom computertomographisch besser als mit der Sonographie zu erkennen. In der akuten Notfallsituation mit massiver Blutung ist die CT keine geeignete Untersuchungsmaßnahme. Bei raumfordernden abdominellen Prozessen, die durch konventionelle Untersuchung und Ultraschall nicht sicher zu klären sind, ist die CT indiziert. Insbesondere eignen sich Abszesse, Lymphome und Tumoren im kleinen Becken für die CT. Bei Bestrahlungsplanung, Berechnung der Isodosen und

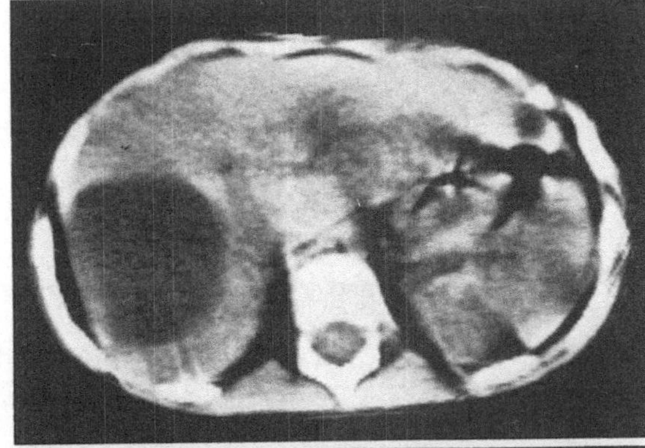

Abb. 1. CT der Leber: Echinococcus cysticus im rechten Leberlappen, kleinere Echinokokkuszyste in der lateralen Kontur des linken Leberlappens

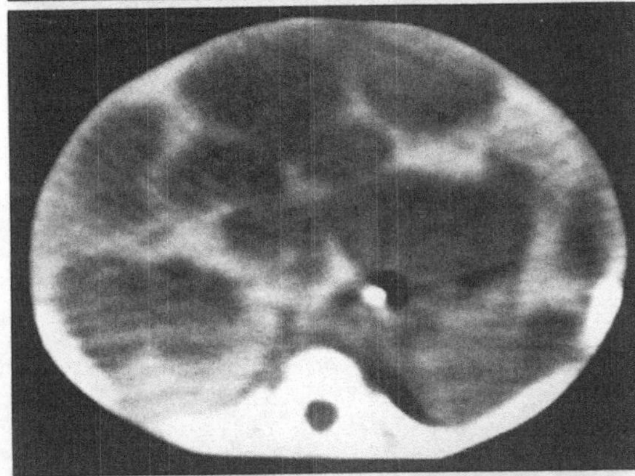

Abb. 2. CT der Leber: Generalisierte Hämangiomatose der Leber und Milz

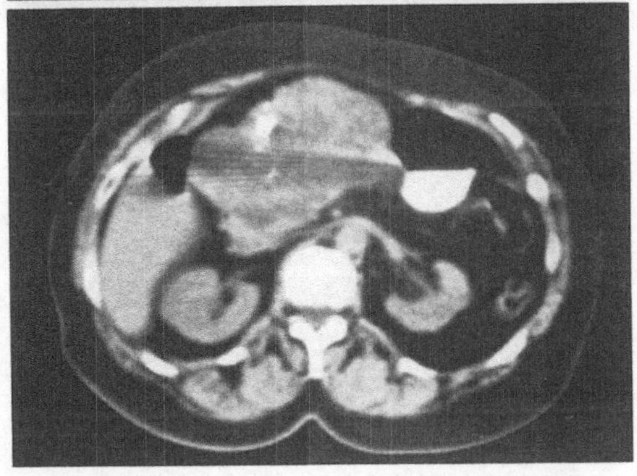

Abb. 3. CT des Pankreas: Ausgedehnter Pankreaskopfkorpustumor bei Sipple-Syndrom

Schonung kritischer Organe hat sich die CT als wesentliche Hilfe erwiesen. Darüber hinaus wird sie zum Staging von malignen Lymphomen vor Chemo- und Radiotherapie herangezogen. Eine spezifische Leistung der CT besteht in der Quantifizierung und Dichtemessung von Organen. Auf diese Weise lassen sich Fettinfiltrationen, Glykogenspeicherkrankheiten und Eisenspeicherkrankheiten näher untersuchen.

Die folgende Aufstellung gibt einen Überblick über die Einsatzmöglichkeiten der CT bei abdominellen Organen:

1. *Leber*
   Lebertumoren, Leberinfiltrationen, Leberspeicherkrankheiten, Lebertrauma.
2. *Milz*
   Kongenitale Milzzysten, Milzinfiltrationen, Milzhämatom, Milzabszesse.

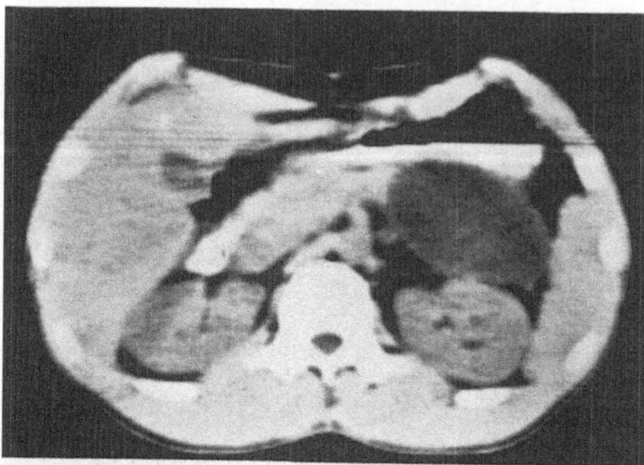

Abb. 4. CT des Pankreas: Große posttraumatische Pankreasschwanzpseudozyste

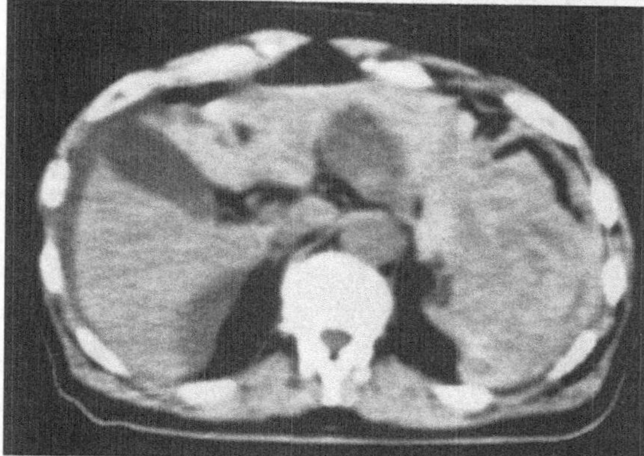

Abb. 5. CT von Leber und Milz: Milzruptur mit freier Flüssigkeit am rechten Leberrand

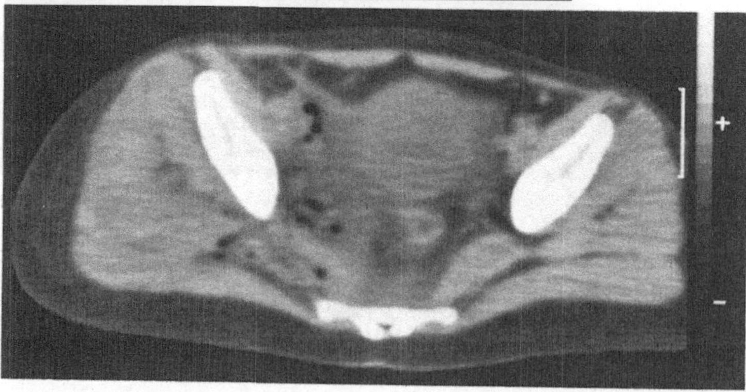

Abb. 6. CT des Beckens: Gasbildender Abszeß nach Epiduralanästhesie im kleinen Becken und der Glutäalmuskulatur rechts

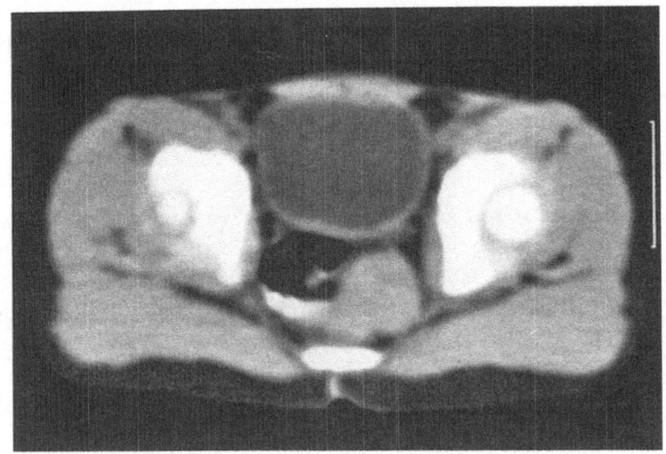

Abb. 7. CT des Beckens: Dorsal der Blase Nachweis einer Dermoidzyste mit Verkalkung

3. *Pankreas*
   Pankreastrauma, Pankreastumoren.

4. *Intestinum*
   Darmduplikaturen, Lymphome.

5. *Becken*
   Lymphome; Mißbildungen, Teratome, Dermoide; Abszesse.

Literatur

1. Boldt DW, Reilly BJ (1977) Computed tomography of abdominal mass lesions in children. Radiology 124:371–378
2. Brasch RC, Korobkin M, Gooding ChA (1978) Computed body tomography in children: Evaluation of 45 patients. AJR 131:21–25
3. Brasch RC (1980) Pediatric problems: Computed tomography. In: Moss AA, Goldberg HJ (eds) Computed tomography, ultrasound and X-ray. An integrated approach. Academic Press, New York
4. Buurmann R, Vogel H, Bücheler E (1979) Die Computertomographie des Körperstammes bei Kindern. Monatsschr Kinderheilkd 127:59–63
5. Damgaard-Pedersen K, Jensen J, Hertz H (1978) CT whole-body scanning in pediatric radiology. Pediatr Radiol 6:222–229
6. Fotter R, Sager WD (1979) CT des Beckens und Abdomens im Kindesalter. Fortschr Röntgenstr 131:476–479
7. Gooding CA (1980) Pediatric problems. Pediatric imaging: Quo vadis? In: Moss A-A, Goldberg HI (eds) Computed tomography, ultrasound and X-ray. An integrated approach. Academic Press, New York
8. Harwood-Nash D, Grossman H, Fielman A, Kirkpatrick J, Swischu L (1977) Computerized tomography: A perspective in the pediatric patient. Pediatrics 59:305–308
9. Leonardis JC, Carter BL, Leape LL, Ramenofsky ML, Schwarz AM (1978) Computed tomography in diagnosis of abdominal masses in infancy and childhood. Arch Dis Child 53:120

3.2 Klinischer Teil

3.2.1 Raumforderungen im oberen Abdomen

G. ALZEN und E. DINKEL

Raumforderungen im Oberbauch werden im Kindesalter meist erst aufgrund eines bereits bestehenden Tastbefundes verifiziert. Sowohl bei malignen als auch bei benignen Prozessen sind kurze unspezifische Anamnesen die Regel. Häufig überrascht die Diskrepanz zwischen dem subjektiven Wohlbefinden der Patienten und der objektiven Ausdehnung des Befundes.

Der laborchemische Verdacht auf eine abdominelle Raumforderung ohne Tastbefund wird in der Pädiatrie im Gegensatz zur Erwachsenenmedizin selten erhoben. Zum Tragen kommt er allerdings bei abdominellen Abszessen, bevorzugt subphrenisch oder im Douglas-Raum gelegen. Desgleichen können rezidivierende Fieberschübe oder unklare septische Temperaturen Anlaß für eine morphologische Diagnostik sein.

Bei beiden Fragestellungen sollte die morphologische Diagnostik mit der Sonographie begonnen werden. Das maßstabgerechte sonographische Bild erlaubt eine umfassende Beurteilung der abdominellen Topographie. Auch in weniger dringenden Verdachtsfällen einer abdominellen Raumforderung kann aufgrund des fehlenden Untersuchungsrisikos die Indikation weit gestellt werden. Das Vorliegen einer Raumforderung im oberen Abdomen ist meist in wenigen Minuten zu bestätigen oder mit großer Sicherheit auszuschließen. Läßt die Untersuchung keinen pathologischen Befund erkennen, so kann deshalb vielfach auf eine radiologische Tumorsuche verzichtet werden.

Liegt eine Raumforderung vor, so erlaubt die Methode einerseits die Beurteilung der Tumorbeschaffenheit (zystisch/solid), andererseits ist die Raumforderung entweder direkt einem Organ zuzuordnen, oder nach Form und Größe unauffällige Organe können aus weiteren differentialdiagnostischen Überlegungen ausgeklammert werden. Ist die Raumforderung kleiner als 2 cm im Durchmesser und lassen die Binnenechos sowohl zystische als auch solide Strukturen erkennen, können sich Schwierigkeiten in der Gewebsdifferenzierung ergeben (Abb. 1).

An 3 Fallbeispielen sollen die Möglichkeiten der morphologischen Diagnostik bei Raumforderungen der Leber dargestellt werden:

Fall 1: Eine 14 Jahre alte Patientin klagte über leichte Schmerzen und Druckgefühl im rechten Oberbauch; 9 Monate vorher hatte sich erstmals ein zerebrales Krampfleiden manifestiert. Im rechten Leberlappen fand sich ein glatt begrenztes, schallhomogenes Gebilde von ca. 7 cm Durchmesser. In der Sternallinie war eine zweite, sonographisch rein zystische Raumforderung lokalisiert, die sich über den Leberun-

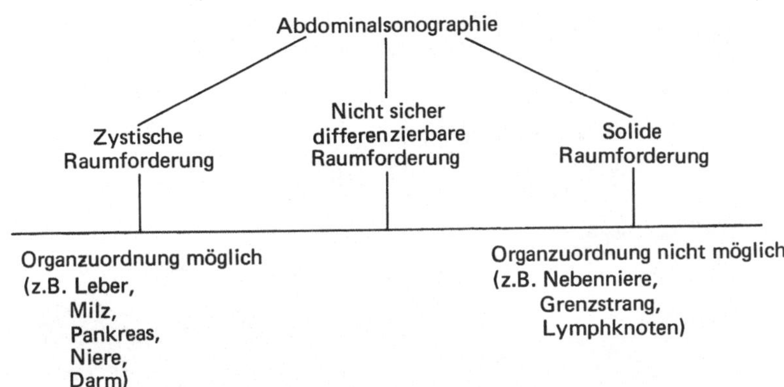

Abb. 1. Klinischer Verdacht auf Raumforderung des Abdomens

terrand hinaus nach kaudal erstreckte. Eine computertomographische Untersuchung bestätigte den sonographischen Befund. Die zusätzlich durchgeführte Magen-Darm-Passage ließ eine Impression des Bulbus duodeni durch die in der Mittellinie gelegene Zyste erkennen. Serologische Untersuchungen zum Nachweis einer Echinokokkose verliefen negativ. Es wurde eine Laparotomie durchgeführt; histologisch fanden sich Echinokokkuszysten (Abb. 2a).

Fall 2: Bei einem 2 Jahre alten Jungen, der wenige Wochen zuvor an einem rechtsseitigen Wilms-Tumor operiert worden war, fand sich ebenfalls eine zystische Raumforderung im rechten Leberlappen. Im Gegensatz zu den im vorigen Beispiel beschriebenen Zysten wies die Raumforderung eine lakunäre Struktur auf. Es erstreckten sich Flüssigkeitsstraßen innerhalb schmaler, eindeutig solider Strukturen. Schallbild und Klinik ließen in erster Linie an eine Tumornekrose oder eine Abszedierung innerhalb der Leber denken. Aufgrund dieser Differentialdiagnose erfolgte eine ultraschallgezielte Punktion. Die zytologische Untersuchung der Punktionsflüssigkeit ergab eine nekrotisch zerfallende Lebermetastase. Auf eine weitergehende Diagnostik wurde verzichtet (Abb. 2b).

Fall 3: Bei einem 3 Jahre alten Mädchen ließ das Oberbauchsonogramm eine solide Raumforderung innerhalb des rechten Leberlappens erkennen. Der Tumor wies eine vom übrigen Leberparenchym deutlich unterschiedene Verteilung der Schallstruktur auf. Hierdurch war eine Abgrenzung möglich. Zusätzlich erkennbar war der Tumor an der starken Verformung der Leberkontur und an der gleichen Atemverschieblichkeit von Tumor und Leber sowie der Abgrenzbarkeit von der rechten Niere. Die Computertomographie konnte den sonographischen Befund bestätigen und erlaubte, die Tumorlage exakt zu dokumentieren. Die Angiographie war zur Diagnosestellung nicht notwendig, wurde jedoch zur Operationsplanung benötigt. Histologisch fand sich ein Rhabdomyosarkom der Leber (Abb. 2c).

Ist eine Raumforderung der Leber sonographisch gesichert, so hängt das weitere Vorgehen davon ab, ob die Konsistenz zystisch oder solide ist und ob die klinische Symptomatik eher für einen entzündlichen oder für einen nichtentzündlichen Prozeß spricht. Von weiterer Bedeutung kann die Lokalisation und Ausdehnung inner-

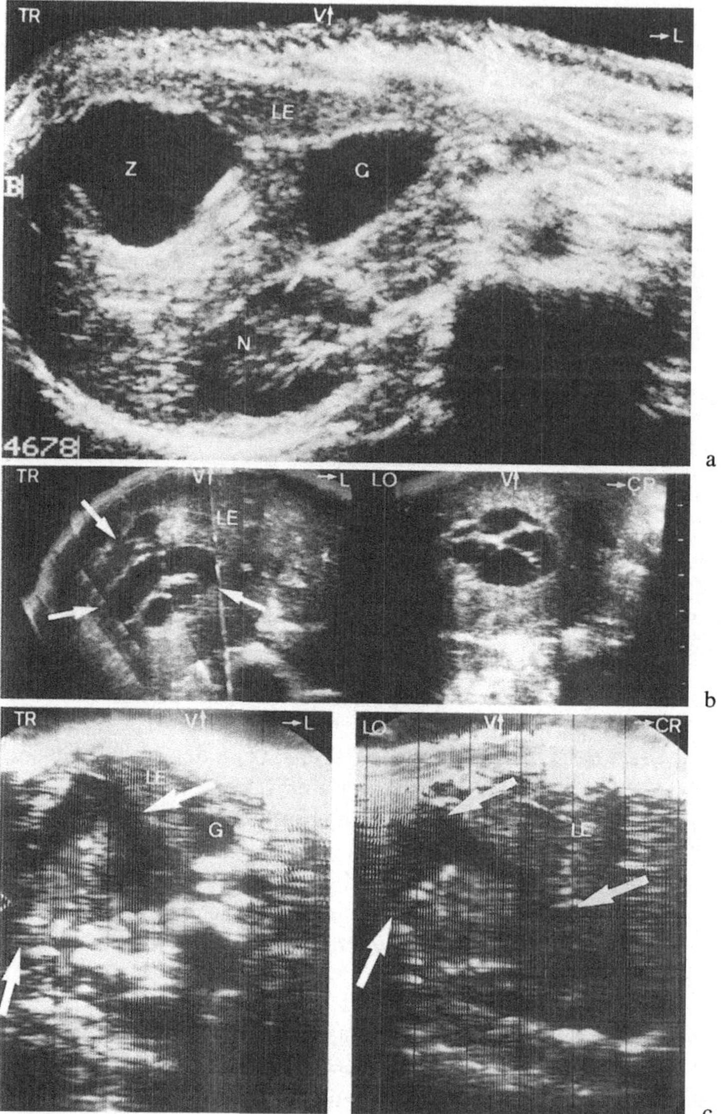

Abb. 2a. Rein zystische Raumforderung der Leber: Echinokokkuszyste (*Z*) im rechten Leberlappen. Oberbauchquerschnitt mit Leber, Gallenblase und rechter Niere. (Abkürzungen s. Abb. 2c)

b. Zystische Raumforderung der Leber mit soliden Strukturen: nekrotisch zerfallene Lebermetastase eines Wilms-Tumors im rechten Leberlappen. Links Oberbauchquerschnitt, rechts Längsschnitt durch den rechten Leberlappen. (Abkürzungen s. Abb. 2c)

c. Solide Raumforderung der Leber: Rhabdomyosarkom (dieselbe Patientin wie Beitrag 2.1.3, Abb. 2a, b). Links: Oberbauchquerschnitt, rechts: Längsschnitt durch die Leber und die rechte Niere. (*LO* longitudinal, *TR* transversal, *L* links, *V* ventral, *N* Niere, *G* Gallenblase, *LE* Leber)

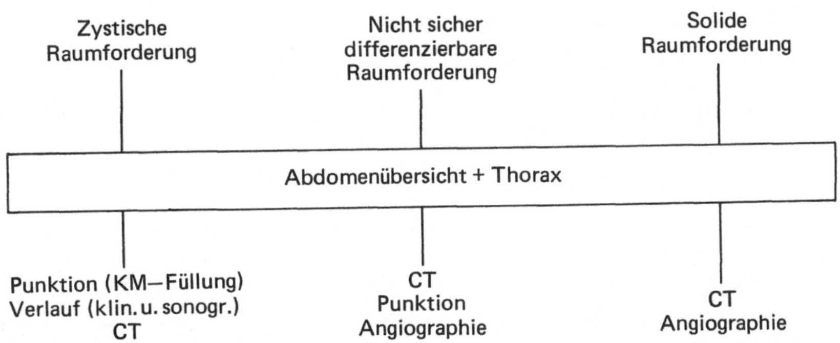

Abb. 3. Sonographisch gesicherte Raumforderung der Leber

halb der Leber sein. So ist von Interesse, ob eine Raumforderung im Bereich des Leberhilus oder peripher gelegen ist, ob sie die Leberkontur überschreitet oder vollständig von Leberparenchym umgeben ist. Auch diese Informationen sind dem sonographischen Befund zu entnehmen.

Als Ausgangsbefund der sich ggf. ergebenden radiologischen Diagnostik ist die Abdomenübersichts- und Thoraxaufnahme anzusehen. Ob auf diese Untersuchungen verzichtet werden kann, muß im Einzelfall entschieden werden (Abb. 3).

Zystische Raumforderungen der Leber sind von komplexer Ätiologie. Als repräsentative Beispiele sind Abszedierungen, Hämatome, Echinokokkuszysten, primäre Leberzysten, zystische Teratome sowie zystisch imponierende Raumforderungen im Rahmen von Gallenwegserkrankungen zu nennen. Eindeutige klinische Symptomatik wie septisches Krankheitsbild oder anamnestische Angaben wie stumpfes Bauchtrauma erlauben es, ohne weitere morphologische Diagnostik die endgültige Diagnose zu stellen. Läßt die Diagnose ein konservatives Vorgehen zu, wie z. B. bei kleineren subkapsulären Hämatomen der Leber, so sind sonographische Verlaufsuntersuchungen ausreichend.

Sowohl Echinokokkuszysten als auch primäre Leberzysten machen häufig wenig subjektive Beschwerden. Beide Krankheitsbilder sind unspezifisch und lassen eine sichere klinische Unterscheidung nur im Falle des positiven serologischen Echinokokkennachweises zu. Selbst bei negativem Echinokokkentest – wie das angeführte Beispiel zeigte – ist das Vorliegen dieser Erkrankung nicht mit ausreichender Sicherheit auszuschließen. Wegen der Gefahr, die von einer Echinokokkenzystenruptur ausgeht, ist eine Punktion kontraindiziert.

Als sonographisch nicht sicher differenzierbar müssen Raumforderungen der Leber angesehen werden, die keine eindeutige Unterscheidung in rein zystisch oder solid zulassen bzw. sowohl zystische als auch solide Strukturen erkennen lassen. Ältere Hämatome in Organisation oder mit nekrotischem Gewebsmaterial durchsetzte Abszesse können diese Strukturen aufweisen. Wie am 2. Fallbeispiel demonstriert, sind bei Lebermetastasen mit Nekrosehöhlen sonographisch weitgehend identische Bilder zu erhalten. Läßt die klinische Symptomatik keine Unterscheidung zu, so ist hier – abhängig von der Lokalisation – die ultraschallgezielte Punktion indiziert. Die bakteriologische und zytologische Untersuchung des Punktats erlaubt eine rasche differentialdiagnostische Abklärung. Bei vorliegender Abszedierung muß diese

Maßnahme zusätzlich als therapeutischer Ansatz gewertet werden. Die Gefahr einer möglichen Tumoraussaat bei Punktion einer Metastase wird in der Literatur kontrovers diskutiert [1, 2, 3]. Es scheint sich jedoch die Meinung durchzusetzen, daß von einer Feinnadelpunktion weitaus geringere Gefahren ausgehen als bisher angenommen.

Einen differentialdiagnostischen Beitrag vermag hier auch die computertomographische Untersuchung zu leisten. Ihre Möglichkeiten einer exakten Dichtemessung liefern zusätzliche Informationen, so daß sie darin – besonders bei Raumforderungen geringer Ausdehnung – der Sonographie überlegen ist. Die Frage, ob im Einzelfall eine Punktion oder eine computertomographische Untersuchung durchzuführen ist, kann nicht generell beantwortet werden. Das diagnostische Ziel, eine ätiologische Klärung des Krankheitsgeschehens herbeizuführen, kann weitgehend durch beide Methoden erreicht werden.

Solide Raumforderungen der Leber können sowohl benigne als auch maligne Prozesse beinhalten. Selbst unter Einsatz aller verfügbaren bildgebenden Methoden bleibt die endgültige Diagnose der histologischen Untersuchung vorbehalten. Ziel der morphologischen Diagnose ist es deshalb zu prüfen, ob eine Operabilität des Tumors gegeben ist.

Es ist von daher gerechtfertigt, die morphologische Diagnostik so weit durchzuführen, bis dem Operateur die für sein Eingreifen erforderliche Information vorliegt. Die Aussagemöglichkeiten der Computertomographie haben heute die Indikationen zu angiographischen Untersuchungen weit zurückgedrängt. Dennoch ist im Einzelfall nicht auf diese Untersuchung zu verzichten; dies gilt z. B. auch bei zystischen und nicht sicher differenzierbaren Raumforderungen der Leber, bei denen ein operatives Vorgehen geplant ist.

Im Oberbauch lassen sich Raumforderungen sonographisch nicht nur der Leber, sondern ebenso den Nieren, der Milz und dem Pankreas zuordnen. Zum diagnostischen Vorgehen bei Raumforderungen der Nieren s. Kap. 4.

Solide Raumforderungen von Milz und Pankreas sind im Kindesalter praktisch ohne Bedeutung. Eine allgemeine Milzvergrößerung wird ab einer bestimmten Größe häufig als „Milztumor" bezeichnet. Näheres hierzu s. Beitrag 2.2.1.

Milz- und Pankreaszysten können allein und zuverlässig durch die Sonographie gesichert werden. Anlaß zur Fehldeutung kann eine flüssigkeitsgefüllte Magenblase sein, die als Pankreasschwanzzyste angesehen wird. Wie bei den zystischen Raumforderungen der Leber ausgeführt, ist eine zusätzliche morphologische Diagnostik nur bei vorgesehenem chirurgischem Eingreifen in Betracht zu ziehen. Konservativ behandelte Pankreaszysten bedürfen lediglich sonographischer Verlaufsuntersuchungen.

Getrennt von dem eingangs Gesagten muß die morphologische Diagnostik von Raumforderungen diskutiert werden, bei denen eine Organzuordnung sonographisch nicht gelingt. Es handelt sich vorwiegend um maligne Tumoren, die unabhängig von den Oberbauchorganen unterschiedliche Lokalisation haben und meist von retroperitoneal ausgehen. Sieht man von histologisch seltenen Tumoren ab, so handelt es sich meist um Neuroblastome, abdominelle Rhabdomyosarkome und Lymphome.

Hierzu weitere Fallbeispiele:

Fall 4: Im Rahmen der pränatalen Diagnostik während der Spätschwangerschaft wurde bei der sonographischen Untersuchung im rechten Nierenlager des Fetusses ein Tumor von 6 · 4 cm Größe gefunden. Der Tumor ließ sowohl echoreflexreiche (solide) als auch reflexfreie (zystische) Zonen erkennen. Die zystischen Strukturen durchzogen unregelmäßig begrenzt die soliden Anteile des Tumors. Die Darstellung der rechten Niere gelang nicht. Es wurde deshalb ein Wilms-Tumor vermutet.

Postpartal ließ das Ausscheidungsurogramm die nach kaudal verlagerte und achsengekippte rechte Niere erkennen. Es lag somit eine von der Niere abgrenzbare retroperitoneale Raumforderung vor. Histologisch fand sich ein angeborenes Neuroblastom. Die im Sonogramm beschriebenen zystischen Anteile im Tumor entsprachen ausgedehnten Nekrosehöhlen.

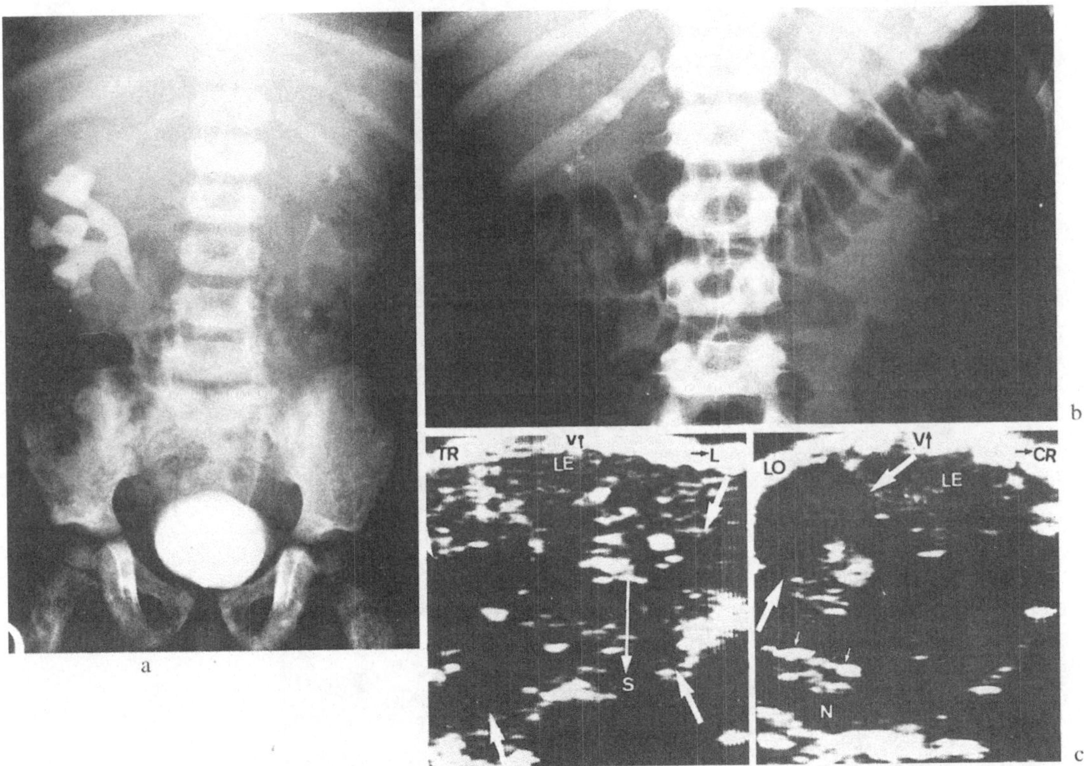

Abb. 4a–c. Neuroblastom rechts zwischen Leber und rechter Niere. **a** Ausscheidungsurogramm mit Harnabflußstörung, Lateralisierung des oberen Nierenpols und Kaudalverlagerung der rechten Niere. **b** Abdomenübersichtsaufnahme mit Kalkeinlagerungen in Höhe der 12. Rippe. **c** Links: sonographischer Oberbauchquerschnitt mit solidem Tumor zwischen Leberunterrand und Wirbelsäule. Der Tumor überschreitet die Körpermitte nach links. Rechts: Längsschnitt durch den rechten Leberlappen, den Tumor und die rechte Niere. (*S* Schallschatten, weitere Abkürzungen s. Abb. 2c)

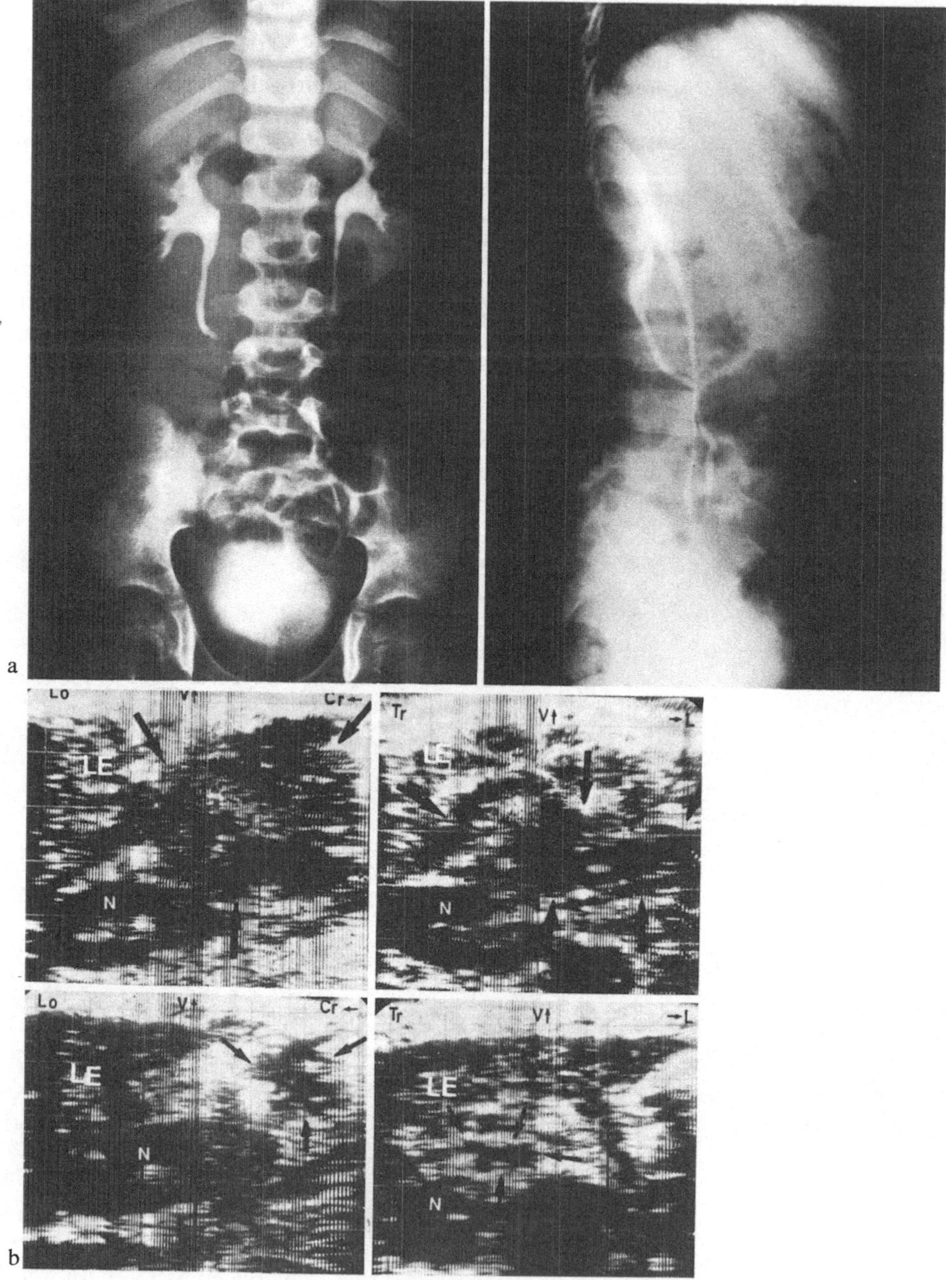

Abb. 5 a, b. Abdominelles Rhabdomyosarkom. **a** Ausscheidungsurogramm a. p. und seitlich mit Kompression des Nierenbeckenkelchsystems von ventral, Verlagerung des rechten Ureters ohne Harnabflußstörung. **b** Obere Reihe: Sonogramme des Tumors bei Diagnosestellung. Untere Reihe: Tumorregression unter der Therapie. Die Tumorausdehnung ist durch Pfeile gekennzeichnet. (Abkürzungen s. Abb. 2 c)

Fall 5: Deutliche Hinweise für das Vorliegen eines retroperitonealen Tumors nichtnephrogenen Ursprungs ließ das Sonogramm bei einem 2 Jahre alten Jungen erkennen. Zwischen Leberunterrand und rechter Niere dehnte sich ein solider Tumor von ca. 10 cm Durchmesser aus, der die Mittellinie deutlich überschritt. Die Niere war kaudal verlagert und wies eine Mittelechospaltung als Zeichen einer Harnabflußstörung auf. Auffallend energiestarke Reflexionen innerhalb der Binnenstrukturen ließen Kalkeinlagerungen vermuten.

Die Abdomenübersicht bestätigte die Kalkeinlagerungen, das Ausscheidungsurogramm die Harnabflußstörung bei Lateralisierung des oberen Nierenpols und Kaudalverlagerung der rechten Niere. Histologisch bestätigte sich ein Neuroblastom (Abb. 4a–c).

Fall 6: Deutlich unterschied sich der sonographische Befund bei einem abdominellen Rhabdomyosarkom von den beiden vorher beschriebenen Raumforderungen im rechten Oberbauch. Es fand sich eine regelrechte topographische Lage von Leber, rechter Niere sowie den großen abdominellen Gefäßen. Der Tumor war durch Palpation leicht verschieblich und wies eine gute Atemverschieblichkeit auf.

Im Ausscheidungsurogramm war der Tumor durch Verdrängung der Darmschlingen und Weichteilverschattung abgrenzbar. Die Nieren fanden sich in normaler Lage und wiesen eine deutliche Kompression des Nierenbeckenkelchsystems von ventral auf (Abb. 5a, b).

Die Diagnostik von Raumforderungen des Oberbauches, die sonographisch den großen Bauchorganen nicht zugeordnet werden können, erfordert den Einsatz mehrerer radiologischer Untersuchungsmethoden. Jede einzelne Untersuchung trägt mit ihrer Teilinformation zur präoperativen Diagnose bei. Ziel hierbei ist eine weitgehende Typisierung des Tumors mit Stadieneinteilung und eine Unterstützung der Operationsplanung.

Der sonographische Beitrag liegt in der Beschreibung topographischer Beziehungen des Tumors und in der Erfassung sekundärer Organveränderungen wie sie im Beispiel die Harntransportstörung darstellte.

Als nächste Untersuchung empfiehlt sich die Abdomenübersichtsaufnahme.

Gestützt auf den sonographischen Befund und die Information aus der Abdomenübersicht läßt sich der Umfang der weiteren morphologischen Diagnostik bestimmen. Je nach Tumorlokalisation und Ausdehnung können das Ausscheidungsurogramm, die Magen-Darm-Passage bei vermuteter Tumorinvasion in die Darmwand und angiographische Untersuchungen erforderlich werden.

Die computertomographische Untersuchung liefert praktisch bei allen soliden Raumforderungen des Oberbauches wertvolle Zusatzinformationen und ist für die Bestrahlungsplanung wegen ihrer lückenlosen Darstellung der Anatomie unerläßlich.

Literatur

1. Ferrucci JT jr et al. (1979) Malignant seeding of the tract after thin-needle aspiration biopsy. Radiology 130:345–347
2. Lundquist A (1971) Fine-needle aspiration biopsy of the liver. Acta Med Scand (Suppl) 520:1–24
3. Söderström N (1966) Fine-needle aspiration biopsy. Grune & Stratton, New York

3.2.2 Raumforderungen im unteren Abdomen

E. Dinkel, I. Greinacher, H. Klusemann und G. Alzen

Die Verdachtsdiagnose „abdominelle Raumforderung" kann gestellt werden aufgrund einer abdominellen Symptomatik, des klinischen Befundes sowie als sonographischer oder radiologischer Zufallsbefund.

Ziel der morphologischen Abklärung ist zunächst die Sicherung der Diagnose „Raumforderung". Häufig erlaubt eine vage, unspezifische Symptomatik keine konkrete Verdachtsdiagnose mit Organzuordnung. Ohne Kenntnis der Organzugehörigkeit kann mit radiologischen Methoden keine gezielte Untersuchung durchgeführt werden, die Entscheidung über den zu wählenden diagnostischen Zugang ist schwierig.

Daher sollte die morphologische Diagnostik mit der sonographischen Untersuchung beginnen. Sonographisch kann eine orientierende Untersuchung des gesamten Abdomens in kurzer Zeit durchgeführt werden. Diese erste Untersuchung erlaubt im Regelfall den Ausschluß oder die Objektivierung einer Raumforderung. In vielen Fällen kann mittels Sonographie Ausdehnung, topographische Beziehung und Organzugehörigkeit des Tumors festgestellt werden. Meist kann bei einer Raumforderung sicher zwischen zystischer und solider Binnenstruktur differenziert und eine Beteiligung der übrigen Abdominalorgane bezüglich einer lokalen Infiltration oder einer Metastasierung nachgewiesen werden.

Die Sonographie liefert somit die erste morphologische Information über einen bestehenden Abdominaltumor. Im Zusammenhang mit dem sonographisch erhobenen Befund entscheidet die Klinik über Notwendigkeit und Reihenfolge der weiteren diagnostischen Abklärung.

In einigen Fällen kann bereits zu diesem Zeitpunkt eine definitive Diagnose aufgrund einer ultraschallgezielten Feinnadelbiopsie mit bakteriologischer oder zytologischer Untersuchung gestellt werden. In der Mehrzahl der Fälle wird eine weitergehende Diagnostik mittels radiologischer Methoden wie konventionelle Röntgenuntersuchung und seltener Computertomographie oder Angiographie erforderlich.

Den Ablauf der morphologischen Diagnostik sollen die folgenden 4 Fallbeispiele erläutern.

Fall 1: Weibliches Neugeborenes, 1 Tag alt, Hymenalatresie, palpabler Unterbauchtumor, unbeeinträchtigter Allgemeinzustand.

Klinisch wurde bei dem weiblichen Neugeborenen die Diagnose Hymenalatresie gestellt. Die Sonographie zeigte unabhängig vom Füllungszustand der Harnblase eine rein zystische, 10 cm lange, im Durchmesser 5 cm große Raumforderung, die vom Beckenboden bis zum Nabel reichte (Abb. 1). Alter, Geschlecht, klinischer Befund und Sonographie führten zur Diagnose Hydrometrokolpos. Sonographisch konnte zusätzlich eine Harntransportstörung ausgeschlossen sowie die vollständige Rückbildung des Hydrometrokolpos nach Hymenalspaltung objektiviert werden.

Fall 2: 11 Jahre altes Mädchen, Bauchschmerzen seit 4 Wochen, 2mal in auswärtiger Klinik Ausschluß einer Appendizitis, Druckdolenz im Unterbauch median.

Die Ultraschalluntersuchung zeigte bei gefüllter wie auch bei entleerter Harnblase eine teils zystische, teils solide, im Durchmesser 7 cm große Raumforderung kranial der Harnblase und bis zum Nabel reichend (Abb. 2a). Aufgrund der Lokalisation des Tumors sowie der vom Blasenfüllungszustand unabhängigen engen topographischen Beziehung zur Blase konnte sonographisch die Verdachtsdiagnose Urachuszyste gestellt werden. I. v. Urogramm und Miktionszystourethrogramm (MCU) vervollständigten die präoperativ erforderliche morphologische Diagnostik: regelrechte Nieren beidseits, glatter Abfluß des Kontrastmittels. Das MCU zeigte bei prall gefüllter Harnblase eine Abflachung des oberen Harnblasenpols sowie eine deutliche Zähnelung der Blasenkontur in diesem Bereich, die auf eine entzündliche Veränderung der kranialen Harnblasenwand schließen ließ (Abb. 2b). Diese Befunde erhärteten die Verdachtsdiagnose Urachuszyste. Durch eine Aspirationsbiopsie konnte der angesichts septischer Temperaturen geäußerte Verdacht auf eine Infektion der Zyste bestätigt werden. Aufgrund der Lokalisation der Raumforderung wurde ein differentialdiagnostisch zu erwägender perityphlitischer Abszeß oder ein Douglas-Abszeß ausgeschlossen. Die Operation bestätigte die Diagnose infizierte Urachuszyste.

Fall 3: 9 Jahre altes Mädchen, rezidivierende Harnwegsinfektionen.

Im Rahmen der morphologischen Diagnostik der ableitenden Harnwege fand sich als sonographischer Zufallsbefund eine im Durchmesser 5 cm große, median gelegene, echofreie, kugelige, scharf abgegrenzte Raumforderung, die die gefüllte Harnblase von kranial imprimierte (Abb. 3). Bei der rektalen Untersuchung war ein im Durchmesser ca. 5 cm großer, prall-elastischer, gut verschieblicher Tumor palpabel. Die Lokalisation im kleinen Becken, gute Abgrenzbarkeit und Verschieblichkeit des Tumors sowie eine rein zystische Echostruktur legten bei der Patientin die Diagnose einer vom Ovar ausgehenden Raumforderung nahe. Wegen noch nicht eingetretener Menarche kam eine Follikelpersistenzzyste differentialdiagnostisch nicht in Frage. Präoperativ wurde zum Ausschluß einer Beteiligung der Harnwege ein MCU durchgeführt, dieses zeigte eine Kompression der Blase von kranial bei unauffälliger Blasenschleimhaut. Radiologisch ist diese wohl tumorbedingte Impression der Harnblase von einer physiologischen Sigmaimpression nicht abgrenzbar. Die pathologisch-anatomische Untersuchung zeigte ein zystisches, benignes Teratom des linken Ovars.

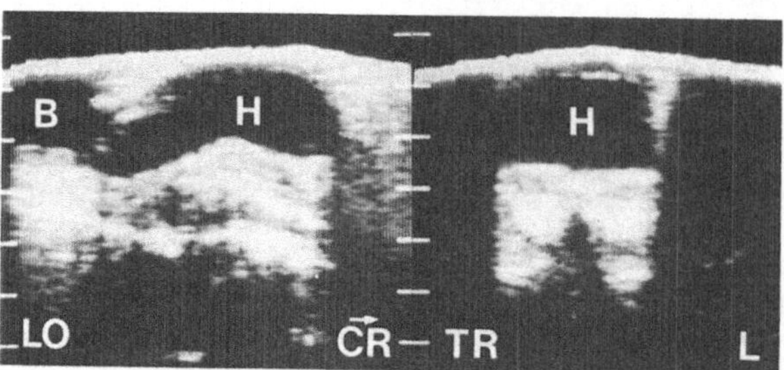

Abb. 1. Hydrometrokolpos. *Sonographie:* Unterbauchlängsschnitt (*LO*) mit median gelegener, walzenförmiger, echoleerer Raumforderung (*H*), vom Beckenboden bis zum Nabel reichend. Der Querschnitt (*TR*) infraumbilikal zeigt eine echoleere, im Durchmesser 5 cm große, mediane Raumforderung (*H*). (*B* Blase, *CR* kranial, *L* links)

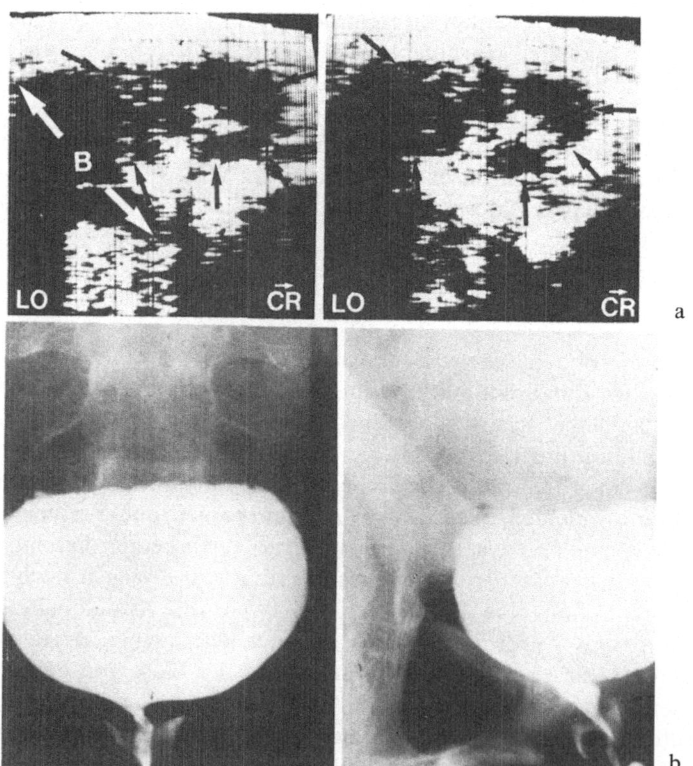

Abb. 2 a, b. Infizierte Urachuszyste. *Sonographie:* Unterbauchlängsschnitt (*LO*) mit im Durchmesser ca. 7 cm großer, teils zystischer, teils solider Raumforderung (Pfeile). Links: vor, rechts: nach Miktion. (*B* Blase, *CR* kranial). **b** *Radiologie* (MCU): Abflachung des kranialen Blasenpols sowie Zähnelung der Blasenkontur in diesem Bereich. Links: a.p., rechts: Schrägaufnahme

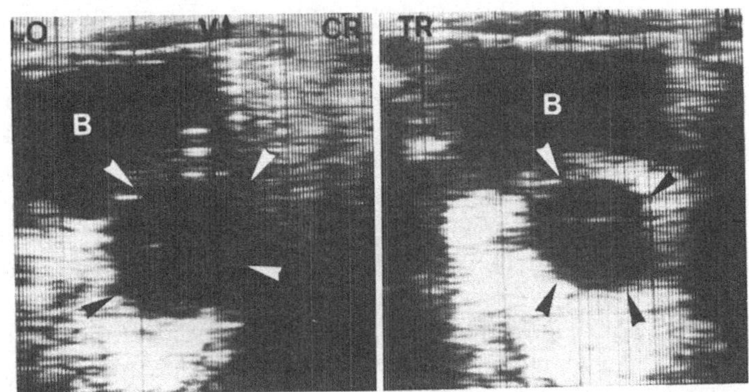

Abb. 3. Ovarialtumor. *Sonographie:* Im Longitudinalschnitt (*LO*) und Transversalschnitt (*TR*) retrovesikale, mediane, im Durchmesser 5 cm große, rein zystische Raumforderung (Pfeile). (*B* Blase, *CR* kranial, *V* ventral)

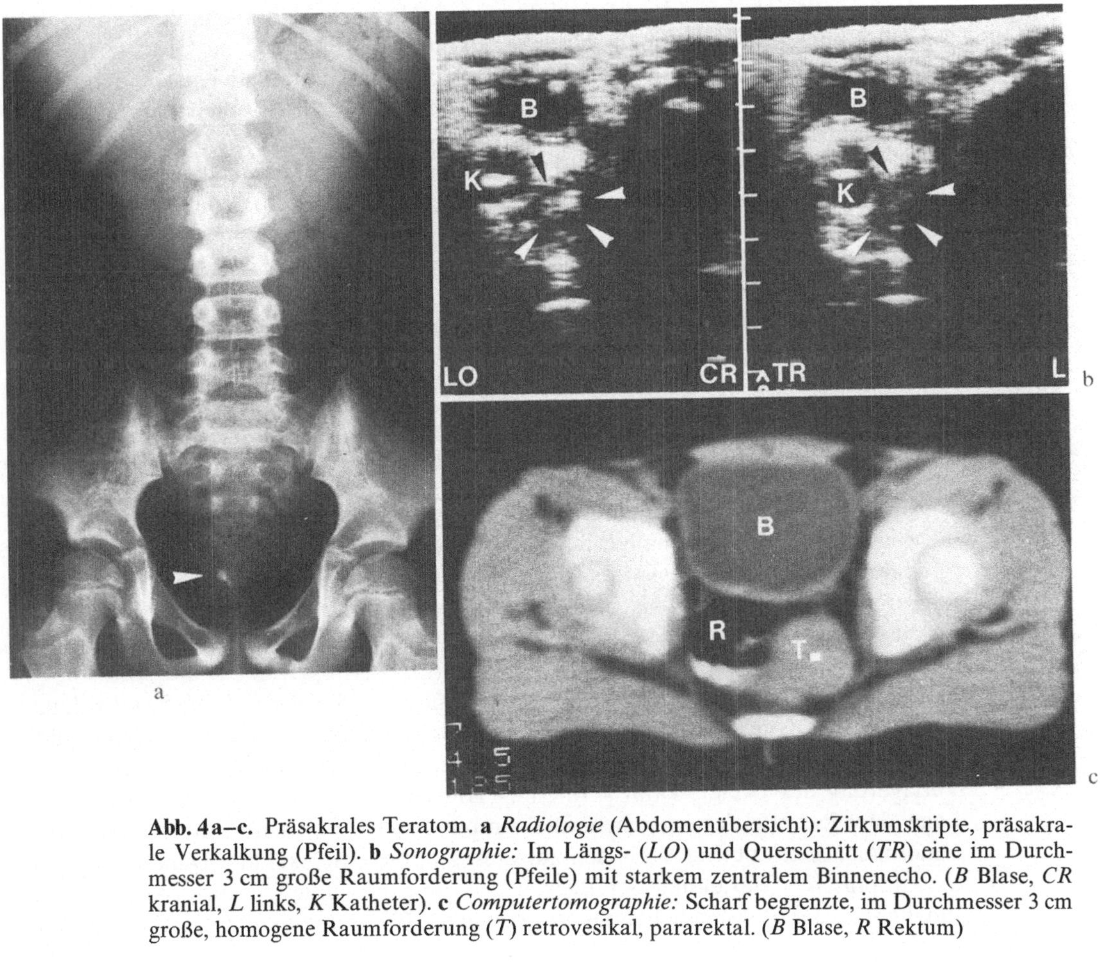

Abb. 4a–c. Präsakrales Teratom. **a** *Radiologie* (Abdomenübersicht): Zirkumskripte, präsakrale Verkalkung (Pfeil). **b** *Sonographie:* Im Längs- (*LO*) und Querschnitt (*TR*) eine im Durchmesser 3 cm große Raumforderung (Pfeile) mit starkem zentralem Binnenecho. (*B* Blase, *CR* kranial, *L* links, *K* Katheter). **c** *Computertomographie:* Scharf begrenzte, im Durchmesser 3 cm große, homogene Raumforderung (*T*) retrovesikal, pararektal. (*B* Blase, *R* Rektum)

Fall 4: 7jähriger Junge, urologische Diagnostik bei rezidivierenden Harnwegsinfektionen.

Die Abdomenleeraufnahme im Rahmen der urologischen Diagnostik erbrachte den radiologischen Zufallsbefund einer zirkumskripten Verkalkung präsakral (Abb. 4a). Die durch diesen Befund veranlaßte sonographische Untersuchung zeigte bei gefüllter Harnblase und ins Rektum eingelegtem Ballonkatheter eine ca. 3 cm große, pararektal links gelegene, infravesikale Raumforderung mit verstärktem zentralem Echo (Abb. 4b). Die Lokalisation der Raumforderung und die radiologisch nachgewiesene Verkalkung führten zu der Verdachtsdiagnose präsakrales Teratom. Zur topographischen Abklärung dieses Befundes, zum Ausschluß von Organmitbeteiligungen sowie zur Planung des operativen Eingriffs wurde abschließend eine computertomographische Untersuchung durchgeführt. Die Raumforderung stellte sich als pararektale, retrovesikale, im Durchmesser 2–3 cm große, scharf abgegrenzte, homogene Raumforderung dar (Abb. 4c). Pathologisch-anatomisch konnte die Diagnose präsakrales, verkalktes Teratom bestätigt werden.

Notwendigkeit und Reihenfolge der morphologischen Abklärung eines Tumorverdachts läßt sich – wie die 4 Beispiele zeigen sollen – jeweils nur in der konkreten Situation unter Einbeziehung zahlreicher Parameter wie Alter und Geschlecht des Patienten, Vorgeschichte, Symptomatik und klinischem Befund entscheiden. Die Interpretation der gewonnenen sonographischen und radiologischen Befunde setzt die Kenntnis dieser Angaben ebenfalls voraus. Das diagnostische Vorgehen wird weiterhin durch Verfügbarkeit und Qualität der einzelnen Untersuchungstechniken sowie durch den zu erwartenden apparativen, zeitlichen und personellen Aufwand bestimmt. Die Vielzahl der zu berücksichtigenden Faktoren macht es schwer, ein allgemein verbindliches Schema zum Gang der Diagnostik bei der Verdachtsdiagnose „Unterbauchtumor" zu entwerfen.

In der Regel liefert die initiale, rasch durchzuführende sonographische Untersuchung folgende Ergebnisse:

1. Ausschluß oder Objektivierung einer Raumforderung.
2. Information über Ausdehnung, topographische Beziehung, Organzugehörigkeit und Binnenstruktur der Raumforderung.
3. Ausschluß oder Nachweis einer Beteiligung der übrigen Abdominalorgane.
4. Möglichkeit der ultraschallgezielten Feinnadelbiopsie mit anschließender laborchemischer, mikrobiologischer oder zytologischer Diagnostik.
5. Aufgrund der sonographischen Befunde gezielter Einsatz der weiterführenden Diagnostik und damit Beschleunigung der Diagnosefindung.

Die Röntgenuntersuchung erlaubt unter anderem die Beurteilung des Skeletts sowie bei der Kontrastmitteluntersuchung von Niere, ableitenden Harnwegen und Darm den Ausschluß oder die Objektivierung der Beteiligung dieser Organe. Die Verlagerung des Ureters kann z. B. einen Hinweis für intra- oder retroperitoneale Lage einer Raumforderung geben. Die computertomographische Untersuchung des Unterbauches erlaubt im Vergleich zur Sonographie eine exaktere Darstellung der topographischen Beziehung der Beckenstrukturen einschließlich des Skeletts. Die Möglichkeit der Gewebedichtemessung sowie die Erhöhung der Aussagekraft durch intravenöse oder orale Kontrastmittelgabe können den Informationsgewinn durch die computertomographische Untersuchung darüber hinaus verbessern. Durch den Einsatz von Sonographie, konventioneller Röntgendiagnostik, Computertomographie und ultraschallgezielter Feinnadelbiopsie sind weitere morphologische Untersuchungen wie Röntgentomographie, nuklearmedizinische Untersuchung oder Lymphographie nur noch selten indiziert.

Wie bei allen diagnostischen Maßnahmen sollte auch im Rahmen der morphologischen Abklärung einer Raumforderung des Unterbauches gelten, daß nach Sicherung der Diagnose oder fehlender Konsequenz weiterer diagnostischer Maßnahmen die morphologische Diagnostik beendet werden muß.

Literatur

1. Ebel Kl-D, Willich E (1979) Die Röntgenuntersuchungen im Kindesalter. Springer, Berlin Heidelberg New York
2. Fleischer AC, James AE, Millis JB, Julian C (1978) Differential diagnosis of pelvic masses by grey scale sonography. Am J Roentgenol 131:469–476
3. Goldberg BB, Pollach HM, Capitanio MA, Kirkpatrick JA (1975) Ultrasonography: An aid in the diagnosis of masses in pediatric patients. Pediatrics 56:421–428
4. Holm HH, Kristensen JK (eds) (1980) Ultrasonically guided puncture technique. Munksgaard, Copenhagen
5. Holm HH, Smith EH, Bartrum RJ (1977) The relationship of computed tomography and ultrasonography in diagnosis of abdominal disease. J Clin Ultrasound 5:230–237
6. Hünig R (1976) Ultrasonic diagnosis in pediatrics. The state of the art of ultrasonic diagnosis in pediatrics today. Parts I and II. Pediatr Radiol 4:108–116, and 175–185
7. Kratochwil A (1970) Ultrasonic diagnosis in pelvic malignancy. Clin Obstet Gynecol 3:898–909
8. Lutz HTh, Petzoldt R (1976) Ultrasonic patterns of space occupying lesions of the stomach and the intestine. Ultrasound Med Biol 2:129–132
9. Meire HB, Farrant P, Guha T (1978) Distinction of benign from malignant ovarian cysts by ultrasound. Br J Obstet Gynecol 83:893–899
10. Rehbein F, Willich E, Eckler E, Buschmann O, Nahnsen L, Wilkening K (1969) Wilms-Tumoren, Neuroblastome und andere maligne Bauchtumoren des Kindesalters. Z Kinderchir (Suppl) 6:207–238
11. Schwerk WB, Braun B (1978) Ultraschalldiagnostik gastrointestinaler Tumoren. Gastroenterol 16:431–440
12. Tank ES, Poznanski AK, Holt JF (1973) The radiologic discrimination of abdominal masses in infants. J Urol 109:128–132
13. Taylor KJW, Wasson JFM, de Graaff C, Rosenfield AT, Andriole VT (1978) Accuracy of grey-scale ultrasound diagnosis of abdominal and pelvic abscesses in 220 patients. Lancet I:83–84
14. Watanabe H, Holmes JH, Holm HH, Goldberg BB (eds) (1980) Diagnostic ultrasound in urology and nephrology. Igaku Shoin, Tokyo
15. Wittenberg J, Fineberg HV, Black EB, Kirkpatrick RH, Schaffer DL, Ikeda MK, Ferruci JT (1978) Clinical efficacy of computed body tomography. Am J Roentgenol 131:5–14

3.2.3 Stumpfes Bauchtrauma

M. Reither

Zur morphologischen Diagnostik des stumpfen Bauchtraumas kann man kein absolut gültiges Konzept angeben: Jeder klinische Fall ist anders gelagert; Unfallhergang und -zeitpunkt können unbekannt oder unklar sein; vorausgegangene Untersuchungen sind beim weiteren diagnostischen und therapeutischen Vorgehen zu berücksichtigen; der klinische Verlauf kann erhebliche Unterschiede aufweisen.

Es soll skizziert werden, wie man die heute zur Verfügung stehenden diagnostischen Untersuchungsverfahren einsetzen kann.

Im Rahmen der *Sofortdiagnostik* ist ein abdominelles Sonogramm sowie eine Thorax- und Abdomenübersichtsaufnahme, wenn möglich in vertikaler Position und evtl. auch in verschiedenen Strahlengängen angezeigt (Abb. 1).

Dabei geht es *sonographisch* um die Fahndung nach Flüssigkeit im Bauchraum und die Differenzierung von intra- und retroperitonealen bzw. intraparenchymatösen Blutungen (Abb. 2). Gleichzeitig kann auch der besonders wichtige anatomische Situs des Retroperitonealraums erfaßt und die Frage nach einer möglichen Nierenfehlbildung – Einzelniere, Hufeisenniere, gedoppeltes Nierenbecken – beantwortet werden.

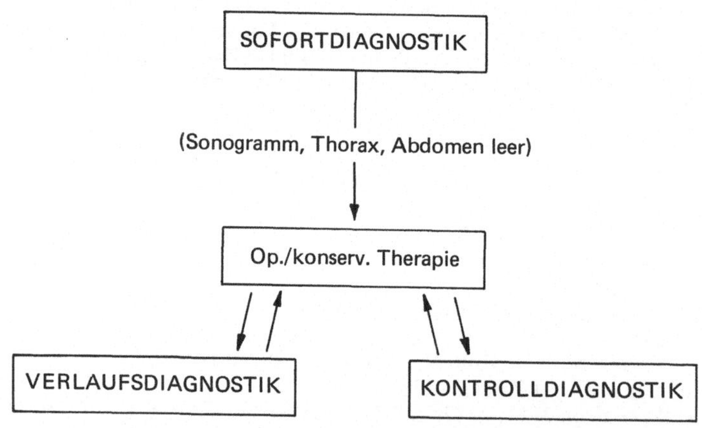

Abb. 1. Diagnostisches Vorgehen beim stumpfen Bauchtrauma im Kindesalter

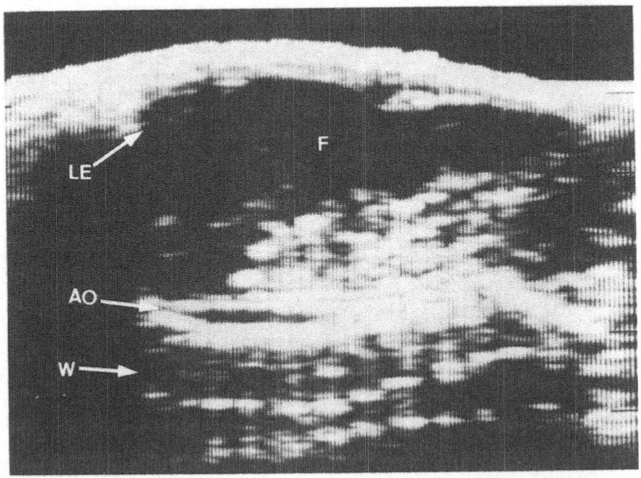

Abb. 2. Sonographischer Längsabschnitt des Abdomens bei einem Säugling: Am unteren Bildrand Wirbelsäule (*W*) und Aorta (*AO*) angeschnitten, am oberen Bildrand unterhalb der Bauchdecken intraperitoneale Flüssigkeit (*F*) nach Darmruptur; am linken oberen Bildrand linker Leberlappen (*LE*)

Daraus kann sich bereits eine direkte Indikation zur Operation oder konservativen Therapie ergeben (Abb. 1).

Die *Thoraxübersichtsaufnahme* dient einmal dem Nachweis einer Zwerchfellruptur bei unscharfer bzw. unterbrochener Zwerchfellkontur und Zwerchfellhochstand sowie Verdrängung des Mittelschattens durch Bauchorgane. Das Auftreten einer Streifenatelektase, eines Pleuraergusses oder einer rundlichen Verschattung im Mediastinum kann andererseits für eine Pankreas- oder Milzverletzung sprechen. Basale Rippenfrakturen deuten auf traumatisierte Bauchorgane hin.

Die *Abdomenübersichtsaufnahme* kann über Verletzungen des Magen-Darm-Trakts Auskunft geben: Freie Luft unter dem Zwerchfell und retroperitoneal sind Zeichen der Darmperforation; Ileuszeichen sprechen für eine mechanische oder reflektorische Darmunwegsamkeit. Zu beachten sind aber auch ein pathologisches Gasverteilungsmuster (Abb. 3), ein unscharfer Psoasrand, auffällige Verschattungen und Verdrängungen.

Das weitere Vorgehen gliedert sich nun in *Verlaufs- und Kontrolldiagnostik* (Abb. 1).

Bei der Verlaufsdiagnostik geht es v. a. um die bisher nicht operationswürdigen Befunde im Rahmen der klinischen Leitsymptome. Zusätzliche Untersuchungsverfahren wie das Ausscheidungsurogramm, Angiogramm und evtl. eine Notfallendoskopie können erforderlich werden.

Beispiel: Ein 8jähriger Junge gerät beim Spielen auf dem Friedhof unter einen umstürzenden Grabstein (1976); wegen akuten Abdomens sofort Laparatomie: Milzruptur, Milzexstirpation, multiple Serosaeinrisse am Querkolon und Magen sowie mehrere Leberrisse werden übernäht; ein großes retroperitoneales Hämatom links wird vorerst belassen. Im weiteren Verlauf Makrohämaturie und Anurie. Deswegen

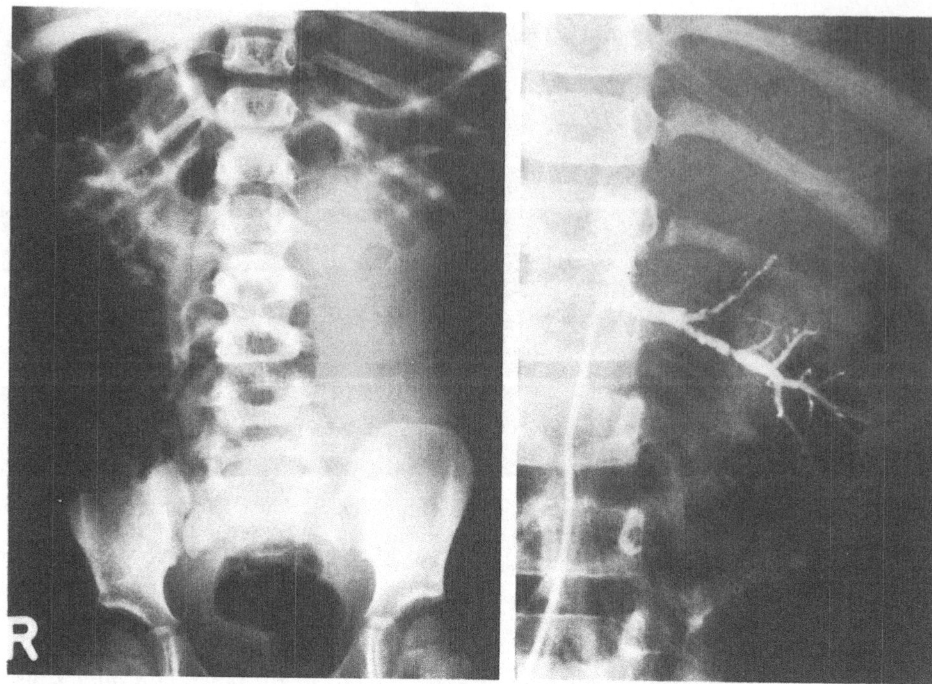

Abb. 3 Abb. 4

Abb. 3. Abdomenübersichtsaufnahme im Liegen bei einem 2jährigen Mädchen mit retroperitonealem Hämatom nach Sturz auf die Bettkante: Verschattung im linken Mittelbauch mit Verdrängung des Magens und Querkolons nach kranial und des Dünndarmes nach rechts über die Mittellinie

Abb. 4. Selektives Angiogramm der linken Niere bei einem 5jährigen Jungen nach stumpfem Bauchtrauma durch einen umstürzenden Grabstein: Multiple Intimaeinrollungen im Bereich der Verzweigungen der A. renalis, stark reduzierte Durchblutung der linken Niere, kein Abriß des arteriellen Nierenstiels

Ausscheidungsurogramm: links keine Kontrastmittelausscheidung; Frage: Nierenstielabriß, perirenal komprimierendes Hämatom? Rechts flaue Kontrastanfärbung des Nierenhohlsystems als Zeichen einer schweren Nierenkontusion. Zur weiteren Klärung Durchführung eines abdominellen Übersichts- und dann selektiven Angiogramms (Abb. 4): Multiple Intimaeinrollungen, stark reduzierte, aber dennoch aufrechterhaltene Durchblutung der linken Niere. Entscheidung: Keine Operation, abwarten.

Damit ist ein Übergang zur *Kontrolldiagnostik* gegeben. In dem eben geschilderten Falle kam im weiteren Verlauf die statische und funktionelle Szintigraphie zum Zuge (Abb. 5): Allmähliche Funktionsverbesserung der linken Niere im Vergleich zu rechts, letzten Endes auch wieder zufriedenstellende Kontrastmittelausscheidung im Ausscheidungsurogramm.

Die Kontrolldiagnostik dient der Verfolgung nicht operationswürdiger Befunde.

Beispiele: Pankreaspseudozyste nach Sturz auf den Fahrradlenker (Abb. 6); Nierenkapselhämatom nach Verkehrsunfall (Abb. 7); Bauchwandhämatom, postoperativer Schlingenabszeß.

Es kann im Rahmen der Kontrolldiagnostik im Einzelfall auch zur Operationsindikation kommen, jedoch ist dann in aller Regel kein unmittelbarer Zusammenhang mit dem Trauma gegeben. Vielmehr können Folgen von Unfällen – posttraumatische Nierenarterienstenose mit Hypertonie, Darmwandstenose oder Abszeßbildung nach Ruptur, Bridenileus – auftreten.

Zusammenfassend läßt sich sagen, daß die Sonographie bei der Diagnostik des stumpfen Bauchtraumas im Kindesalter mit der Thoraxröntgenuntersuchung und der Abdomenleeraufnahme die morphologische Erstuntersuchung darstellt. Sie sollte grundsätzlich vor der Lavage durchgeführt werden, weil sonst die Lavageflüssigkeit eine Blutung vortäuschen kann. Die Literatur enthält zu diesem Thema allerdings bisher wenige Mitteilungen, und es bleibt zu wünschen, daß im Interesse

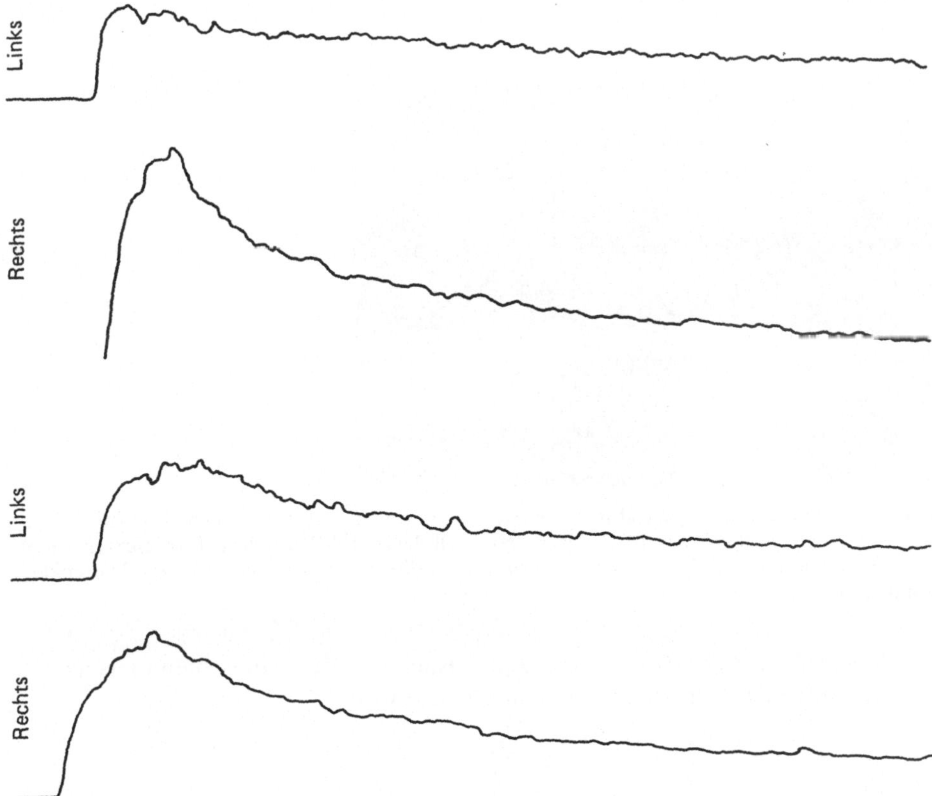

Abb. 5. Isotopennephrogramm des Patienten der Abb. 4: Die obere Bildhälfte zeigt die deutlich herabgesetzte Ausscheidungsfunktion der geschädigten linken Niere gegenüber rechts wenige Tage nach dem Trauma. Die untere Bildhälfte gibt die Kontrolluntersuchung 2 Monate später wieder: Die Nierenleistung links hat sich wieder erholt

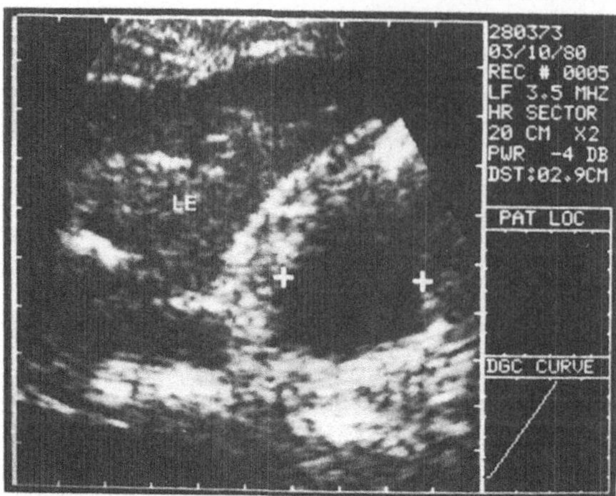

Abb. 6. Sonographischer Längsschnitt bei einem 7jährigen Jungen nach Fahrradunfall und stumpfem Bauchtrauma: Unterhalb des linken Leberlappens (linke Bildhälfte, *LE*) mit den Kreuzen markiert, echofreie rundliche Zone im Pankreas, einer posttraumatischen Pankreaspseudozyste entsprechend

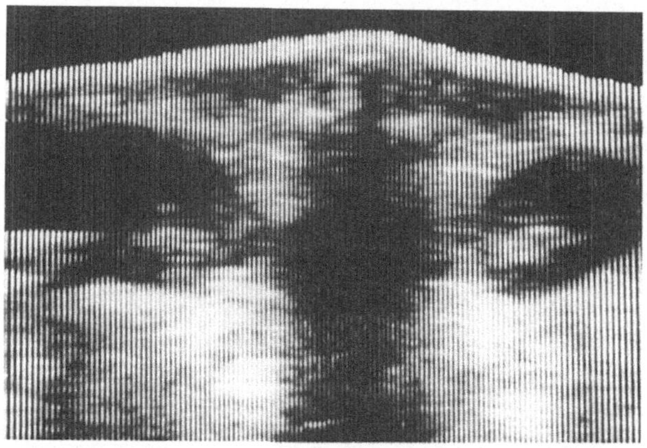

Abb. 7. Sonographischer Querschnitt der Nierenregion von dorsal bei einem 10jährigen Jungen nach einem Verkehrsunfall: Die linke Niere (links im Bild!) zeigt im Kapselbereich eine echofreie Zone mit nachfolgender Echoverstärkung, die einem posttraumatischen Nierenkapselhämatom entspricht

des Patienten in Zukunft noch mehr als bisher von der Ultraschalluntersuchung beim stumpfen Bauchtrauma Gebrauch gemacht wird.

Literatur

1. Bünte H (1976) Urologische Komplikationen nach stumpfen Bauchtraumen. Notfallmedizin 2:412–414
2. Hoffmeister AW (1977/78) Posttraumatische Magenausgangsstenose. Pädiat Prax 19: 403–406

3. Meier H, Willital GH (1980) Fahrradunfälle im Kindesalter. Sozialpädiatrie 2:380–382
4. Rehbein F (Hrsg) (1972) Der Unfall im Kindesalter. Z Kinderchir (Suppl) 11
5. Reuter I (1976) Einige seltene Fälle von „chirurgischen Milzaffektionen" im Kindesalter. Z Kinderchir 19:376–384
6. Reuter I, Mariotti M, Bettex M (1977/78) Posttraumatische intraabdominelle und retroperitoneale Pseudocysten im Kindesalter. Pädiat Prax 19:85–96
7. Singer H (1980) Verletzungen im Kindesalter. Fortschr Med 98:1290–1295
8. Zimmermann F, von Buch KG, Gehl H (1976) Posttraumatische Pankreaspseudocysten im Kindesalter. Z Kinderchir 19:376–384

3.3 Podiumsdiskussion

Teilnehmer: P. Gutjahr, W. A. Maier (Diskussionsleitung), S. Hofmann von Kap-herr, J. Tröger und D. Weitzel

Gutjahr: Zum diagnostischen Procedere – einschließlich der Feinnadelpunktion – möchte ich folgende Bemerkungen machen: In der Onkologie ist die Diagnose manchmal mit minimalem Aufwand möglich; manche Leukämien lassen sich etwa durch das Blutbild allein praktisch sichern; in anderen Fällen ist die Diagnose extrem schwierig und nur unter Anwendung aller verfügbaren Verfahren zu stellen. Die entscheidende Frage ist; *wieviel* Diagnostik brauchen wir?

Sollte der Eindruck entstanden sein, daß wir jedes Kind mit Verdacht auf einen Tumor durch sämtliche Maschinen drehen, dann ist dieser Eindruck falsch. Keinesfalls jedes Kind mit Tumorverdacht bekommt ein Computertomogramm und keinesfalls jedes Kind mit einem Wilms-Tumor eine Angiographie. Der Kliniker – zum Glück ist er bei aller Diagnostik übriggeblieben – muß das Dach für die Diagnostik bauen; er faßt die Methoden unter Berücksichtigung des Zustands des Kindes zu einem sinnvollen Ganzen zusammen. Die Sonographie hat wegen des geringen Zeitaufwands und – bei erfahrenen Untersuchern – wegen der hohen Aussagekraft einen wesentlichen Stellenwert. Stehen für die Diagnostik und Therapie nach den konventionellen Untersuchungen noch entscheidende Fragen offen, ist die Computertomographie (CT) indiziert. Die Feinnadelpunktion wurde oft angesprochen. Es ist überhaupt kein Problem, eine Feinnadelpunktion durchzuführen. Die Gefahr der Streuung oder der Lokalmetastase durch die Feinnadelpunktion ist zu vernachlässigen, die Prognose verschlechtert sich nicht. Aber Sie brauchen einen Pathologen, der Ihnen das Material interpretiert. Die Feinnadelpunktion sollte also nur der machen, der einen Pathologen zur Hand hat, der die Interpretation mit der entsprechenden Sicherheit vornimmt. Ich kenne in Deutschland keinen Pathologen, der gern die Diagnose „Wilms-Tumor" aufgrund einer Feinnadelpunktion stellen würde, ganz abgesehen davon, daß das therapeutisch-prognostisch wichtige „Grading" dann praktisch entfällt. Hier ist das Ausscheidungsurogramm und auch der Ultraschall von größerer Bedeutung bei geplanter präoperativer Therapie. In allen Fällen ist eine optimale histologische Diagnose einschließlich Grading anzustreben.

Maier: Welchen Stellenwert hat die Gefäßdarstellung in der Tumordiagnostik?

Tröger: Die Gefäßdarstellung ist durch die Sonographie und die CT ganz ohne Frage in ihrer Indikation eingeschränkt worden. Zum Beispiel wird bei einem Tumor der rechten Niere eine Darstellung der V. cava inferior hinfällig, wenn im Sonogramm sich die V. cava inferior normal weit und normal gelegen darstellt. Wie stark die Indikation zur Angiographie in den letzten Jahren eingeschränkt wurde, sehen Sie am Beispiel der „stummen Niere". Früher wurde manche Hydronephrose unter der Indikation „stumme Niere" – Tumorausschluß – angiographiert. Diese Problematik stellt sich heute nicht mehr. Die Angiographie ist im wesentlichen präoperativ durchzuführen, wenn der Operateur die Gefäßversorgung eines Tumors erfahren will oder wenn von der Gefäßarchitektur Diagnose und weiteres Vorgehen abhängen. Die Begrenzung eines Tumors und die Beziehung zur Umgebung lassen sich heute mit Sonographie und CT (einschließlich Kontrastmittelgabe bei der CT-Untersuchung) mindestens ebenso gut, sogar besser bestimmen.

Bei der Erstuntersuchung eines retroperitonealen Tumors empfiehlt es sich, das Kontrastmittel für das Ausscheidungsurogramm in die Fußrückenvenen zu injizieren, den angelegten Stau zu lösen und mit der Kamera den Abfluß des Kontrastmittels zu verfolgen. Hierbei lassen sich groborientierende Informationen über die V. cava inferior schnell gewinnen.

Reither (Gießen): Die Vorträge haben den Eindruck vermittelt, daß jedes Kind mit einem Tumorverdacht eine komplette morphologische Abdominaldiagnostik erhält. Oft sind jedoch Sonographie und Ausscheidungsurographie ausreichend.

Tröger: Ich stimme Ihnen voll zu. Ebenso wie Herr Gutjahr bin ich der Meinung, daß der Kliniker die Diagnostik sofort abbrechen soll, wenn die Diagnose gesichert ist bzw. wenn eine weitere Untersuchung das zukünftige diagnostische und therapeutische Procedere nicht mehr beeinflußt.

Stopfkuchen (Mainz): Sowohl bei der Sonographie als auch bei der CT wurde als Indikation zur Untersuchung die Planung des Bestrahlungsfeldes angegeben. Welche Methode sollte man nun heranziehen, auch unter Berücksichtigung der technischen Durchführbarkeit der Untersuchung? Kann ich beim 3jährigen Kind eine CT ohne Narkose machen? Müssen die Kinder sediert und gar narkotisiert werden?

Gutjahr: Wenn Sie die CT-Untersuchung in Narkose machen müssen, dann müssen Sie die Bestrahlung wahrscheinlich auch in Narkose durchführen, und das sind immerhin ca. 20 Vollnarkosen. Insofern wäre dieses Problem keinesfalls entscheidend, aber die Bestrahlung ist ein derart eingreifender Vorgang, daß wir für diese Problematik gern beide Verfahren zur Verfügung hätten. Die Erfahrung zeigt, daß es zwischen den Methoden gelegentlich Unterschiede in der Aussage gibt. Durch Einsatz beider Untersuchungsverfahren kann sich damit die Anzahl der Fehldiagnosen verringern. Bei Kindern, die präoperativ behandelt werden sollen und müssen, sollte in einer „First-look"-Operation die Diagnose histologisch gesichert werden. Bei Wilms-Tumoren kann auf die Biopsie während des „first-look" verzichtet werden, ja, es muß auf sie verzichtet werden; dann müssen CT, Ultraschall und ggf. Angiographie in ihrer prätherapeutischen Verdachtsdiagnose „Wilms-Tumor" aber auch übereinstimmen. Für einen Bestrahlungsplan ist jeder sinnvolle diagnostische Aufwand zu treiben.

Heike Klusemann (Mainz): Im allgemeinen müssen Kinder zwischen 2 und 6 Jahren für die CT sediert werden, gelegentlich ist sogar eine Vollnarkose nötig.

Stopfkuchen: Die Sedierung oder gar Narkotisierung der Kinder für das Computertomogramm wäre also ein Vorteil für die Sonographie, denn beim schnellen B-Bild brauche ich keine Vorbereitung.

Weitzel: Sowohl Sonographie als auch CT sind maßstabgerechte Schnittbildverfahren. Die Wahl des Verfahrens hängt von örtlichen Gegebenheiten ab. Problematisch wird die sonographische Bestrahlungsplanung dann, wenn durch Luft- oder Knochenüberlagerung keine vollständige Begrenzung des Tumors möglich ist.

Maier: Wo liegen die Grenzen der sonographischen präoperativen Gewebedifferenzierung?

Weitzel: Wir müssen daran denken, daß Gewebedifferenzierung mittels Sonographie keinesfalls eine histologische Diagnose darstellt. Wir können sonographisch oft die Binnenstruktur eines Prozesses erkennen und damit oft zu einer Einengung der Differentialdiagnose beitragen. Jeder Versuch, eine histologische Diagnose mit dem Ultraschall zu stellen, wäre unsinnig.

Maier: Das Problem der spontanen Rückbildung der posttraumatischen Pankreaspseudozysten muß noch einmal erörtert werden. Wir werden in Zukunft mehr Pankreaspseudozysten nach einem stumpfen Bauchtrauma finden, da wir mit der Sonographie auch die klinisch stummen Fälle erfassen. Es hat sich gezeigt, daß sie sich z. T. spontan zurückbilden. Gibt es Kriterien, nach denen Sie sonographisch sagen können, ab welcher Größe sie sich nicht zurückbilden werden und wann sofort chirurgisch eingegriffen werden muß?

Weitzel: Die wesentliche Indikation für einen chirurgischen Eingriff scheint mir die Klinik zu sein. Finden sich Hinweise für eine Abszedierung, für eine Blutung, für einen Ileus, für eine Infektion oder für eine Gallenwegsobstruktion, dann muß operiert werden. Auf der anderen Seite muß man klar sehen, daß sich die Zystenwand innerhalb der ersten 3 Monate stabilisiert. Wir haben in den letzten Jahren 7 Pankreaspseudozysten verfolgen können und gesehen, daß sie sich alle innerhalb der ersten 3 Monate zurückgebildet haben. Dabei bestand keine Abhängigkeit von der Größe der Pankreaspseudozyste. Einer unserer Patienten hatte eine Pseudozyste von 10 · 7 cm. Durch den Einsatz der Sonographie sind wir in der Lage, die Größe der Pankreaspseudozyste so engmaschig zu kontrollieren, daß das Risiko beim konservativen Vorgehen überschaubar bleibt. Hinzu kommt, daß der Chirurg ja grundsätzlich anstrebt, spät zu operieren, damit die Zystenwand maturiert ist und sich damit für eine Anastomosenoperation besser eignet.

Tröger: Die Röntgenuntersuchung zur Erkennung einer Pankreaspseudozyste ist nur noch präoperativ – und damit sehr selten – indiziert. Hinzu kommt, daß der Röntgenologe wesentlich weniger Pankreaspseudozysten findet als der Sonograph.

Maier: Ist eine Lavage erforderlich oder nicht? Diese Frage stellte sich im Zusammenhang mit Herrn Reithers Vortrag.

WEITZEL: Ich halte es für wesentlich sinnvoller, den Patienten engmaschig sonographisch zu überwachen und, wenn eine Flüssigkeitsansammlung im Abdomen auftritt – und die kann man bereits ab 50–100 ml sicher nachweisen –, zu punktieren, das Hämoglobin zu bestimmen und daraus die entsprechenden chirurgischen Schlußfolgerungen zu ziehen. Die Lavage ist ein Feind der Ultraschalldiagnostik und zwar deshalb, weil sie die Verlaufskontrolle enorm erschwert. Wir haben in einigen Fällen, in denen eine Lavage durchgeführt worden war und später ein starker Hb-Abfall nachzuweisen war, eine sonographische Untersuchung gemacht und große Flüssigkeitsansammlungen im Peritonealraum gefunden. Jetzt wußten wir nicht, ob es Lavageflüssigkeit oder Blut war. Wir mußten punktieren, der Hb-Gehalt von 0,6 g% bewies, daß es Lavageflüssigkeit war. Wenn die Zahl derer, die in der sonographischen Diagnostik erfahren sind, ausreicht, dann ist die Lavage eine Methode, die ganz in den Hintergrund tritt. Selbstverständlich besteht der Engpaß z. Z. darin, daß zu wenige Chirurgen diese Methode beherrschen.

MAIER: Auch wir haben die Lavage nie in unser Programm einbezogen, wahrscheinlich deshalb, weil wir relativ früh die Sonographie anwenden konnten.

HOFMANN VON KAP-HERR: Es ist falsch, zu sagen, es gibt keinen Stellenwert für die peritoneale Lavage. Es ist gut, zuerst die Ultraschalluntersuchung durchzuführen. Aber wir können mit der nachfolgenden Lavage noch eine Menge anderer Dinge sehen, z. B. ob eine Darmruptur vorhanden oder wie stark die Blutung in den Peritonealraum ist.

KLOSE (Mainz): Die Blutung im Abdomen oder im Retroperitonealraum ist sicherlich nicht nur eine sonographische Domäne. Hier kann das Computertomogramm aufgrund seiner Dichtemessungen spezifische Diagnosen (z. B. frische Blutung) liefern. Und v. a. das polytraumatisierte Kind können Sie in einem Arbeitsgang im Bereich des Schädels, des Thoraxraumes und des Abdomens untersuchen. Ich glaube, dies ist ein bestechendes Argument. Außerdem können Sie die frische Blutung nicht nur sicher diagnostizieren, Sie können sie außerdem auch lokalisieren.

WEITZEL: Ohne Frage ist die CT-Untersuchung elegant. Die Sonographie bietet aber den Vorteil, mit dem Gerät zum Patienten fahren zu können.

4 Nieren und ableitende Harnwege

4.1 Methodischer Teil

4.1.1 Sonographie

D. Weitzel

Es gibt wohl kein Gebiet in der Pädiatrie, in dem die Effizienz sonographischer Diagnostik so offenkundig ist, wie bei Erkrankungen des Harntraktes. Einerseits eignet sich die Methode aus physikalischen Gründen sehr gut für die Untersuchung von Niere und Harnblase, andererseits ist man angesichts der Vieldeutigkeit nephrologisch-urologischer Symptome auf ein risikoloses bildgebendes Verfahren besonders angewiesen.

Grundsätzlich sollte die sonographische Untersuchung der Nieren sowohl in Bauch- als auch in Rückenlage erfolgen. In Bauchlage lassen sich die Nieren beidseits paravertebral unschwer abbilden. In Rückenlage gelingt die Darstellung der rechten Niere durch die Leber hindurch, die linke Niere ist wegen des davorliegenden, meist luftgefüllten und damit total echoreflektierenden Magens nicht zu sehen. Sie kann jedoch durch Auflegen des Applikators in der linken Flanke über der Milz dargestellt werden. Eine Untersuchung der Nieren in möglichst vielen Schallstrahlenrichtungen erhöht die diagnostische Aussagekraft.

Als erstes läßt sich ermitteln, ob beide Nieren angelegt sind und ob sie an regelrechter Stelle liegen (Abb. 1 a–c). Ist bei der Untersuchung von dorsal nur eine Niere nachweisbar, so muß durch die Untersuchung von ventral geklärt werden, ob eine pelvin-dystope oder eine gekreuzt-dystope zweite Niere zu finden ist.

Durch Einstellen der optisch größten Längsschnittfläche und durch Verschieben der Schnittebene von kranial nach kaudal im Querschnitt, ist die Achse der Niere bezogen auf die Wirbelsäule zu beurteilen (Abb. 1, untere Reihe). Eine starke Divergenz oder Konvergenz der Achse kann Ausdruck einer Verschmelzungsniere sein. Sie kann aber auch durch retroperitoneale Raumforderung verursacht werden. Eine vergrößerte Distanz zwischen Niere und Wirbelsäule spricht in der Regel für eine retroperitoneale Raumforderung.

Die kraniokaudale Nierenachse bildet mit der Körperoberfläche einen spitzen Winkel (Abb. 2). Ist dieser Winkel verändert, kann dies ebenfalls durch eine retroperitoneale Raumforderung verursacht sein. So führt z. B. ein Neuroblastom oder eine Nebennierenblutung zu einer deutlichen Vergrößerung des Winkels zwischen dorsaler Körperoberfläche und sagittaler Nierenachse.

Die Niere stellt sich im Längsschnitt als ein ovales, von dichten Echos umgebenes Gebilde dar. Während sich das Parenchym nahezu echofrei präsentiert, verursachen die Strukturen des Sinus renalis einen bandförmigen, in der Mitte der Niere verlaufenden Echokomplex, den wir im folgenden als Mittelecho bezeichnen. Im Querschnitt erscheinen die Nierenpole kreisförmig, die Nierenmitte oval. Das Mit-

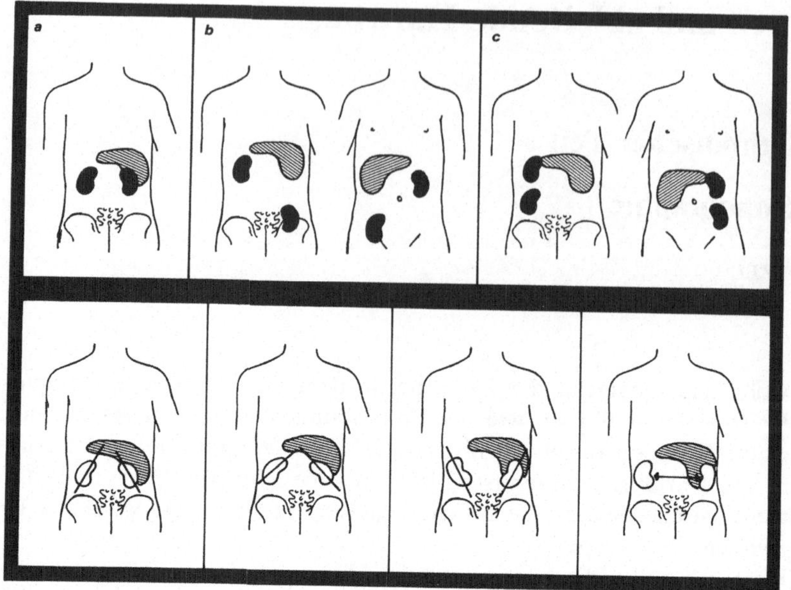

Abb. 1. Lageveränderungen der Niere. Oben: a) orthotope Lage der Nieren, b) pelvin-dystope Niere, c) gekreuzt-dystope Niere. Unten: Achsenveränderungen bezogen auf Wirbelsäule

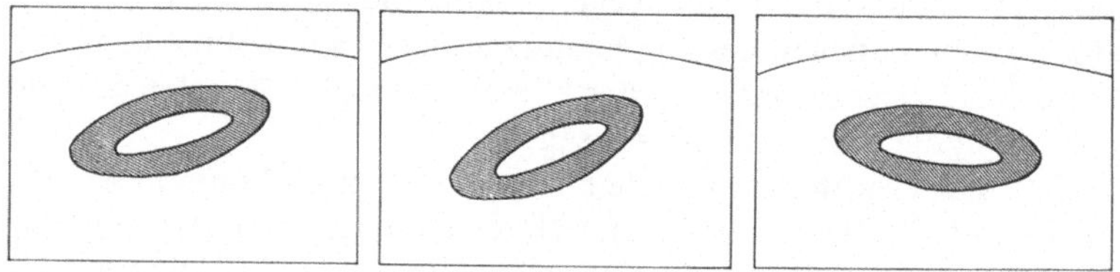

Abb. 2 Veränderungen des Winkels zwischen kraniokaudaler Nierenachse und der dorsalen Körperoberfläche

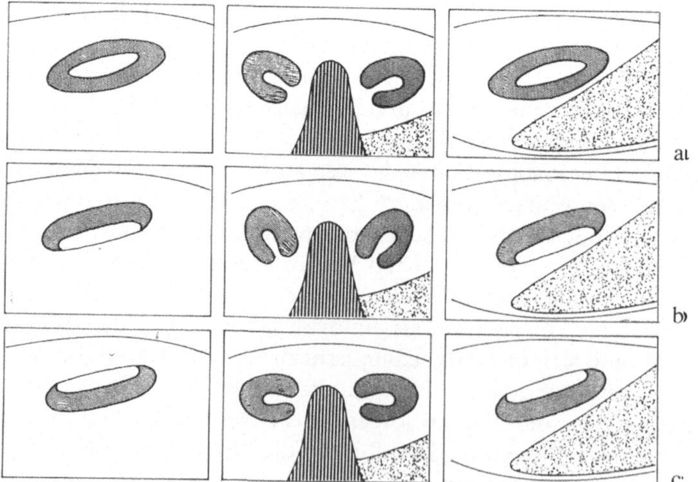

Abb. 3a–c. Veränderungen der Rotationsachse der Niere: **a** normale Lage, **b** ventrale Malrotation, **c** dorsale Malrotation

telecho ist an den Nierenpolen allseits von Nierenparenchym umgeben, in der Mitte dagegen zeigt es sich medial randständig (Abb. 3a).

Rotationsanomalien der Niere führen sonographisch zu Lageveränderungen des Mittelechos (Abb. 3b und c).

Mit einem Real-time-Verfahren lassen sich leicht die optisch größten Längs- und Querschnittflächen der Niere ermitteln und die maximale Länge, Breite und Tiefe des Gesamtorgans und des Mittelechos bestimmen. Die Parenchymdicke messen wir zwischen dorsalem Rand des Mittelechos in der Nierenmitte und dorsaler Nierenkontur. Für alle diese Meßwerte liegen Normwerte im Kindesalter vor ([54], Tabellen 1 und 2).

Da die Meßwerte am besten mit der Körpergröße korrelierten, wurden die Normwerte auf die Körpergröße bezogen.

Über eine Ellipsoidformel kann aus den 3dimensionalen Nierendurchmessern das Nierenvolumen errechnet werden [1]. Im Unterschied zu den Meßwerten korrelieren die Nierenvolumina am besten mit dem Körpergewicht. Die Normwerte wurden daher auf das Körpergewicht bezogen ([54], Tabelle 3).

Wir haben an einem gesunden Kontrollkollektiv von 188 Nieren und an 196 urographisch veränderten Nieren die Aussagekraft unserer Normwerte überprüft. Dabei zeigte sich, daß in dem gesunden Kontrollkollektiv bei 62% der Nieren und in dem Kollektiv gemäß radiologischem Befund veränderter Nieren bei 8% kein Meßwert außerhalb des Normbereichs lag. Während im gesunden Kontrollkollektiv 86% der Nieren nicht mehr als einen Meßwert außerhalb des Normbereichs aufwiesen, fanden wir diesen Befund nur bei 19% des erkrankten Kollektivs. Dies verdeutlicht, daß sonographisch allein aufgrund der Meßwerte eine recht zuverlässige Unterscheidung zwischen radiologisch normalen und radiologisch veränderten Organen möglich ist. Die Treffsicherheit der Beurteilung erhöht sich weiter, wenn zusätzlich zu den Meßwerten auch der morphologische Befund berücksichtigt wird (Abb. 4).

Normalerweise ist die Niere glatt konturiert. Lediglich im Säuglingsalter beobachten wir gelegentlich eine wellige Randkontur, die durch fetale Lappung bedingt ist. Morphologisch erinnert der Befund an Zystennieren, jedoch läßt sich durch Organvermessung diese Differentialdiagnose leicht ausschließen. Eine erhebliche Ver-

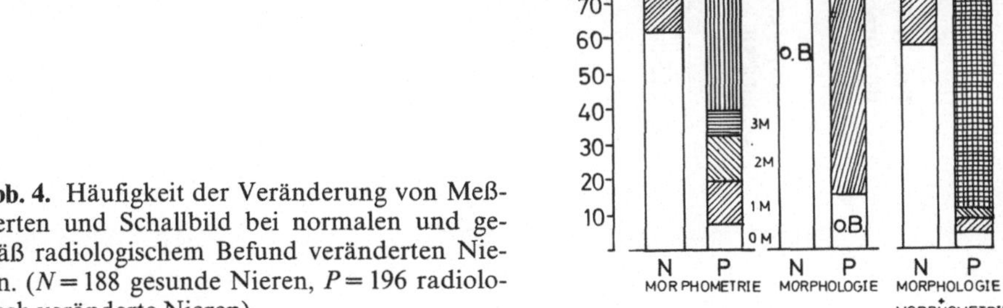

Abb. 4. Häufigkeit der Veränderung von Meßwerten und Schallbild bei normalen und gemäß radiologischem Befund veränderten Nieren. ($N = 188$ gesunde Nieren, $P = 196$ radiologisch veränderte Nieren)

Tabelle 1. Mittelwerte, Standardabweichungen und Variationskoeffizienten der im Längsschnitt gemessenen Nierenparameter für 10 Körpergrößenklassen (lN = linke Niere, rN = rechte Niere, n = Fallzahl, $\bar{x}$ = Mittelwert, s = Standardabweichung, VK = Variationskoeffizient)

Körpergrößen-klassen		Länge		Tiefe		Mittelecholänge		Mittelechotiefe		Parenchymdicke	
		lN	rN	lN	rN	lN	rN	lN	rN	lN	rN
< 55 cm	n	11	11	11	11						
	$\bar{x}$	4,08	4,09	1,90	1,95						
	s	0,15	0,17	0,10	0,12						
	VK	3,2%	4,1%	5,2%	6,2%						
55– 70 cm	n	19	19	19	19	2	2	2	2	4	4
	$\bar{x}$	4,88	4,65	2,18	2,09	2,10	2,35	0,55	0,85	0,93	0,98
	s	0,43	0,35	0,36	0,23	0,14	0,92	0,21	0,21	0,10	0,05
	VK	8,8%	7,4%	16,4%	10,9%	6,7%	39 %	38,6%	24,9%	10,3%	5,1%
71– 85 cm	n	15	15	15	15	8	8	7	7	8	8
	$\bar{x}$	5,37	5,21	2,49	2,40	3,09	2,95	1,03	1,00	1,01	1,00
	s	0,75	0,72	0,40	0,29	0,66	0,53	0,18	0,06	0,11	0,12
	VK	14,0%	13,8%	16,1%	12,2%	21,4%	17,9%	17,4%	5,7%	11,1%	11,9%
86–100 cm	n	15	15	15	15	15	15	15	15	10	10
	$\bar{x}$	6,18	6,10	2,83	2,79	3,75	3,65	1,05	1,06	1,11	1,06
	s	0,82	0,60	0,29	0,26	0,70	0,54	0,22	0,30	0,17	0,18
	VK	13,2%	9,7%	10,0%	9,4%	18,5%	14,8%	21,0%	28,4%	14,9%	16,7%
101–110 cm	n	11	11	11	11	11	11	10	10	11	11
	$\bar{x}$	6,27	6,18	2,95	2,88	3,81	3,68	1,21	1,28	1,18	1,23
	s	0,57	0,47	0,30	0,39	0,64	0,69	0,17	0,24	0,15	0,15
	VK	9,1%	7,6%	10,1%	13,7%	15,8%	16,5%	13,7%	19,0%	12,4%	13,2%
111–120 cm	n	21	21	21	21	20	20	20	20	15	15
	$\bar{x}$	6,88	6,90	3,07	3,03	4,37	4,20	1,18	1,16	1,25	1,20
	s	0,60	0,9	0,37	0,32	0,74	0,63	0,19	0,21	0,16	0,24
	VK	8,7%	13,4%	10,3%	10,4%	16,9%	15,0%	15,9%	18,4%	12,7%	17,7%

121–130 cm	n	29	29	29	29	28	28	28	28	22	22
	x̄	7,37	7,23	3,31	3,31	4,58	4,46	1,27	1,22	1,33	1,30
	s	0,59	0,55	0,30	0,32	0,73	1,10	0,27	0,38	0,20	0,20
	VK	8,0%	7,5%	9,1%	0,5%	16,0%	24,6%	21,0%	31,7%	14,7%	15,5%
131–140 cm	n	24	24	24	24	23	23	23	23	21	21
	x̄	7,65	7,57	3,35	3,33	4,96	4,97	1,30	1,26	1,29	1,26
	s	0,70	0,76	0,28	0,42	0,91	0,75	0,22	0,27	0,19	0,19
	VK	9,1%	10,0%	8,2%	12,7%	18,4%	15,1%	17,0%	21,7%	14,4%	14,7%
141–150 cm	n	33	33	33	33	32	32	32	32	25	25
	x̄	7,99	7,83	3,65	3,51	4,94	4,82	1,32	1,27	1,35	1,34
	s	0,68	0,76	0,47	0,38	0,80	0,84	0,20	0,21	0,15	0,14
	VK	8,6%	9,7%	12,8%	10,8%	16,1%	17,4%	15,2%	16,4%	10,9%	10,3%
> 150 cm	n	28	28	28	28	26	26	26	26	15	15
	x̄	8,79	8,80	3,97	3,91	5,43	5,33	1,45	1,43	1,42	1,39
	s	0,99	0,98	0,54	0,56	1,27	1,09	0,30	0,36	0,09	0,18
	VK	11,2%	11,2%	13,6%	14,4%	23,4%	20,5%	21,1%	25,0%	6,0%	13,1%
alle Körpergrößen	n	206	206	206	206	165	165	163	163	131	131
	x̄	6,95	6,85	3,15	3,09	4,46	4,49	1,26	1,24	1,26	1,25
	s	1,51	1,54	0,70	0,69	1,08	1,08	0,27	0,31	0,20	0,21
	VK	21,7%	22,4%	22,2%	22,2%	24,2%	24,0%	21,4%	24,8%	15,9%	16,8%

Tabelle 2. Mittelwerte, Standardabweichungen und Variationskoeffizienten der im Querschnitt gemessenen Nierenparameter für 10 Körpergrößenklassen (Abkürzungen wie in Tab. 1)

Körpergrößen-klassen		Breite		Tiefe		Mittelechobreite		Mittelechotiefe		Parenchymdicke	
		lN	rN	lN	rN	lN	rN	lN	rN	lN	rN
< 55cm	n	11	11	11	11						
	x̄	2,30	2,28	1,90	1,96						
	s	0,30	0,29	0,20	0,15						
	VK	14 %	12 %	13 %	8 %						
55– 70 cm	n	19	19	19	19	2	2	2	2	4	4
	x̄	2,80	2,74	2,18	2,12	1,75	1,80	0,85	0,90	0,95	1,05
	s	0,46	0,27	0,28	0,23	0,07	0,28	0,21	0,14	0,13	0,06
	VK	16 %	10 %	13 %	11 %	4 %	16 %	25 %	16 %	14 %	5 %
71– 85 cm	n	15	15	15	15	8	8	7	7	7	7
	x̄	2,95	2,94	2,49	2,41	2,16	1,81	0,96	1,00	0,97	1,03
	s	0,44	0,43	0,39	0,36	0,65	0,38	0,16	0,06	0,10	0,13
	VK	15 %	14 %	16 %	15 %	30 %	21 %	17 %	6 %	10 %	12 %
86–100 cm	n	15	15	15	15	15	15	15	15	10	10
	x̄	3,26	3,21	2,77	2,81	1,95	2,14	0,99	1,01	1,06	1,16
	s	0,52	0,35	0,31	0,28	0,45	0,45	0,23	0,34	0,16	0,11
	VK	16 %	11 %	11 %	10 %	23 %	21 %	23 %	33 %	16 %	9 %
111–120 cm	n	11	11	11	11	11	11	10	10	11	11
	x̄	3,62	3,49	2,80	2,66	2,24	2,21	1,17	1,10	1,17	1,14
	s	0,45	0,36	0,31	0,41	0,21	0,23	0,18	0,23	0,14	0,16
	VK	12 %	10 %	11 %	15 %	9 %	10 %	15 %	21 %	12 %	14 %
121–130 cm	n	29	29	29	29	28	28	28	28	22	22
	x̄	3,94	4,11	3,22	3,22	2,47	2,43	1,32	1,21	1,34	1,33
	s	0,80	0,40	0,64	0,35	0,63	0,40	0,24	0,25	0,19	0,20
	VK	20 %	10 %	20 %	11 %	25 %	16 %	18 %	21 %	14 %	15 %

131–140 cm	n	24	24	24	24	23	23	23	23	21	21
	$\bar{x}$	4,15	4,21	3,57	3,23	2,71	2,52	1,33	1,13	1,38	1,26
	s	0,37	0,43	0,47	0,25	0,45	0,40	0,21	0,21	0,24	0,15
	VK	9 %	10 %	9 %	8 %	17 %	16 %	21 %	19 %	12 %	12 %
141–150 cm	n	33	33	33	33	32	32	32	32	25	25
	$\bar{x}$	4,46	4,41	3,31	3,50	3,62	2,63	1,31	1,25	1,29	1,35
	s	0,39	0,51	0,30	0,37	0,45	0,48	0,28	0,23	0,16	0,16
	VK	9 %	11 %	13 %	11 %	17 %	18 %	16 %	18 %	18 %	12 %
> 150 cm	n	28	28	28	28	26	26	26	26	15	15
	$\bar{x}$	4,85	4,81	3,94	3,84	2,83	2,77	1,42	1,39	1,54	1,41
	s	0,52	0,58	0,56	0,61	0,52	0,66	0,30	0,40	0,16	0,16
	VK	12 %	12 %	14 %	16 %	18 %	24 %	21 %	29 %	10 %	11 %
alle Körpergrößen	n	206	206	206	206	165	165	162	162	130	130
	$\bar{x}$	3,83	3,82	3,09	3,03	2,50	2,44	1,25	1,18	1,28	1,27
	s	0,88	0,85	0,72	0,66	0,55	0,52	0,28	0,29	0,23	0,19
	VK	22,9%	22,4%	23,3%	21,9%	20,0%	21,4%	22,4%	24,3%	17,9%	15,0%

Tabelle 3. Mittelwerte, Standardabweichungen und Variationskoeffizienten der Nierenvolumina für 10 Körpergewichtsklassen (Abkürzungen wie in Tab. 1)

Körpergewichts-klassen		Volumen lN	Volumen rN	Volumen lN + rN
< 5 kg	n	17	17	17
	$\bar{x}$	11,7	11,3	23,2
	s	3,7	3,5	6,7
	VK	31,6	30,9	28,8
5,0– 7,4 kg	n	14	14	14
	$\bar{x}$	15,9	13,8	29,9
	s	6,0	3,2	8,5
	VK	37,7	23,2	28,4
7,5– 9,9 kg	n	11	11	11
	$\bar{x}$	22,0	19,4	49,4
	s	6,7	4,9	11,4
	VK	30,4	25,2	23,1
10,0–14,9 kg	n	16	16	16
	$\bar{x}$	29,3	28,5	57,8
	s	7,4	6,2	12,8
	VK	25,2	21,7	22,1
15,0–19,9 kg	n	21	21	21
	$\bar{x}$	36,7	35,5	72,2
	s	8,3	9,2	16,3
	VK	22,6	23,1	22,5
20,0–24,9 kg	n	32	32	32
	$\bar{x}$	49,6	48,4	98,8
	s	11,0	10,3	18,7
	VK	22,2	21,2	16,9
25,0–29,9 kg	n	32	32	32
	$\bar{x}$	57,1	53,3	110,3
	s	12,1	10,7	21,3
	VK	21,2	20,8	19,3
30,0–39,9 kg	n	31	31	31
	$\bar{x}$	62,9	62,6	123,2
	s	13,0	13,0	25,7
	VK	20,7	20,8	20,9
40,0–49,9 kg	n	19	19	19
	$\bar{x}$	84,1	84,1	166,8
	s	24,4	26,8	50,2
	VK	29,0	31,8	30,1
> 50 kg	n	12	12	12
	$\bar{x}$	102,2	96,5	198,6
	s	22,2	20,8	50,4
	VK	21,7	21,6	25,4
alle Körpergewichte	n	206	206	206
	$\bar{x}$	49,5	47,8	96,9
	s	27,6	27,8	54,3
	VK	55,8	58,2	56,0

breiterung des Nierenparenchyms, verbunden mit einer Zunahme des Nierenvolumens (s. Abb. 5 b), kann für eine floride glomeruläre oder interstitielle Erkrankung, für leukämische Infiltrate und – bei Vorliegen einer Einzelniere – für eine kompensatorische Hypertrophie sprechen. Treten zusätzlich noch Reflexe im Parenchym auf, so sind diese Veränderungen meist durch kleine Nekrosen bedingt, wie wir es beim hämolytisch urämischen Syndrom, bei perakuter Glomerulonephritis und bei schwerer Pyelonephritis beobachtet haben.

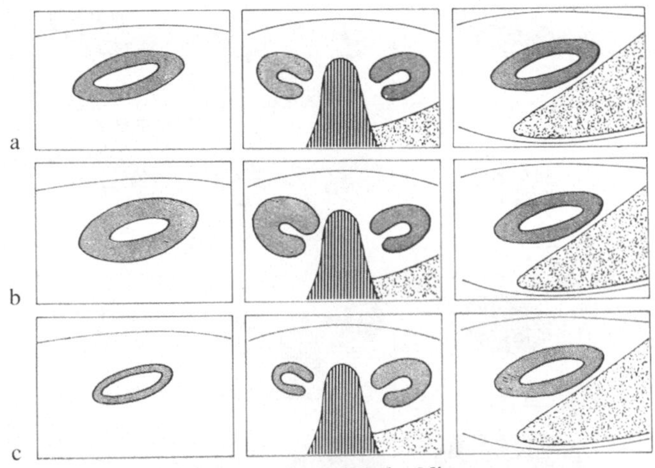

Abb. 5 a–c. Größenveränderungen der Niere

Eine deutliche Verschmälerung des Nierenparenchymsaums, verbunden mit einer Verminderung des Nierenvolumens, finden wir bei chronisch vaskulären, glomerulären und interstitiellen Erkrankungen ebenso wie bei der Hypoplasie und der Dysplasie der Niere (Abb. 5 c). Sonographisch sind diese Krankheiten kaum zu differenzieren.

Das Schallbild des Parenchyms kann durch das Auftreten von Reflexen verändert sein. Liegen nur einzelne sehr helle Reflexe vor, so kann dieser Befund für Verkalkungen sprechen, die in Abhängigkeit von ihrer Größe zusätzlich auch einen Schallschatten verursachen können.

Findet man im Parenchym pathologisch großer Nieren zahlreiche Reflexe und sind diese Nieren vermehrt schalldurchlässig, so spricht dieser Befund für eine kleinzystische Nierendegeneration. Ebenfalls sehr reflexreich kann das Parenchym bei chronischen Umbauprozessen sein, hier ist jedoch die Schallschwächung eher vermehrt. Bei Abstoßungskrisen bilden sich die normalerweise nicht nachweisbaren Pyramiden in den stark vergrößerten Nieren ab [21].

Bereits kleine Flüssigkeitsmengen im intrarenalen Abschnitt des Nierenbeckens zeichnen sich sonographisch innerhalb des Mittelechos ab (Abb. 6 a). Die Tiefenausdehnung dieser Flüssigkeitsansammlung im intrarenalen Abschnitt des Nierenbeckens vermessen wir als Spalttiefe. Bei gesunden Nieren fanden wir nur bei 5% eine Spalttiefe, und diese war immer kleiner als 1 cm. Dieser Befund entspricht häufig der radiologischen Diagnose eines ampullären Nierenbeckens, kann aber auch durch eine starke Diurese, z. B. nach Lasixgabe, verursacht sein. Zugleich kann er vorliegen bei einer subpelvinen oder prävesikalen Stenose 1. Grades. Nimmt die Harntransportstörung zu, so kommt es zur Vergrößerung des Nierenvolumens und der Spalttiefe (Abb. 6b, c). Bei schwerer Hydronephrose ist nur noch ein Flüssigkeitssack darstellbar (Abb. 6d). Das Ausmaß der Harntransportstörung läßt sich

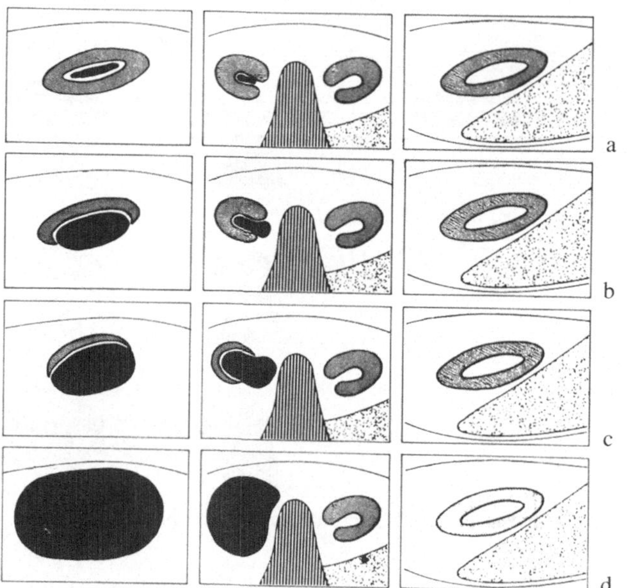

Abb. 6a–d. Veränderungen des Sonogramms bei Harntransportstörungen unterschiedlichen Schweregrades

also durch das Nierenvolumen und die Spalttiefe quantifizieren, was für Verlaufsuntersuchungen außerordentlich bedeutsam ist. Bei schweren Hydronephrosen kann man in der Regel davon ausgehen, daß prävesikale Stenosen eine geringere Volumenzunahme verursachen als subpelvine. Häufig gelingt es, bei prävesikalen Stenosen den proximalen Anteil des Ureters am kaudalen Nierenende als schlauchförmiges Gebilde darzustellen.

Eine Zweiteilung des Nierenbeckens ist sonographisch erkennbar an der Zweiteilung des Mittelechokomplexes im Längsschnitt und dem entsprechend 2maligen Auftreten medial randständiger Mittelechokomplexe im Querschnitt. Die Diagnose einer Doppelniere mit Harnwegsobstruktion ist wesentlich leichter als die einer Doppelniere ohne Abflußbehinderung. Die Veränderung in der betroffenen Nierenhälfte entspricht den oben beschriebenen. Bei hochgradiger Obstruktion zeigt sich in der Regel am oberen Pol ein zystisches Gebilde. Im Unterschied zu Raumforderungen im Nebennierenbereich ist hierbei die Nierenachse bezogen auf die Körperoberfläche nicht verändert.

Liegt eine schwere Form der Malrotation vor, kann die Darstellung des Mittelechokomplexes schwierig sein. Auch bei Abstoßungskrisen beobachtet man gelegentlich das Fehlen des Mittelechokomplexes. Eine auffallende Verdickung des Mittelechos spricht für eine Lipomatose des Sinus renalis. Zeigen sich im Mittelechokomplex außergewöhnlich helle Reflexe mit entsprechender ventraler Konturunterbrechung, so weist dieser Befund auf einen Nierenbeckenstein hin. Am Rande sei erwähnt, daß Harnleitersteine in der Regel an der Harnwegsobstruktion erkannt werden können, insbesondere wenn die sonographische Untersuchung während einer Kolik erfolgt.

Die Verschieblichkeit der Niere ist sonographisch leicht zu ermitteln. Eine aufgehobene Atemverschieblichkeit haben wir bei schweren interstitiellen Nephritiden, bei Nierenkarbunkeln und paranephritischen Abszessen beobachtet.

Kleine Raumforderungen, die im Nierenparenchym lokalisiert sind und das Mittelecho sowie die Außenkontur nicht verändern, können diagnostiziert werden,

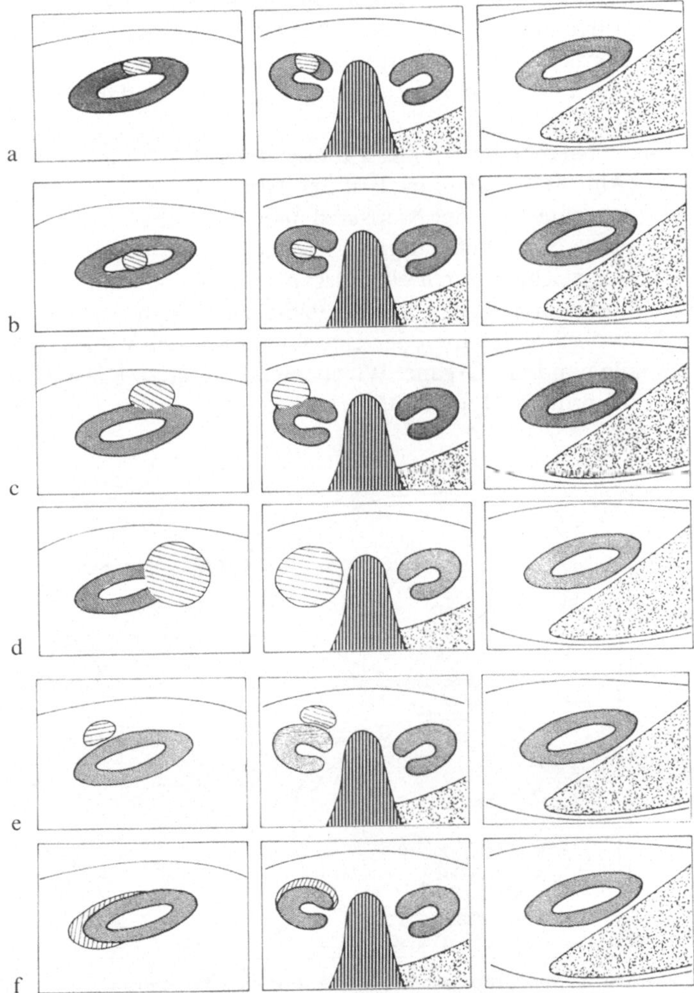

Abb. 7 a–f. Renale und pararenale Raumforderungen: **a** im Parenchym, **b** im Mittelecho, **c** mit Konturveränderung der Niere, **d** am oberen Nierenpol, **e** pararenal, **f** perirenal

wenn sie sich in ihrem Schallverhalten vom umgebenden Nierenparenchym unterscheiden (Abb. 7a). Sie können jedoch auch nur eine Veränderung des Mittelechokomplexes bewirken (Abb. 7b). Im Kindesalter zeigt sich letzterer Befund jedoch auch häufig, wenn lediglich eine Parenchymbrücke vorliegt. Daneben kann eine Raumforderung eine umschriebene Vorwölbung der Nierenkontur hervorrufen (Abb. 7c). Tritt sie am oberen Pol in Erscheinung und hat sie eine zystische Konsistenz, so ist außer an eine Nierenzyste auch an eine Doppelniere mit hydronephrotischem oberen Anteil zu denken (Abb. 7d). Besonders geeignet ist die Sonographie zur Darstellung pararenaler Raumforderungen. So führt z. B. ein paranephritischer Abszeß zu einer umschriebenen Raumforderung neben der Niere (Abb. 7e). Tritt eine Doppelkontur um die Niere oder um Teile der Niere in Erscheinung, so spricht dieser Befund für eine Perinephritis oder für ein perirenales Hämatom (Abb. 7f). Daß die Methode derartige Prozesse sicher erfaßt, zahlt sich in der Diagnostik des Nierentraumas und in der Verlaufsbeobachtung nach perkutanen Eingriffen an der Niere aus. Retroperitoneale Hämatome, die nach perkutanen Nierenbiopsien und Nephrostomien auftreten können, sind damit frühzeitig zu diagnostizieren und in ihrem Verlauf zu beurteilen, so daß diese Eingriffe risikoärmer geworden sind.

Nierentumoren klassifizieren wir gemäß dem sonographischen Bild in 4 Stadien (Abb. 8). Im Stadium 1 ist der Tumor auf eine normal große Niere beschränkt, regelrechte Teile der Niere sind noch erkennbar. Im Stadium 2 ist in der Regel die gesamte Niere befallen. Das Nierenvolumen ist mäßig vergrößert. Stadium 3 ist gekennzeichnet durch eine Organverlagerung aufgrund des großen Tumorvolumens. Im Stadium 4 zeigt sich zusätzlich zur Organverlagerung entweder eine Infiltration in Nachbarorgane oder eine Okklusion der V. cava inferior oder eine Metastasierung anderer Organe. Wir meinen, daß diese Klassifikation die Entscheidung über die primäre Operabilität erleichtert. Die exakte Vermeßbarkeit des Tumors erlaubt

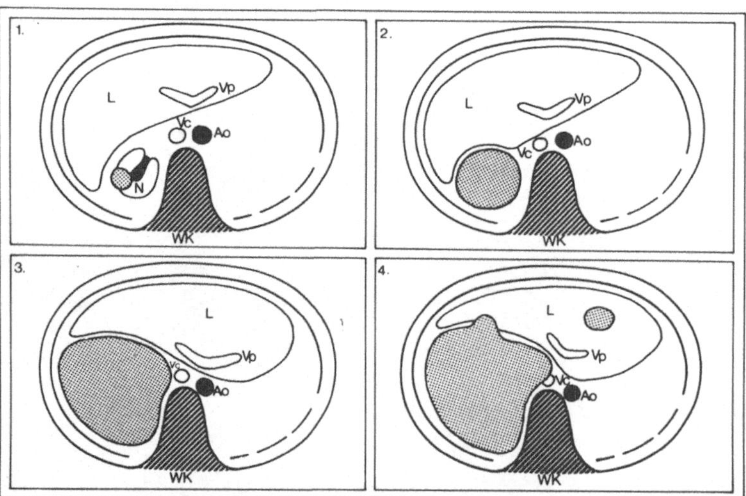

Abb. 8. Sonographische Klassifikation von Nierentumoren: *1.* Tumor auf Teil der Niere beschränkt, *2.* Nierenvolumen durch Tumor vergrößert, *3.* Organverlagerung infolge der Tumorgröße, *4.* Infiltration und/oder Metastasierung durch Tumor

eine Verlaufsbeurteilung, die bei präoperativer Therapie wesentliche Rückschlüsse auf die mögliche Ätiologie des Tumors zuläßt.

Wenden wir uns nun dem unteren Harntrakt zu. Sonographisch lassen sich leicht die optisch größte Längs- und Querschnittfläche der gefüllten Harnblase darstellen und die Länge, Breite und Tiefe der Harnblase vermessen. Über eine Ellipsoidformel kann das Harnblasenvolumen ermittelt werden. Nach vollständiger Entleerung ist die Harnblase nicht mehr abbildbar. Bereits kleine Restharnmengen von 5–10 ml sind sicher nachzuweisen. In einem Kollektiv von 120 urologisch gesunden Kindern konnten 106 Kinder, also 88%, die Blase restharnfrei entleeren [54]. Subtrahiert man vom Ausgangsvolumen das Restharnvolumen, so kann das Miktionsvolumen leicht berechnet werden. Der Vergleich zwischen dem so berechneten und im Meßglas ermittelten Miktionsvolumen erlaubt eine individuelle Korrektur der Volumenbestimmung. Die Kenntnis des Ausgangsvolumens, des Miktionsvolumens und des Restharns ist für die Diagnostik bedeutsam. Kleine Restharnmengen bei großem Miktionsvolumen können auf falschem Miktionsmodus beruhen, wie man es vom Lazy-bladder-Syndrom kennt. Bei neurogengestörten Blasen ist bekannt, daß das Risiko, an einer Harnwegsinfektion zu erkranken, erheblich steigt, wenn das Restharnvolumen 30% des Ausgangsvolumens übersteigt. Folglich kann durch die Quantifizierung des Restharns das therapeutische Vorgehen sicherer gesteuert werden.

Neben der Restharnbestimmung erbringt die Messung der Harnblasenwanddikke wichtige diagnostische Informationen (Abb. 9b). Selbst bei schweren infravesikalen Obstruktionen kann gelegentlich die Harnblase restharnfrei entleert werden, wenn durch Hypertrophie der Harnblasenmuskulatur die infravesikale Obstruktion kompensiert wird. Eine Verdickung der Harnblasenwand kann jedoch auch durch eine Zystitis bedingt sein. Normwerte der Harnblasenwanddicke liegen nicht vor. Von einer verdickten Harnblasenwand sprechen wir bei >0,5 cm. Tritt ein heller Reflex im Harnblasenlumen auf, der zudem lageveränderlich ist und einen Schallschatten verursacht, so liegt ein Harnblasenstein vor (Abb. 9c). Zeigen sich postoperativ multiple Reflexe im Blasenlumen, so spricht dieser Befund für eine Harnblasentamponade (Abb. 9d). Ähnliche Befunde haben wir bei Kindern mit Myelomeningozele beobachtet, deren Blase ausgeschaltet war und bei denen eine Pyocystis vorlag.

Megaureteren stellen sich dorsal der Harnblase im Querschnitt als kreisförmige, im Längsschnitt als schlauchförmige Areale dar (Abb. 10a). Eine Verwechslung mit Dünndarmschlingen ist möglich. Anders als beim Megaureter läßt sich bei der Ureterozele die Vorwölbung des distalen Megaureteranteils in das Blasenlumen nachweisen (Abb. 10b). Stellt sich im Längsschnitt kranial der Harnblase an der ventralen Bauchwand eine Raumforderung dar, so kann dieser Befund für eine Urachuszyste sprechen (Abb. 10c). Differentialdiagnostisch muß jedoch die enge topographische Beziehung zwischen kranialem Blasenabschnitt und Dünndarm berücksichtigt werden. So haben wir bei einem Meckel-Divertikel und bei einem in die Blase perforierten M. Crohn ähnliche Befunde erheben können. Die Darstellung von Divertikeln ist sonographisch schwierig. Es lassen sich allenfalls große nachweisen, die als zystische Gebilde neben der Blase in Erscheinung treten (Abb. 10d). Ein Nachweis nach der Miktion ist undurchführbar, da dann dieser Bereich von lufthaltigen Darmschlingen überlagert und eine Beurteilung nicht mehr möglich ist.

Der Nachweis einer Raumforderung im Bereich des Douglas gelingt nur bei maximal gefüllter Harnblase. Hierbei zeigt sich eine Raumforderung im kranialen Abschnitt der Harnblase (Abb. 11 a). Eine chronische Obstipation führt im Sonogramm zu einer Eindellung der Blase durch eine schlauchförmig dorsal der Harnblase gelegene Raumforderung (Abb. 11 b). Bei schwerer Obstipation kommt es hingegen nur zur Darstellung der ventralen Rektumwand mit dahinterliegendem Schallschatten. Kleine Raumforderungen des Ovars können sich sonographisch dorsal der Harnblase abbilden (Abb. 11 c). Sie steigen jedoch bei Größerwerden aus dem Becken heraus und treten dann mittelständig kranial der Blase in Erscheinung. Findet man dorsal der Harnblase bei einem neugeborenen Mädchen eine zystische Raumforderung, die vom Beckenboden bis über die Blase reicht, so spricht dieser Befund für eine Hydrometrokolpos. Hier sichert allein die Inspektion des Genitales die Diagnose.

Die skizzierten Aussagemöglichkeiten der Sonographie stellen eine wesentliche Ergänzung des klinischen Befundes dar. Sie haben Einfluß auf die Indikation und den Ablauf der nachfolgenden Diagnostik, weil die Fragestellung präzisiert werden

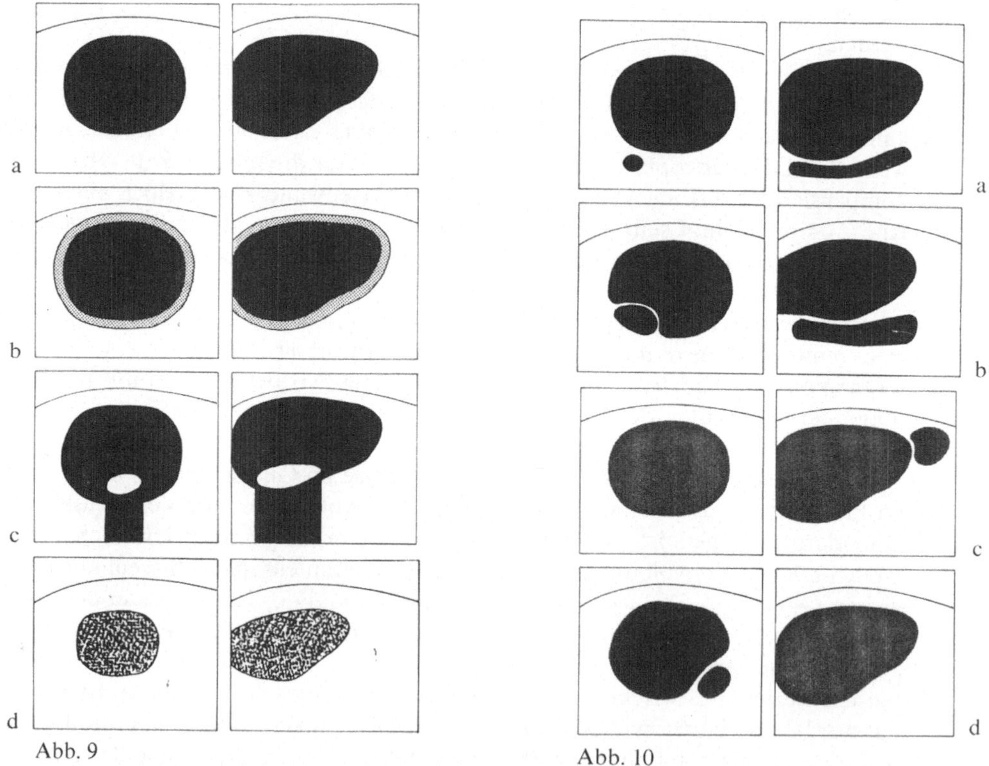

Abb. 9

Abb. 10

Abb. 9a–d. Veränderungen des Sonogramms der Harnblase: **a** normale Harnblase, **b** verdickte Harnblasenwand, **c** Harnblasenstein, **d** Pyocystis/Harnblasentamponade

Abb. 10a–d. Paravesikale Raumforderungen im Sonogramm: **a** Megaureter, **b** Megaureter mit Ureterozele, **c** Urachuszyste, **d** Blasendivertikel

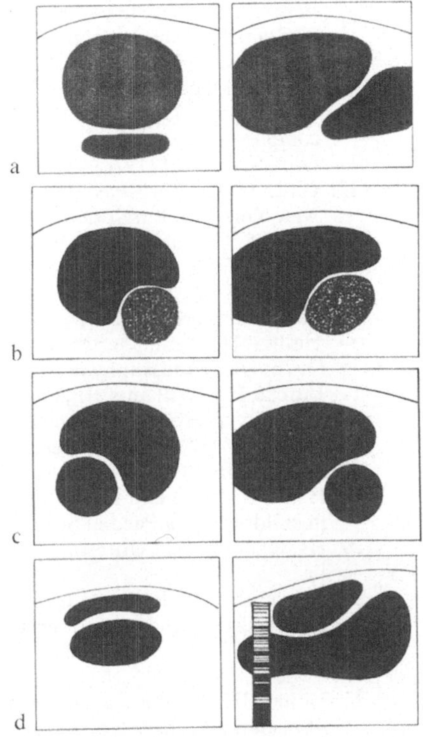

Abb. 11a–d. Harnblase bei Raumforderungen im Unterbauch: **a** Douglas-Abszeß, **b** Obstipation, **c** Ovarialzyste, **d** Hydrometrokolpos

kann. Sie haben auch Einfluß auf die Konsequenzen, die aus einem klinischen Befund gezogen werden, da aufgrund der Risikolosigkeit der Sonographie jedem klinischen Verdacht uneingeschränkt nachgegangen werden kann.

Literatur

1. Alzen G (1977) Volumenbestimmungen mit Ultraschall an isolierten Nieren. Med Diss Mainz
2. Alzen G, Gutjahr P, Weitzel D (1980) Ultraschall-Untersuchungen von Wilms-Tumoren Stadium II–IV während der präoperativen Therapie. Klin Pädiatr 192:117–122
3. Babcock JR, Shkolnik A, Cook W (1979) Ultrasound-guided percutaneous nephrostomy in the pediatric patient. J Urol 121:327–329
4. Bearman SB, Hine PL, Sanders RC (1976) Multicystic kidney: a sonographic pattern. Radiology 118:685–688
5. Berger LA (1979) Grey scale ultrasound demonstration of ureterocele and hydroureter. Br J Radiol 52:760–761
6. Berger PE, Munschauer RW, Kuhn JP (1980) Computertomography and ultrasound of renal and perirenal diseases in infants and children. Pediatr Radiol 9:91–99
7. Boineau FG, Rothman J, Lewy JE (1975) Nephrosonography in the evaluation of renal failure and masses in infants. J Pediatr 87:195–201
8. Bolton WK, Tully RJ, Lewis EJ, Ranninger K (1974) Localisation of the kidney for percutaneous biopsy: a comparative study of methods. Ann Int Med 81:151–164

9. Bryan PJ (1975) Ultrasound in the diagnosis of congenital hydronephrosis due to obstruction of pelviureteric junction. Urology 5:17–20
10. Conrad MR, Sanders RC, Mascardi AD (1977) Perinephric abscess aspiration using ultrasound guidance. AJR 128:459–464
11. Cunningham JJ (1979) Nonobstructive fragmentation of central renal pyelocalyceal echo complex. Urology 13:99–101
12. Edell S, Zegel H (1978) Ultrasonic evaluation of renal calculi. AJR 130:201–265
13. Gates GF (1978) Atlas of abdominal ultrasonography in children. Churchill Livingstone, New York Edinburgh London
14. Goh TS, Lesquesne GW, Wong K (1978) Severe infiltration of the kidneys with ultrasonic abnormalities in acute lymphoblastic leukemia. Am J Dis Child 132:1204–1205
15. Goldberg BB, Meyer H (1973) Ultrasonically guided suprapubic urinary bladder aspiration. Pediatrics 51:70–74
16. Hallter TO, Schneider M, Kassner G, Staiano SJ, Noyes MB, Campos EN, McPerson H (1977) Ultrasonography in pediatric gynecology and obstetrics. AJR 128:423
17. Harcke HT, Williams JL (1980) Evaluation of neonatal renal disorders: A comparison of excretory urography with scintigraphy and ultrasonography. Ann Radiol 23:109–113
18. Harrison NW, Parks C, Sherwood T (1976) Ultrasound assessment of residual urine in children. Br J Urol 47:805–814
19. Hasch E (1974) Ultrasound in the investigation of disease of the kidney and urinary tract in children. Acta Paediat Scand 63:42–48
20. Hassani N (1977) Ultrasonography of the abdomen. Springer, New York Heidelberg Berlin
21. Heckemann R, Rehwald U, Jakubowski HD, Donhuijsen K, Schaller E (1981) Sonographische Zeichen der Nierentransplantat-Abstoßung. In: Rettenmaier HG, Loch G, Hansmann M, Trier HG (Hrsg) Ultraschalldiagnostik in der Medizin. Thieme, Stuttgart, S 36–37
22. Holm HH, Kristensen JK, Rasmussen SN, Pedersen JF, Walter JP (1976) Abdominal ultrasound. Munksgaard, Copenhagen
23. Hünig R (1970) Ultraschalluntersuchungen am kindlichen Abdomen. Helv Paediatr Acta (Suppl) 24:1
24. Hünig R (1976) Ultrasonic diagnosis in pediatrics: the state of the ultrasonic diagnosis in pediatrics today. Pediat Radiol 4:108–116 und 175–185
25. Hünig R, Kinser J (1973) Ultrasonic diagnosis of Wilms' tumors. AJR 117:119–127
26. Hyman RA, von Micsky LI, Finby N (1972) Ovarian teratoma in children. Diagnostic ultrasonic and roentgenographic correlation. AJR 116:673–676
27. Kay CT, Rosenfield AT, Taylor KJW, Rosenberg MA (1979) Ultrasonic characteristics of chronic atrophic pyelonephritis. AJR 132:47–49
28. Kratochwil A (1977) Ultraschalldiagnostik in der Inneren Medizin, Chirurgie und Urologie. Atlas und Lehrbuch. Thieme, Stuttgart
29. Krestel E (1980) Bildgebende Systeme für die Diagnostik. Grundlagen, Technik, Bildgüte. Siemens AG, Berlin München
30. Lippe BM, Sample WF (1978) Pelvic ultrasonography in pediatric and adolescent endocrine disorders. J Pediatr 92:897–902
31. Lorenz D, van Kaick G, Kilian J (1978) Ultraschalluntersuchungen von Zystennieren. Spontane Selbstdrainage einer großen Nierenzyste im Kindesalter. ROEFO 129:649–650
32. Lutz H (1978) Ultraschalldiagnostik in der Inneren Medizin. Lehrbuch und Atlas. Springer, Berlin Heidelberg New York
33. McLean GK, Edell EL (1978) Determination of bladder volume by grey scale ultrasonography. Radiology 128:181–182
34. Metreweli C, Garell L (1980) The echographic diagnosis of infantile renal polycystic disease. Ann Radiol 23:103–107
35. Minneau DE, Kohler PR (1979) Ultrasonic diagnosis of neonatal adrenal haemorrhage. AJR 192:443–444
36. Moskowitz PS, Barbara M, Carroll A, McCoy JM (1980) Ultrasonic renal volumetry in children. Radiology 134:61–64

37. Pedersen JF, Bartrum RJ, Grytter C (1975) Residual urine determination by ultrasonic scanning. AJR 125:474–478
38. Pedersen JF, Cowan DF, Kristensen JK, Holm HH, Hancke S, Jensen F (1976) Ultrasonically guided percutaneous nephrostomy. Report of 24 cases. Radiology 119:429–431
39. Rasmussen SN, Haase L, Kjeldren H, Hancke S (1978) Determination of renal volume by ultrasound. JCU 6:160–164
40. Rose JS, McCarthy J, Yeh HC (1979) Ultrasound diagnosis of ectopic ureterocele. Pediatr. Radiol. 8:17–20
41. Rosenberg ER, Trought WS, Kirks DR, Summer TE, Grossman H (1980) Ultrasonic diagnosis of renal vein thrombosis in neonates. AJR 134:35–38
42. Rosenfield AT, Taylor KJW, Dember AG, Jacobson P (1979) Ultrasound of renal sinus: New observations. AJR 133:441–448
43. Rosenfield AT, Lipson MH, Wolf B, Taylor KJW, Rosenfield NS, Handler E (1980) Ultrasonography and nephrotomography in the presymptomatic diagnosis of dominantly inherited polycystic kidney disease. Radiology 135:423–427
44. Sample WF, Gyepes MT, Ehrlich RM (1977) Gray scale ultrasound in pediatric urology. J Urol 117:518–526
45. Sample WF, Lippe BM, Gyepes MT (1977) Gray scale ultrasound of the normal female pelvis. Radiology 25:477–480
46. Sanders RC, Bearman S (1973) B-Scan ultrasound in the diagnosis of hydronephrosis. Radiology 108:375–379
47. Schneider M, Becker JA, Staiano S, Campos F (1976) Sonographic correlation of renal and perirenal infections. AJR 127:1007–1014
48. Shkolnik A (1977) B-Mode ultrasound and nonvisualizing kidney in pediatrics. AJR 128:121–125
49. Summer T, Friedland GW, Parker B, Thomas J, Crowe J, Resnick M (1978) Preoperative diagnosis of unilateral multicystic kidney with hydropelvis. Urology 11:519–522
50. Teele RL (1977) Ultrasonography of the genitourinary tract in children. Radiol Clin North Am 15:109–127
51. Thomas JL, Summer TE, Crowe JE (1978) Neonatal detection and evaluation of infantile polycystic disease by gray scale echography. JCU 6:342–344
52. Tröger J, Weitzel D, Blagojevic S, Straub E (1977) Die Bedeutung der Ultraschalldiagnostik für die Feststellung und Verlaufsbeurteilung von obstruktiven Uropathien. Monatsschr Kinderheilkd 125:332–333
53. Weitzel D (1977) Nierenvolumenbestimmungen im Kindesalter. In: Kratochwil HA, Reinhold E (Hrsg) Ultraschalldiagnostik. Thieme, Stuttgart, S 183–184
54. Weitzel D (1978) Untersuchungen zur sonographischen Organometrie im Kindesalter. Med Habil, Mainz
55. Weitzel D (1980) Ultrasonic diagnosis in children with vesico-ureteric reflux. Ann Radiol 23:99–102
56. Weitzel D, Alzen G (1975) Zur Bedeutung des Ultraschall-Schnittbildverfahrens für die nephrologisch-urologische Diagnostik im Kindesalter. Monatsschr Kinderheilkd 123:147–157
57. Weitzel D, Bahlmann J, Otto P (1974) Die Wertigkeit der Sonographie für die Diagnostik von Zystennieren. Dtsch Med Wochenschr 99:1587–1593
58. Weitzel D, Blagojevic S (1977) Zur Bedeutung sonographischer Restharnbestimmungen im Kindesalter. In: Kratochwil HA, Reinhold E (Hrsg) Ultraschalldiagnostik. Thieme, Stuttgart, S 187–188
59. Weitzel D, Tröger J, Straub E (1977) Renal sonography in pediatric patients: a comparative study between sonography and urography. Pediatr Radiol 6:19–26
60. Weitzel D, Tröger J, Blagojevic S, Straub E (1977) Sonographie: Eine Screening-Methode für Harnwegsmißbildungen. Monatsschr Kinderheilkd 125:345–346
61. Zeis PM, Spigos D, Samayo C, Capek V, Aschinberg LC (1976) Ultrasound localisation for percutaneous renal biopsy in children. J Pediatr 89:263–265

4.1.2 Röntgen

J. Tröger

Die konventionelle Röntgenuntersuchung der Nieren und der ableitenden Harnwege beinhaltet – unabhängig von den zahlreichen Modifikationen der einzelnen Untersuchungstechniken:

Abdomenleeraufnahme,
Ausscheidungsurogramm,
Miktionszystourethrogramm (MCU)
retrogrades Urethrogramm,
Punktion und Kontrastmittelfüllung flüssigkeitsgefüllter Hohlräume,
Angiographie und
retrogrades Pyelogramm.

Die Pneumoretroperitoneographie ist obsolet. Das retrograde Pyelogramm ist durch die gute Darstellung der ableitenden Harnwege mit den i. v. applizierten modernen Kontrastmitteln nur noch sehr selten indiziert und bedarf wegen seiner hohen Komplikationsrate der strengsten Indikationsstellung. Selbstverständlich bedeuten unklare tumorverdächtige Befunde im Bereich des Ureters, eine Ureterknospe und andere seltene Differentialdiagnosen weiterhin eine Indikation zum retrograden Pyelogramm. Die Punktion und Kontrastmittelfüllung flüssigkeitsgefüllter Hohlräume (z. B. stumme Niere im Ausscheidungsurogramm, im Schall Befund einer Harntransportstörung) dient einmal der sicheren Lokalisation der Obstruktion und stellt andererseits eine erste Therapie mit der Möglichkeit der Nierenentlastung dar. Außerdem kann über diese perkutane Nephrostomie später die Restnierenfunktion nach einer Erholungsphase bestimmt werden. Die Punktion einer großen Nierenzyste und der Versuch einer Verödung mit Lipiodol stellen ebenfalls einen therapeutischen Eingriff dar. Die Angiographiehäufigkeit ist durch die Sonographie und die Computertomographie stark zurückgegangen. Sie wird fast ausschließlich präoperativ auf Wunsch des Operateurs zur Darstellung der Gefäßversorgung eines Tumors durchgeführt. Perkutane Nephrostomie, Zystenpunktion inkl. Verödungsversuch und Angiographie sollen im weiteren ausgespart bleiben und überwiegend die röntgenologischen Basisuntersuchungen (Ausscheidungsurogramm und MCU) der nephrologisch-urologischen Diagnostik dargestellt werden. Neben der Strahlenbelastung [5, 6] stellen v. a. die Nebenwirkungen der i. v. verabreichten jodierten Kontrastmittel die größten Risiken dar. Nach Reither [5] ist die Gonadenbelastung wesentlich geringer als in früheren Studien angenommen (hier wurden oft die Daten aus der Erwachsenenmedizin übernommen). Besondere Bedeutung hat hierbei

Tabelle 1. Mittlere Gonadendosis (mrd)[a] bei MCU und i.v.-Pyelogramm [5]

Jahre	MCU		i.v.-Pyelogramm	
	m.	w.	m.	w.
0–2	87	48	2[b]	130
2–6	51	20	2[b]	149
>6	56	29	2[b]	154

[a] 1 mrd = 0,01 mGy
[b] Mit Hodenkapsel

die unterschiedliche Größe der Strahlenbelastung für die verschiedenen Altersgruppen (Tabelle 1).

Die Abdomenleeraufnahme läßt folgende Beurteilung zu:

- Nieren als Weichteilschatten: Lage, Größe, Form,
- Dichteunterschiede im Niereneigenschatten.
- (von der Norm abweichende) Dichteunterschiede außerhalb des Nierenschattens,
- Verteilung der Darmluft,
- Weichteilkonturen und
- Skelettbeurteilung.

Die Dichteunterschiede in und außerhalb des Nierenschattens, insbesondere der Nachweis kalksalzhaltiger Areale stellen eine Domäne des Leerbildes dar, da oft Nieren- und Ureterkonkremente beim Ausscheidungsurogramm durch das Kontrastmittel überlagert sind. Meist ist schon auf dem Leerbild der Unterschied zwischen einer Nephrokalzinose und einem Hohlsystemkonkrement sichtbar. Durch gedrehte Aufnahmen und mittels der anschließenden Ausscheidungsurographie werden Fremdkörper, Darminhalt, verkalkte mesenteriale Lymphknoten, rudimentäre Rippen, Gallensteine und Verkalkungen der Knorpelknochengrenze der Rippen (v. a. beim größeren Mädchen) abgetrennt. Des weiteren müssen der extrarenale Tumorkalk und eine Nebennierenverkalkung nach einer Blutung differenziert werden (Tabelle 2). Die meist spritzartigen, einzeln oder in Gruppen gelegenen Verkalkungen des Neuroblastoms, die in ca. 50% der Fälle zu erwarten sind, sind schon auf der Leeraufnahme gut von den wesentlich selteneren (unter 10%) zahnartigen Verkalkungsbezirken des Wilms-Tumors zu trennen.

Tabelle 2. Verdichtungen in Projektion auf den Nierenschatten

Nephrokalzinose	Fremdkörper
Konkrement	Darminhalt
Tumorkalk	Verkalkter Mesenteriallymphknoten
	Rudimentäre Rippe
	Isolierter Querfortsatz
	Gallenstein
	Verkalkungen der Rippenknorpel
	Tumorkalk
	Nebennierenverkalkung

Gesamtverkalkungen beider Nieren können bei Oxalose auftreten, isolierte Verkalkungen im Bereich der Sammelrohre deuten auf eine Markschwammniere hin. Hierbei lassen sich dann im Urogramm die aufgeweiteten Sammelrohre darstellen.

Dichte und Form eines schattengebenden Konkrements können nur auf der Leeraufnahme ausreichend sicher beurteilt werden, da später durch Kontrastmittelüberlagerung eine Beurteilung erschwert oder gar unmöglich ist.

Tabelle 3. Massenabsorptionskoeffizient [3]

Xanthin	0,018
Harnsäure	0,019
Wasser	0,026
Harnsaures Natron	0,035
Zystin	0,07
Tripelphosphate	0,09
Oxalsaurer Kalk	0,15
Phosphorsaurer Kalk	0,16
Kohlensaurer Kalk	0,19

Die Dichte eines Konkrements ist abhängig von der Massenabsorption seiner Salze (Tabelle 3). Auf dem Leerbild sind nur Konkremente mit einer deutlich über der des Wassers liegenden Massenabsorption zu erkennen. Selbst Zystinsteine sind gelegentlich auf dem Leerbild nicht zu erkennen, während man auf den Schichtaufnahmen dann Halbschatten nachweisen kann bzw. im Ausscheidungsurogramm die den Konkrementen entsprechenden Aussparungen erkennt. Neben der Dichte kann auch die Form eines Konkrements beim Versuch einer radiologischen präoperativen Bestimmung der Steinzusammensetzung benutzt werden. Uratsteine sind meist rundlich bis oval, Oxalatsteine stern- und maulbeerförmig und Phosphatsteine stellen sich gern als Ausgußstein – auch Korallenstein genannt – dar (Abb. 1a, b). Es kann als Regel gelten, daß die rundlichen Uratsteine wesentlich später klinische Symptome hervorrufen als die gezackten Oxalatsteine. Uratsteine werden häufig auch bei erheblicher Größe umflossen, während die Oxalatsteine sehr frühzeitig Koliken verursachen.

Der präoperativen röntgenologischen Bestimmung der Steinzusammensetzung und der Steinform sind dadurch Grenzen gesetzt, daß einerseits sekundäre Einlage-

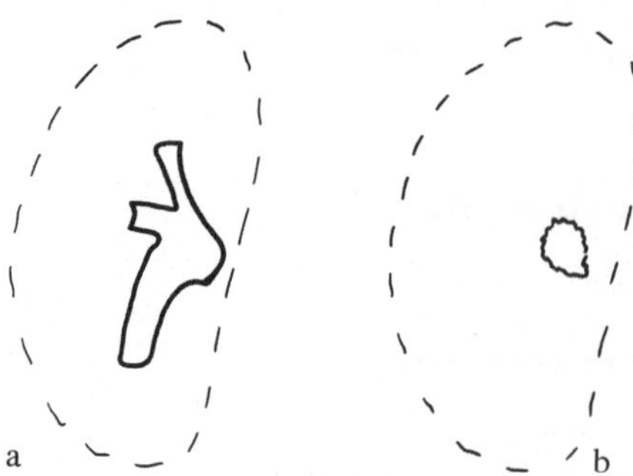

Abb. 1a, b. Nierensteine. **a** Korallenstein bzw. Ausgußstein: Phosphatstein. **b** Maulbeerförmiger Oxalatstein

rungen von Kalziumsalzen bei primär nichtschattengebenden Konkrementen und andererseits Anlagerungen nichtschattengebender Anteile an kalksalzhaltige Konkremente häufig sind. Hierdurch verwischen sich die Dichteunterschiede, und Größe und Form des operativ entfernten Konkrements weichen von der röntgenologisch bestimmten ab.

Ist die Nierenregion durch Darminhalt überlagert, kann durch Luftfüllung des Magens oder eine Aufnahme mit fußwärts gekipptem Zentralstrahl eine bessere, überlagerungsfreie oder überlagerungsärmere Darstellung der Nierenregion erreicht werden [2]. Allerdings wird durch die Luftfüllung des Magens (z. B. Sprudel) die weitere Durchführung des Urogramms erheblich behindert, da die Passage dieser Luft in den Dünndarm die weitere Beurteilung stark beeinträchtigt. Deshalb ist

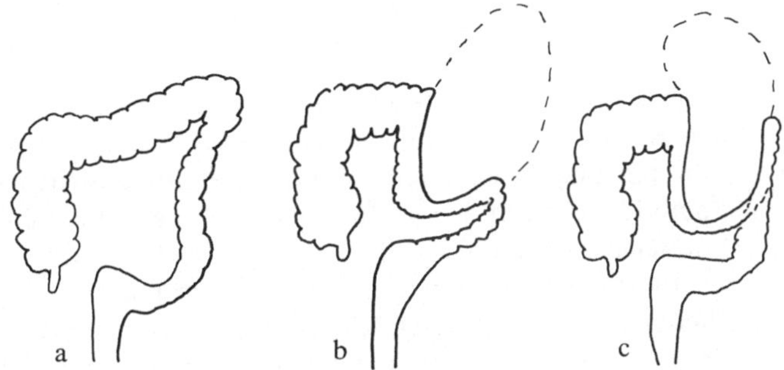

Abb. 2. a Normal gelegenes Kolon. **b** Verlagerung des Kolons bei Milztumor. **c** Verlagerung des Kolons bei Nierentumor

es meist sinnvoller, die Aufnahme mit kaudal gekipptem Zentralstrahl durchzuführen. Luftfüllung des Magens und Aufnahme mit kaudal gekipptem Zentralstrahl sind selbstverständlich auch bei der sich an das Abdomenleerbild meist anschließenden Ausscheidungsurographie sinnvolle Ergänzung der Aufnahmetechnik.

Die Verteilung der Darmluft stellt v. a. in der Diagnostik der renalen Raumforderungen ein wichtiges Röntgensymptom dar. Ein großer Nierentumor verlagert den Dickdarmrahmen nach kaudoventral. Im Gegensatz zum Milztumor ist die Kaudalverlagerung des Colon descendens bei Tumoren der linken Niere oft gering (Abb. 2a–c).

Die zahlreichen Modifikationen des Ausscheidungsurogramms (Tabelle 4) werden bei speziellen Fragestellungen durchgeführt; die diesbezügliche Entscheidung fällt durch die vorgeschaltete Sonographie heute wesentlich leichter als in früheren Jahren.

Im Frühurogramm ist das Nierenparenchym durch die nephrographische Phase vom Hohlsystem und von der Umgebung gut abzugrenzen. Auch bei einer nichtausscheidenden Niere (z. B. bei Harntransportstörung oder polyzystischen Nieren) kann der schmale Parenchymsaum zu erkennen sein („crescent sign": Abb. 3b). Ebenso sind eine lokale Verdrängung oder eine lokale Zerstörung des Nierenparenchyms in der nephrographischen Phase gut zu differenzieren (z. B. Blutung, z. B. Tumor u. a.). Bei einer Nierenarterienstenose ist die nephrographische Phase der

Tabelle 4. Modifikationen des Urogramms und deren Aussage

Frühurogramm:	Nephrographische Phase bzw. Tumoranfärbung
Späturogramm:	KM-Abfluß bei Harntransportstörungen KM-Austritt bei Traumata
Infusionsurogramm Belastungsurogramm Auswaschurogramm	Kontrastreiche Darstellung Belastungsprüfungen bei Normvarianten bzw. geringen Harntransportstörungen
Veratmungsurogramm	
Urogramm mit Kavographie	
Stehaufnahme	

erkrankten Seite im Vergleich zur gesunden verzögert. Das Späturogramm stellt den Kontrastmittelabfluß bei Harntransportstörung mit Lokalisation der Obstruktion dar. Ebenso läßt sich ein Kontrastmittelaustritt nach Nierentrauma oft erst im Spätbild erkennen. Die verlängerte nephrographische Phase einer Niere mit Nierenarterienstenose im Vergleich zur gesunden Seite wird ebenfalls sichtbar.

Infusionsurogramm und Belastungsurogramm dienen einerseits der kontrastreicheren Darstellung einer Nierenveränderung und führen andererseits, ebenso wie das Auswaschurogramm mit Lasix, durch die verstärkte Diurese zu einer stärkeren Belastung der ableitenden Harnwege; damit kann eine latente, beim konventionellen Ausscheidungsurogramm von einem ampullären Hohlsystem nicht differenzierbare subpelvine Stenose erkannt werden (Abb. 4a, b). Das Veratmungsurogramm ist indiziert bei Nierentraumata und entzündlichen Prozessen im Bereich der Nierenkapsel, in beiden Fällen kann die Einschränkung der Atembeweglichkeit auf der erkrankten Seite einen wichtigen Hinweis ergeben. Kinder, die mit der Fragestellung eines Nierentumors oder eines Tumors im Nierenbereich untersucht werden, sollten das Kontrastmittel in Fußrückenvenen appliziert bekommen. Nach Lösen des Staus am Oberschenkel kontrastiert sich die V. cava caudalis bzw. bei deren Verschluß werden Umgehungskreisläufe sichtbar [2] (Abb. 5a, b). Die Stehaufnahme kann eine abnorme Beweglichkeit der Nieren dokumentieren.

Lageveränderung der Nieren sind überwiegend die Folge angeborener Anomalien oder einer Raumforderung. Die einfache Malrotation ist durch ein ventral gelegenes Hohlsystem und/oder eine medialisierte untere Kelchgruppe leicht zu erkennen (Abb. 7d). Die Dystopien als Beckenniere, thorakale Niere oder gekreuzte Dystopie sind im Röntgenbild nicht zu übersehen (Abb. 6a–c).

Wesentlich wichtiger und problemreicher ist das Röntgensymptom der Achskippung der Niere (Tabelle 5, Abb. 7a–d).

Die Nierenachse verläuft im a. p.-Bild von kraniomedial nach kaudolateral. Durch angeborene Fehlbildungen, intrarenale Raumforderungen und extrarenale Raumforderungen (Tabelle 5) kann die Nierenachse wirbelsäulenparallel oder gar von kraniolateral nach kaudomedial verlaufen. Sind alle 3 Kelchgruppen der achsgekippten Niere intakt und können Malrotations- und Verschmelzungsniere ausgeschlossen werden, so liegt wahrscheinlich eine extrarenale Raumforderung am obe-

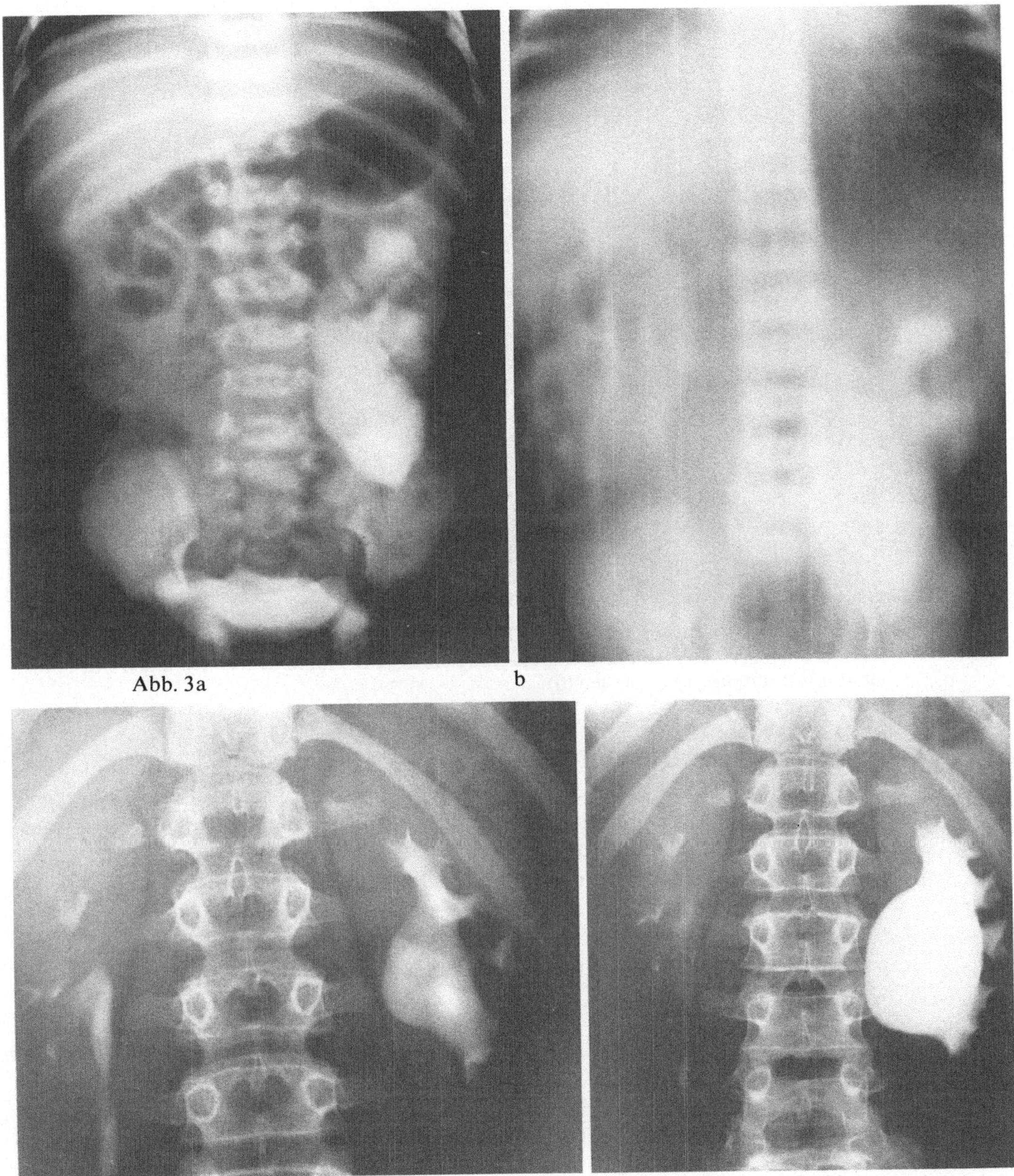

Abb. 3a b

Abb. 4a b

Abb. 3a, b. Subpelvine Stenosen beidseits. **a** Auf der Übersichtsaufnahme ist die subpelvine Stenose links zu erkennen. Nephrographischer Effekt der rechten Niere. **b** Tomogramm: „Crescent sign" durch nephrographischen Effekt des Restparenchyms und fehlende Kontrastmittelanreicherung im flüssigkeitsgefüllten Hohlsystem

Abb. 4. a Ampullär konfiguriertes Hohlsystem links. Subpelvine Stenose Grad I möglich. **b** Belastungsurogramm: Harntransportstörung in Höhe des Ureterabgangs: subpelvine Ureterstenose links (durch Operation bestätigt)

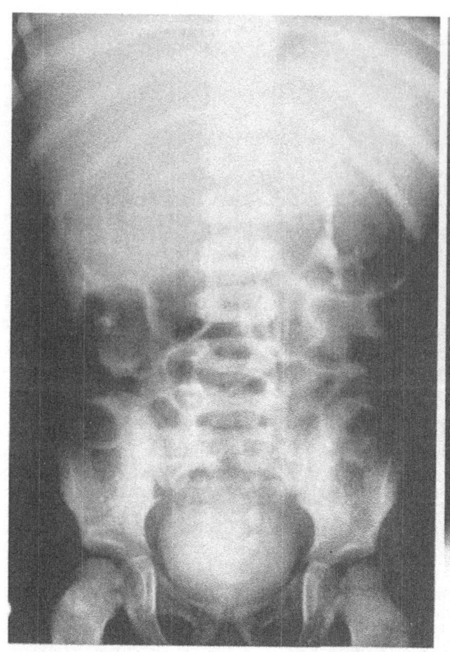
a

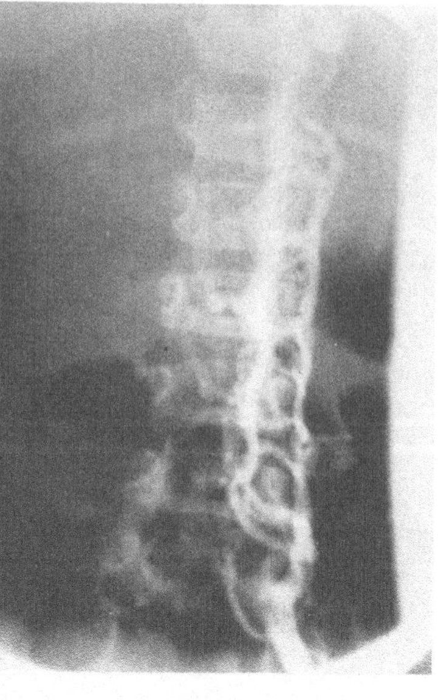
b

Abb. 5 a, b. Wilms-Tumor rechts (**a**). Das Kontrastmittel wurde über die Venen des Fußrückens appliziert. Der Abfluß geht ausschließlich über die lumbalen Venen links. Die V. cava inferior war tumorös verschlossen (**b**)

ren Nierenpol vor. Hier sind insbesondere die Blutung (z. B. geburtstraumatische Nebennierenblutung), ein Nebennierentumor und ein Neuroblastom zu erwägen. Gelegentlich kann auch einmal ein stark luftgefüllter Magen zu einer solchen Achskippung mit Kaudalverlagerung führen. Beiderseitige Achskippung mit gleichzeitiger Malrotation sind der charakteristische Befund einer Verschmelzungsniere am unteren Pol. Intrarenale Raumforderungen, die zu einer Achskippung der Niere führen, verändern fast immer die obere Kelchgruppe. Im Extremfall ist diese obere Kelchgruppe nicht mehr zu erkennen (z. B. Doppelniere mit stummem oberem Anteil und Ureterozele).

Tabelle 5. Ursache der Achskippung der Niere

1. Malrotation, Malformation, Verschmelzungsniere
2. Intrarenale Raumforderung im oberen Nierendrittel
   Solider Tumor
   Zyste
   Doppelniere mit stummem oberen Anteil
   Karbunkel
3. Extrarenale Raumforderung am oberen Nierenpol
   Blutung im Nebennierenlager
   Nebennierentumor
   Neuroblastom

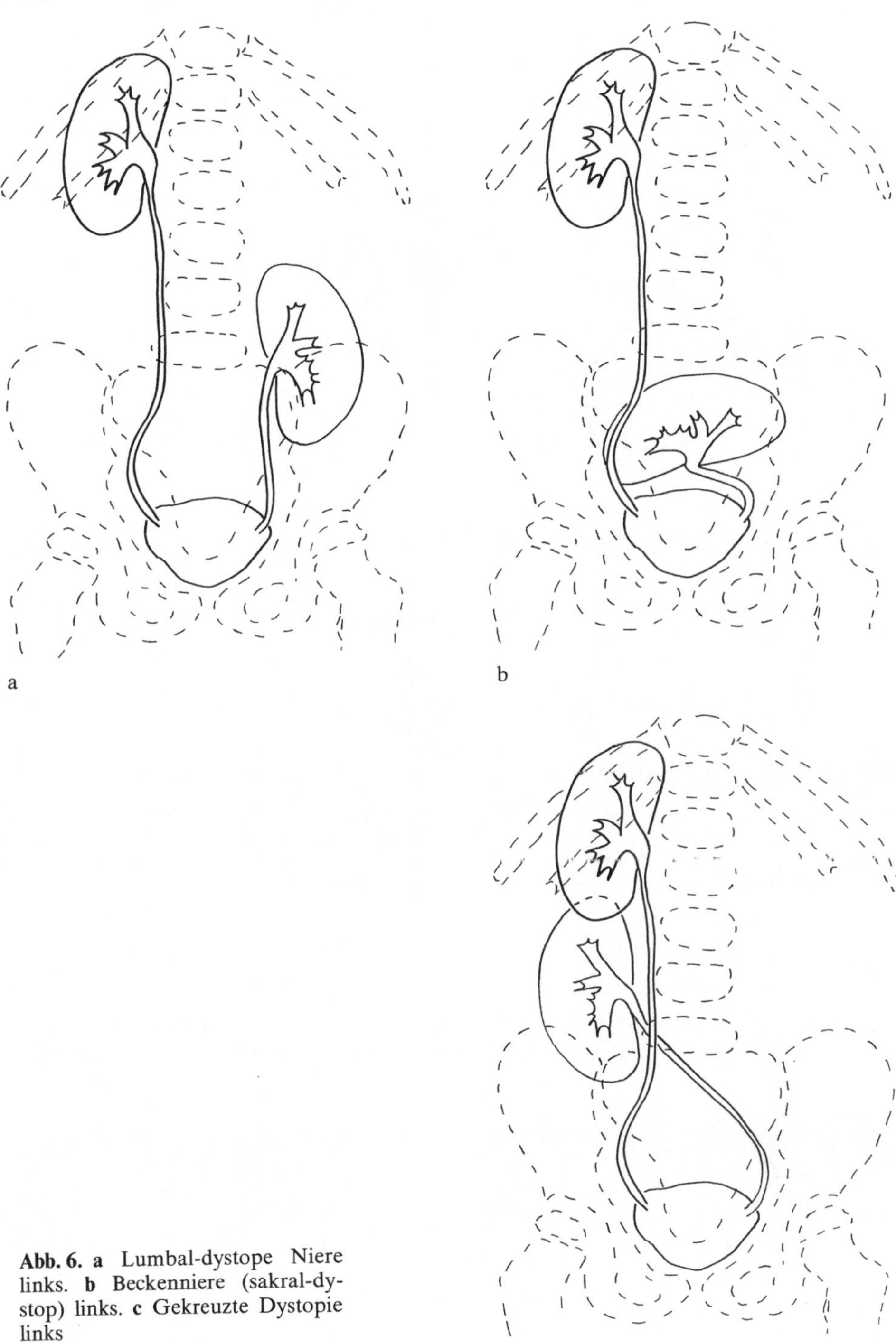

Abb. 6. a Lumbal-dystope Niere links. **b** Beckenniere (sakral-dystop) links. **c** Gekreuzte Dystopie links

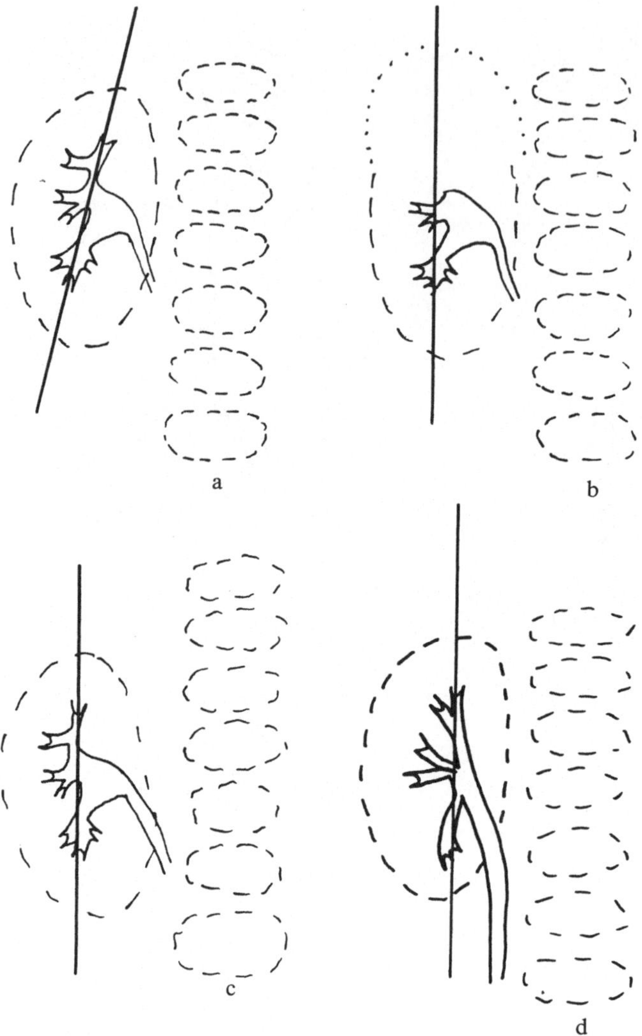

Abb. 7. a Normale Nierenachse. **b** Raumforderung im oberen Nierendrittel. **c** Extrarenale Raumforderung am oberen Nierenpol. **d** Malrotation: medialisierte untere Kelchgruppe

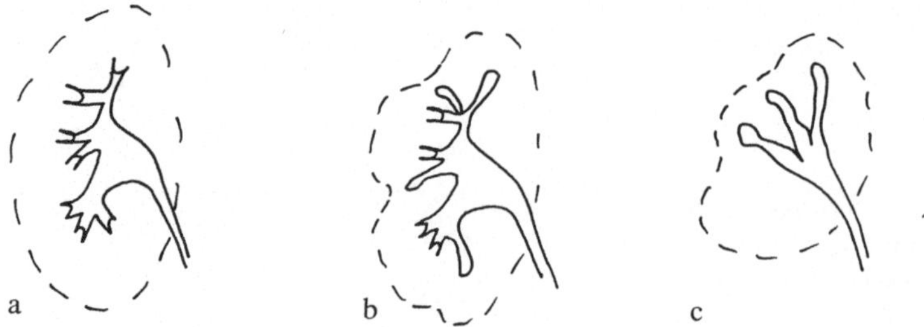

Abb. 8 a–c. Differentialdiagnose kleine Niere. **a** Hypoplasie, **b** pyelonephritische Schrumpfung, **c** Dysplasie

Die Achskippungen bei intrarenaler Raumforderung sind vorgetäuscht. Die Nierenachse ist unverändert, im Röntgenbild ist jedoch nur die Hohlsystemachse zu erkennen, und deshalb wird die Nierenachse falsch bestimmt.

Die zahlreichen Ursachen einer Nierenvergrößerung (z. B. Harntransportstörung, interstitielle Nephritis, kompensatorische Vergrößerung bei funktioneller Einzelniere, tumoröser Befall, multizystische oder polyzystisch veränderte Niere u. a.) stellen bei Einsatz der Sonographie nur noch selten röntgenologische differentialdiagnostische Probleme dar.

In der Differentialdiagnose der kleinen Niere (Abb. 8a–c) läßt sich die dysplastisch kleine Niere durch ihre nach kranial gerichteten Kelchgruppen meist leicht erkennen („Schwurhand"). Zeigen die deformierten Kelche jedoch weiterhin eine weitestgehend normale Ausrichtung (untere, mittlere, obere Kelchgruppe), so handelt es sich um eine pyelonephritisch geschrumpfte Niere. Hierbei sind meist zusätzliche Narben und sehr unregelmäßige Parenchymreduktionen zu erkennen. Die Nierenhypoplasie mit dem kleinen, jedoch regulär konfigurierten Hohlsystem, ist meist leicht zu erkennen. Die Ausscheidung nierengängiger Kontrastmittel entspricht hier der Größe der hypoplastischen Niere.

Die Erkennung und Differentialdiagnose kleiner, umschriebener Raumforderungen im Bereich des Nierenparenchyms bereiten bei ausschließlichem Einsatz der Ausscheidungsurographie sehr große Schwierigkeiten. So lassen sich zwar das Hämatom und der Nierenkarbunkel durch Klinik und Anamnese gut differenzieren, die Trennung zwischen einer Zyste, einem kleinen soliden Tumor und einer ungewöhnlichen Parenchymanordnung („Pseudotumor") ist ohne den Einsatz der Sonographie gelegentlich nicht möglich.

Einziehungen der Nierenkontur, die zwischen die Nierenkelche zeigen, sind als renkuläre Zeichnung zu deuten und entsprechen damit einem Normalbefund. Die pyelonephritische Narbe dagegen zeigt auf die dazugehörige und oft auch deformierte Kelchgruppe (Abb. 9a, b).

Die akute Pyelonephritis verläuft sicherlich in der Mehrzahl der Fälle röntgenologisch ohne Befund. In einigen Fällen lassen sich jedoch z. T. polypöse, z. T. streifenartige Konturierungen der Innenfläche des Nierenbeckens und seltener des proximalen Ureters erkennen (Abb. 10). Selbstverständlich kann ein kollabierter Megaureter (z. B. nach Beseitigung einer Obstruktion) ebenso eine Längsfältelung des Hohlsystems und des Ureters herbeiführen.

Die fehlende Kontrastmittelausscheidung („stumme Niere") war bislang eine Indikation für die Tomographie, nuklearmedizinische und angiographische Untersuchungen. Durch die Sonographie sind wir in der Lage, mit wesentlich geringerem

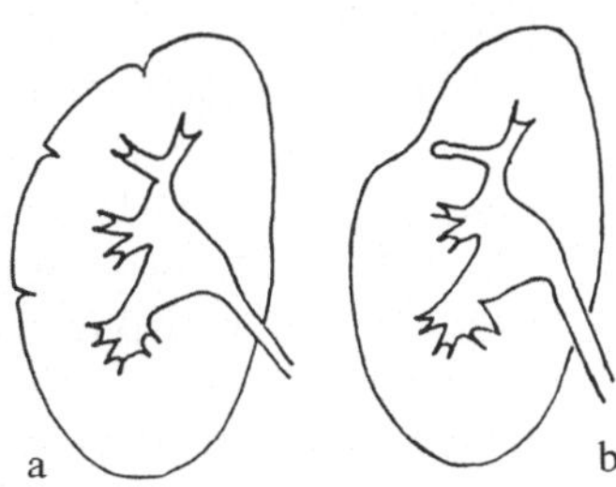

Abb. 9. a Renkuläre Zeichnung, **b** pyelonephritische Narbe

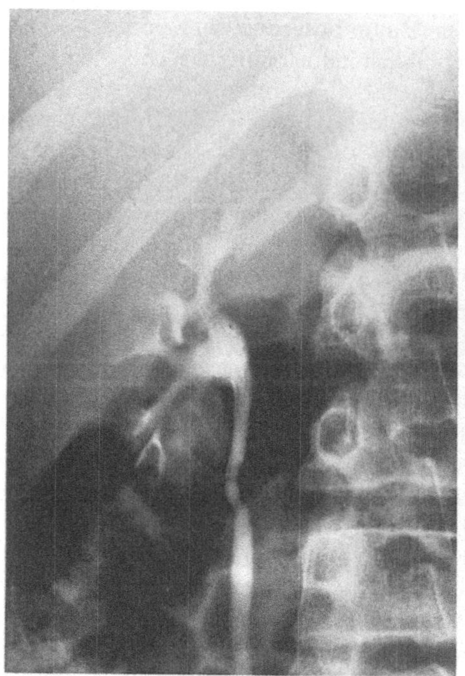

Abb. 10

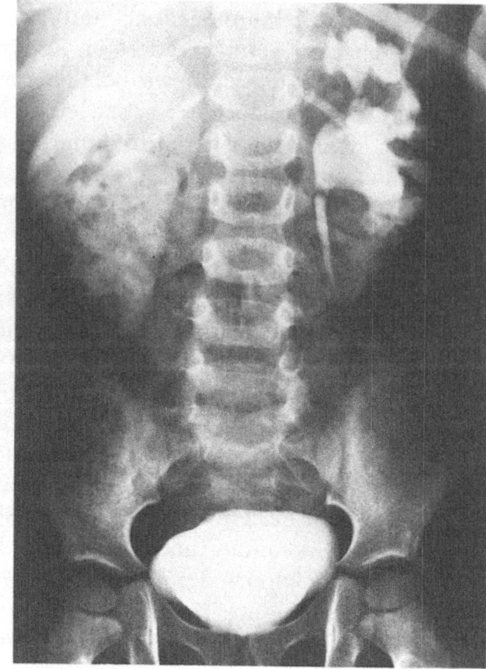

Abb. 11

Abb. 10. Akute Pyelitis: streifige und polypöse Zeichnung des Nierenbeckens und des Ureterabgangs (gleichzeitig bestand eine Zystitis)

Abb. 11. Akute Harntransportstörung bei bekannter subpelviner Ureterstenose rechts. Auch auf den Spätaufnahmen blieb der nephrographische Effekt bestehen, das Hohlsystem kontrastierte sich nicht. Zustand nach Operation einer subpelvinen Stenose links

röntgenologisch-diagnostischem Aufwand die Differenzierung durchzuführen. Fehlt beim Ausscheidungsurogramm der nephrographische Effekt, so ist mit einer Agenesie, einer Aplasie, einer hochgradigen Hypoplasie oder einer Nierengefäßstielläsion zu rechnen. Selbstverständlich muß in der Differentialdiagnose der Agenesie und Aplasie eine ektope Niere ausgeschlossen sein. Ist die Ursache einer stummen Niere eine hochgradige Harntransportstörung oder eine polyzystische bzw. multizystische Nierenveränderung, so kann oft die nephrographische Phase des schmalen Restparenchyms als sog. Crescent sign (Abb. 3b) erkannt werden. In der Frühphase der Kontrastmittelanflutung führt der nephrographische Effekt des schmalen Restparenchyms zu einem Dichtesprung zwischen dem durchbluteten parenchymatösen und den nicht durchbluteten flüssigkeitsgefüllten Arealen.

Akute Harntransportstörungen führen gelegentlich zu einem langanhaltenden, ausgeprägten nephrographischen Effekt ohne jede Ausscheidung in das Nierenhohlsystem (Abb. 11). Die Erkennung von Harntransportstörungen ist, abgesehen von den Fällen mit stummer Niere, röntgenologisch meist einfach. Mittels Spätaufnahmen wird die Höhe der Obstruktion festgelegt und im Zweifelsfall durch ein Belastungsurogramm das Ausmaß der Obstruktion bestimmt. Hierbei können gleichzeitig dysplastische Weitstellungen des Ureters gegenüber obstruktiven terminalen

Ureterstenosen abgetrennt werden. Im Falle der Obstruktion verstärkt sich röntgenologisch die Harntransportstörung, im Falle der dysplastischen Weitstellung nicht.

Sobald eine Harntransportstörung auf dem Niveau des Ureterabgangs oder des Ureters diagnostiziert ist, muß eine tiefersitzende Obstruktion ausgeschlossen werden, da die höhersitzende eine Folge der tiefen Obstruktion sein kann. So sind insbesondere beidseitige Harntransportstörungen stets dringend verdächtig auf eine infravesikale Obstruktion. Beim neugeborenen Jungen sind beidseitige Harntransportstörungen oft die Folge einer Urethraklappe. Hierbei kann als Faustregel gelten, daß bei ausgeprägten Harntransportstörungen durch eine infravesikale Obstruktion die refluxive Niere im Ausscheidungsurogramm infunktionell ist oder, umgekehrt formuliert, die infunktionelle Niere meist refluxiv.

Hiermit kommen wir zur zweiten entscheidenden Basisuntersuchung der urologisch-nephrologischen Röntgendiagnostik: dem Miktionszysturethrogramm. Wir führen diese Untersuchung praktisch ausschließlich per Blasenpunktion durch. Seit wir bei den Kindern, bei denen wir die Blase nicht eindeutig perkutieren oder tasten können, vorher eine sonographische Blasengrößenbestimmung durchführen, haben wir keine Fehlpunktion mehr. Wir sehen in der Blasenpunktion nur Vorteile: Die Untersuchung ist für das Kind weniger belastend, eine Keimverschleppung ist nicht zu befürchten. Eine iatrogene Urethraläsion ist ausgeschlossen, und v. a. wird eine evtl. vorhandene infravesikale Obstruktion nicht partiell zerstört. Diese partielle Zerstörung, z. B. einer Klappe, verhindert den Nachweis in dem durchgeführten MCU und kann vorübergehend die klinische Symptomatik bessern. Die Diagnose der Restobstruktion wird dann oft erst nach längerer Zeit gestellt, und zu diesem Zeitpunkt kann die Nierenschädigung fortgeschritten sein. Des weiteren haben wir den Eindruck, daß psychische Entleerungshemmungen der Blase (z. B. durch den vorher gelegten und Schmerzen bereitenden Katheter) wesentlich seltener geworden sind. Bleibt bei einem MCU der Blasenkatheter liegen, so ist eine Bougierung einer eventuellen Enge der Urethra zu befürchten.

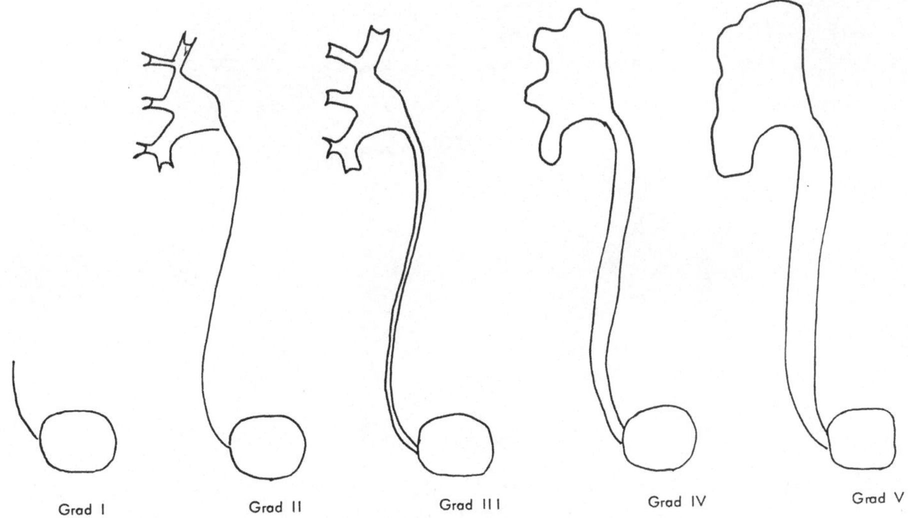

Abb. 12. Refluxstadien [4]

Miktionszystourethrogramme ohne Durchleuchtung sollten nicht durchgeführt werden. Ein komplettes MCU muß folgende Fragen beantworten:

Besteht ein Reflux; wie ausgeprägt ist er? Befindet er sich unter Niederdruck- oder Hochdruckbedingungen? Wie ist die Blasenwand beschaffen? Läßt sich ein Restharn nachweisen? Wie ist die infravesikale Situation?

Selbstverständlich kommt hier auch den funktionellen Veränderungen während der Blasenentleerung eine entscheidende Bedeutung zu.

Die Einteilung des vesiko-uretero-renalen Refluxes nehmen wir nach Heikel u. Parkkulainen [4] (Abb. 12) vor. Bei der Auswertung unseres Krankengutes haben wir bei den vesiko-uretero-renalen Refluxen Grad IV und V im Ausscheidungsurogramm niemals einen normalen Nierenbefund gesehen. Hierbei bleibt allerdings unberücksichtigt, wie oft infravesikale Obstruktionen die Ursache des Refluxes darstellten.

Die Innenkontur der Blasenwand ist v. a. bei einer Zystitis und bei einer infravesikalen Obstruktion mit Trabekulierung verändert. Hierbei läßt sich feststellen, daß zystitische Veränderungen sich oft besser auf dem Blasenfüllungsbild des Ausscheidungsurogrammes erkennen lassen, da beim MCU die Blaseninnenkonturen durch den unphysiologisch hohen Druck verstreichen. Im allgemeinen führt die Blasenwandveränderung bei einer Zystitis zu einer polypösen Vorwölbung der Blasenwand in das kontrastmittelgefüllte Lumen, während bei der infravesikalen Obstruktion die pseudodivertikelartigen Kontrastmittelanteile in die Blasenwand hineinragen (Abb. 13a, b). Diese differentialdiagnostische Unterscheidung ist jedoch nur unter großem Vorbehalt zu betrachten, zumal eine infravesikale Obstruktion zu einer Zystitis führen kann. Liegen lufthaltige Darmanteile der Blasenwand an (besonders das Sigma), so kann die Dicke der Blasenwand bestimmt werden. Selbstverständlich ist die Dicke der Blasenwand auch vom Füllungszustand der Blase abhängig.

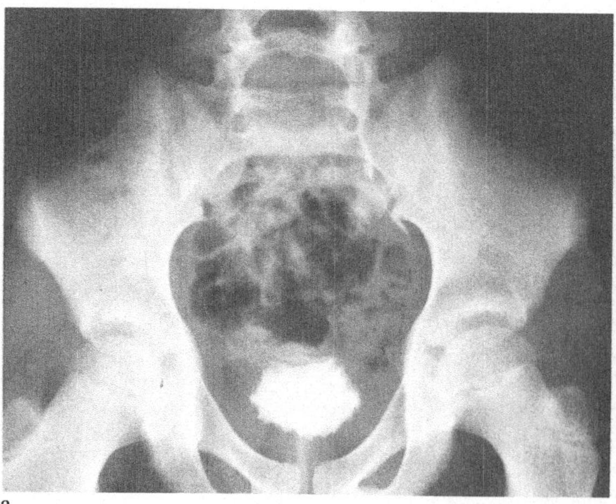

a

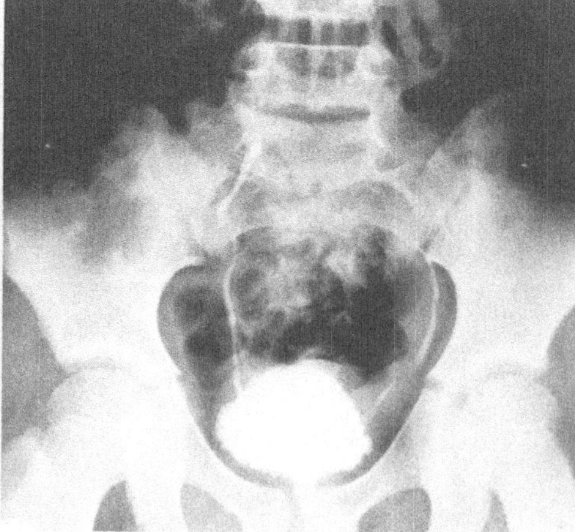

b

Abb. 13. a Zystitis: bullöse Vorwölbungen der Blaseninnenkontur. Verdickung der Blasenwand. **b** Infravesikale Obstruktion: zahlreiche Pseudodivertikel, Verdickung der Blasenwand, Reflux beidseits

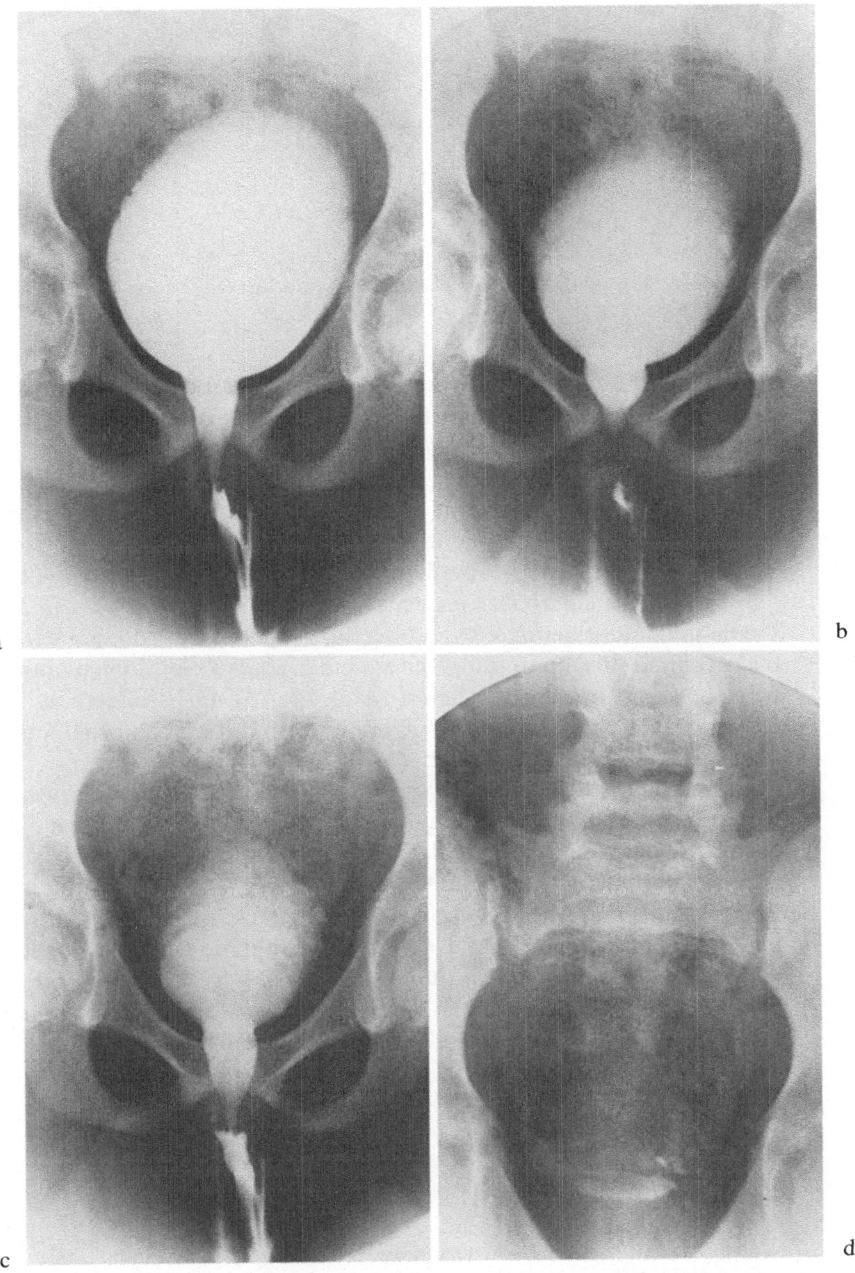

Abb. 14a–d. Form- und Weitenänderung der Urethra während der Miktion: **a** Anfang der Entleerung: normale Urethra, **b** Unterbrechung der Miktion durch Schluß des Sphincter externus, **c** weitere Entleerung, **d** restharnfreie Entleerung

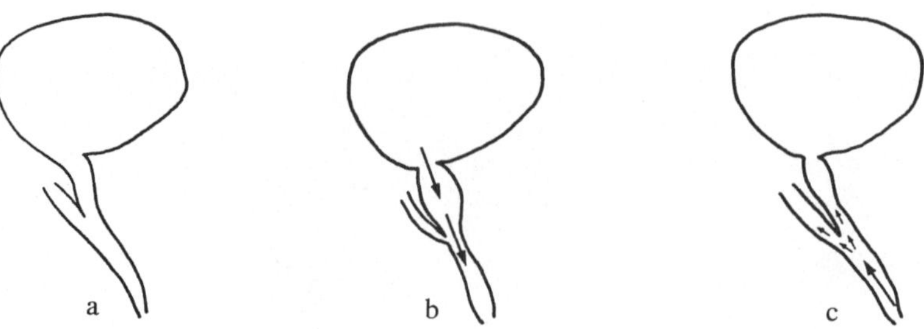

Abb. 15a–c. Urethradarstellung. **a** Situs, **b** prograde, **c** retrograde Darstellung

Der Streit über die Häufigkeit infravesikaler Obstruktionen ist alt; insbesondere sind die Meinungen über die Häufigkeit der Meatusstenose beim Mädchen kontrovers. Die einzelnen röntgenologischen Symptome: Veränderungen der Blasenkontur und der Blasenwanddicke, Restharn und Reflux sowie Weite und Form der Urethra haben ein sehr unterschiedliches Gewicht. Veränderungen der Blasenkontur mit Pseudodivertikeln, Zunahme der Blasenwanddicke (v. a. ein sonographischer Befund), Restharn und beidseitiger Reflux haben für die Diagnose der infravesikalen Obstruktion ein hohes Gewicht. Dagegen kommt der Form und der Weite der Urethra eine sehr geringe Bedeutung zu. Während der Miktion verändert die normale Urethra ihre Form und Weite ständig, so daß die Momentaufnahme hier keine wesentliche Information liefert (Abb. 14a–d). Insbesondere ist zu beobachten, daß am Anfang der Miktion die Urethra sich weit aufbläht und anschließend eine unauffällige Konfiguration zeigt.

Ein MCU ohne Durchleuchtung kann Restharn vortäuschen, wenn ein massiver Reflux besteht und nach Beendigung der Miktion der Rückfluß des Kontrastmittels aus den Ureteren in die Harnblase erfolgt (Pseudorestharn). Gelegentlich kann zur kompletten röntgenologischen Abklärung der infravesikalen Situation die retrograde Füllung der Urethra gehören. Besonders bei Fisteln, Utrikuluszysten und Fehlbildungen des inneren Genitales muß die retrograde Darstellung neben der prograden Darstellung gelegentlich durchgeführt werden. Fistelgänge oder schmale Eingänge zu Hohlräumen (z. B. Utrikulus) können sich bei prograder Darstellung selbst bougieren, während die retrograde Darstellung den pathologischen Gang darstellt (Abb. 15a–c).

Literatur

1. Caffey J (1978) Peatric X-ray Diagnosis, vol 1. Yearbook Med Publ, Chicago London
2. Ebel K-D, Willich E (1979) Die Röntgenuntersuchung im Kindesalter. Springer, Berlin Heidelberg New York
3. Haubrich R (1966) Klinische Röntgendiagnostik Innerer Krankheiten, II Abdomen. Springer, Berlin Heidelberg New York
4. Heikel PE, Parkkulainen KV (1966) Vesico-ureteral reflux in children. A classification and results of consecutive treatment. Ann Radiol Diagn Bologna 9:37
5. Reither M (1980) Dosismessungen bei kinderröntgenologischen Untersuchungen. Habilitationsschrift des Fachbereiches Humanmedizin der Justus Liebig-Universität Gießen 1980

6. Schmitt G, Ewen K (1974) Die Bestimmung der Strahlenbelastung des Patienten und Untersuchers in der Röntgendiagnostik. Roentgenblätter 27:403
7. Swischuk LE (1980) Radiology of the newborn and young infant. Williams and Wilkins, Baltimore London
8. Williams DI (1958) Urology in childhood. In: Alken CE, Dix VW, Weyrauch HM, Wildbolz E (Hrsg) Handbuch der Urologie, XV. Springer, Berlin Göttingen Heidelberg

Weiterführende Literatur beim Verfasser.

4.1.3 Nuklearmedizin

K. Hahn

1. Niere

Mit Hilfe nuklearmedizinischer Verfahren können bestimmt werden:
a) Durchblutung und Morphologie des Nierenparenchyms,
b) seitengetrennte Nierenfunktion.

a) Während die statische Nierenszintigraphie, die in den Anfangsjahren der pädiatrischen Nuklearmedizin eine große Rolle spielte, weitgehend durch Sonographie und Computertomographie verdrängt worden ist, stellt die heute übliche dynamische Nierensequenzszintigraphie mit Gammakamera und angeschlossenem Datenverarbeitungssystem ein Verfahren zur qualitativen und quantitativen Beurteilung von Nierendurchblutung und Nierenparenchym dar, das aufgrund der Kombination von bildhafter Darstellung und relativer Quantifizierung verschiedener Funktionsparameter durch keine andere Untersuchung ersetzt werden kann.

Durchführung der Untersuchung:

Der zur Nierenszintigraphie benötigte Aktivitätsbolus wird nach i. v. Injektion beim Durchtritt durch Herz und Lunge sowie beim Eintritt in die Aorta und die Nierenarterien verfolgt und zur arteriellen Durchblutungsbestimmung der Nieren verwendet. Hierzu werden dem Kind, das auf eine Gammakamera gelagert wird, i. v. 0,14 mCi (5,3 MBq)/kg KG eines ^{99m}Tc-Komplexes (Tc-DTPA, Tc-Glucoheptonat) injiziert. Mit Beginn der Injektion werden Gammakamera und angeschlossenes Datenverarbeitungssystem gestartet und Sequenzaufnahmen beider Nieren mit Einzelbildern von jeweils 1–3 s bis zu 1 min aufgenommen (Abb. 1a). Anschließend werden statische Aufnahmen beider Nieren mit einem zeitlichen Abstand von jeweils 15–30 min und einer Gesamtdauer bis zu 2 h p. i. angefertigt (Abb. 1b).

Indikationen:

1. Zustand nach Nierentrauma
2. Verlaufskontrolle nach Nierentrauma
3. Durchblutungs- und Funktionsbeurteilung bei dystopen Nieren und Verschmelzungsnieren
4. Verdacht auf einseitig stumme Niere
5. Unklare Anurie
6. Verlaufskontrolle nach Nierentransplantationen

Fall 1: Ein 4jähriges Mädchen war 6 Wochen vor Aufnahme in unser Klinikum von einem Baum gefallen und hatte dabei ein stumpfes Bauchtrauma erlitten. In einem

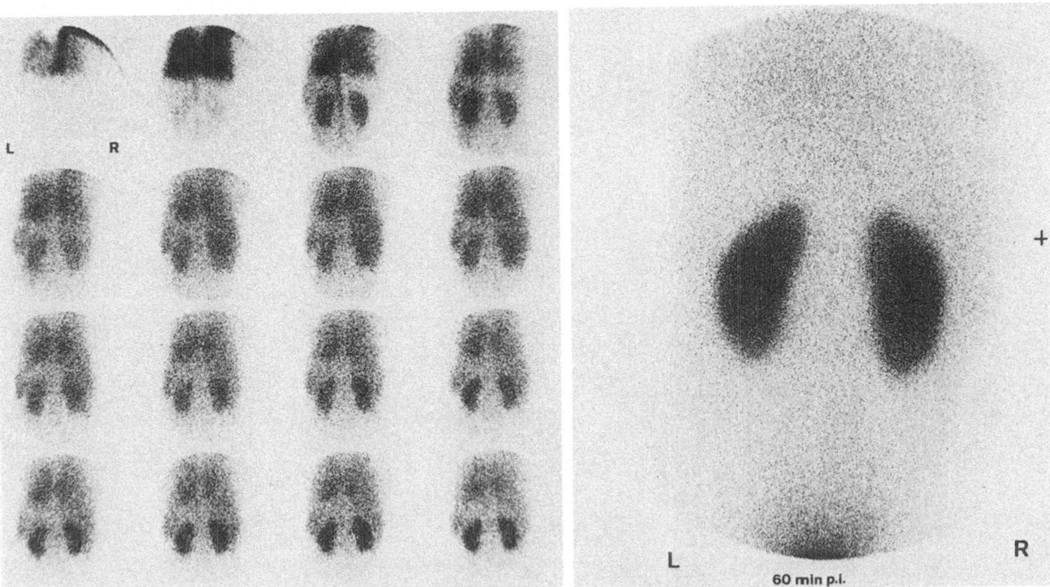

a b

Abb. 1 a, b. Unauffällige Nierensequenzszintigraphie eines 11jährigen Mädchens nach i. v. Injektion von 9 mCi ^{99m}Tc-Glucoheptonat: Sequenzaufnahmen mit einer Aufnahmedauer von jeweils 3 s (**a**); statische Aufnahme 60 min p. i. (**b**)

auswärtigen Krankenhaus wurde die rupturierte Milz entfernt. Bei einer späteren Durchuntersuchung des Kindes fiel zusätzlich eine stumme Niere links auf, worauf das Kind hierher verlegt wurde. Die daraufhin durchgeführte Nierensequenzszintigraphie (Abb. 2) zeigte einen völligen Ausfall von Durchblutung und Funktion im Bereich der linken Niere bei unauffälligem Befund rechts. Die unter der Verdachtsdiagnose eines traumatisch bedingten Nierenarterienverschlusses durchgeführte Operation ergab bei Zustand nach traumatischer Intimaeinrollung links eine septisch destruierte linke Niere.

Fall 2: Bei einem 14jährigen Jungen entwickelte sich nach Nierentransplantation links eine Hypertonie, als deren Ursache eine Nierenarterienstenose der transplantierten Niere vermutet wurde. Das Nierensequenzszintigramm zeigte jedoch in der frühen Durchblutungsphase eine regelrechte Durchblutung der Transplantatniere, die in den späten Sequenzen ein unauffälliges Nierenparenchym erkennen ließ (Abb. 3 a, b).

b) Zur Beurteilung der tubulosekretorischen Funktionsleistung der Nieren sowie des Harnabflusses wird in der Regel radioaktiv markiertes Jod-Hippuran verwendet. Diese Methode, bei der in ihrer einfachsten Form nach i. v. Injektion von ^{131}Jod-Hippuran mit Hilfe von 2 Detektoren die Zeitaktivitätskurven über beiden Nieren aufgezeichnet werden (Isotopennephrogramm), wird heute nach einem von Oberhausen angegebenen Verfahren mit Hilfe eines teilabgeschirmten Ganzkörperzählers zur seitengetrennten Nierenclearancebestimmung eingesetzt. Dabei erfaßt je

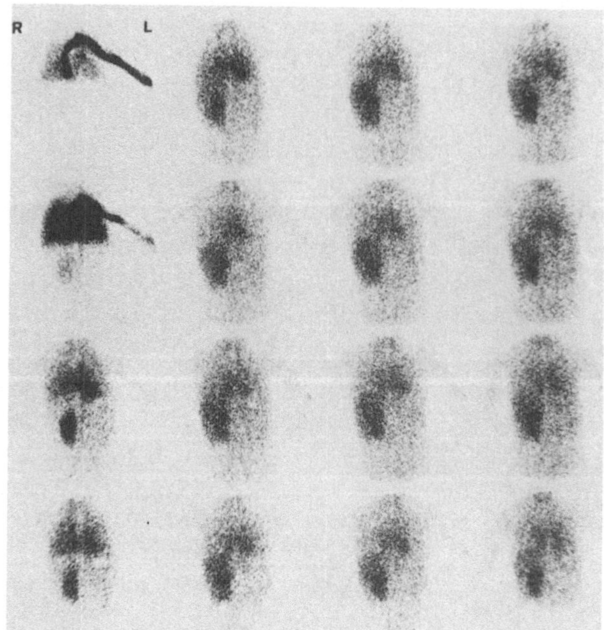

Abb. 2. Nierensequenzszintigraphie eines 4jährigen Mädchens nach i. v. Injektion von 5 mCi ^{99m}Tc-Glucoheptonat: vollständiger Ausfall von Durchblutung und Funktion der linken Niere nach Bauchtrauma vor 6 Wochen

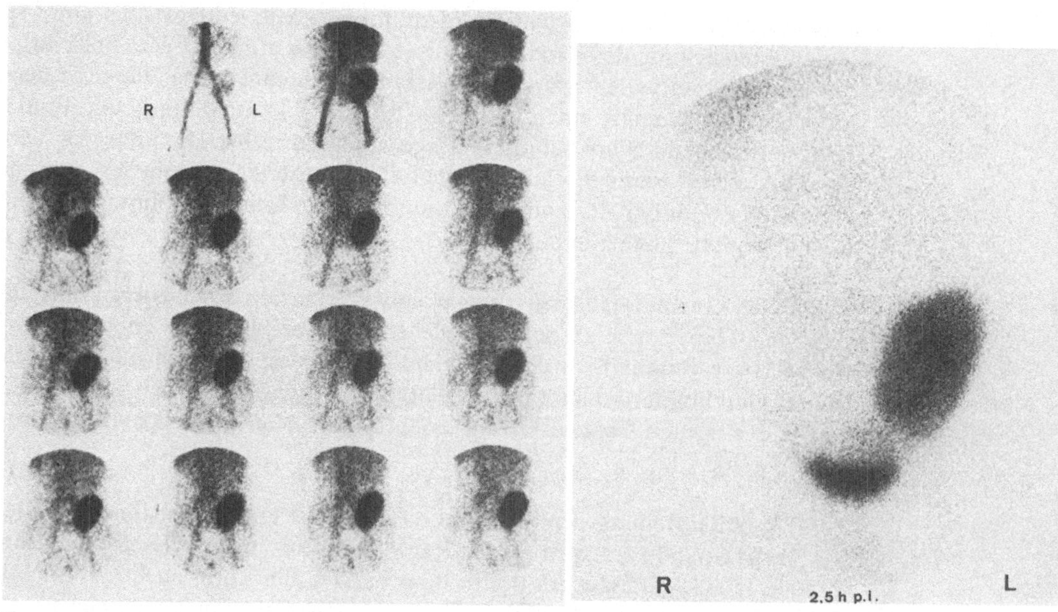

Abb. 3a, b. Nierensequenzszintigraphie eines 14jährigen Jungen mit Zustand nach Nierentransplantation links. Regelrechte Durchblutung in der frühen Phase (**a**) und regelrechte Darstellung der transplantierten Niere auf dem statischen Szintigramm 2,5 h p. i. (**b**)

ein Detektor die Radioaktivität des Ganzkörpers kranial der Nieren und kaudal der Blase. Zwei weitere Detektoren werden zur Aufzeichnung des Isotopennephrogramms beider Nieren verwendet. Die Clearanceleistung wird aus dem Verhältnis von Plasmaaktivitätskonzentration, etwa 15 min p. i., zum Abfall der aus den Ganzkörperdetektoren ermittelten Ganzkörperkurve unter Berücksichtigung der Meßgeometrie berechnet. Üblicherweise wird der errechnete Wert auf die Körperoberfläche normiert in ml/min angegeben. Die prozentualen Anteile von rechter und linker Niere an der Gesamtclearanceleistung erhält man nach dem von Oberhausen angegebenen Verfahren aus dem Kurvenanstieg der simultan registrierten seitengetrennten Nierenaktivität.

Durchführung der Untersuchung:
Die Untersuchung von Kindern mit dem von Oberhausen angegebenen teilabgeschirmten Ganzkörperzähler ist wegen der vorgegebenen Meßgeometrie meist erst ab einem Alter von etwa 10 Jahren möglich. Bei jüngeren Kindern muß die Bestimmung der seitengetrennten Nierenclearance an einer Gammakamera mit angeschlossener zusätzlicher Ganzkörpersonde und Datenverarbeitungssystem erfolgen. Als Radiopharmakon für diese Untersuchung wurde früher ausschließlich ^{131}Jod-Hippuran verwendet. Seit einigen Jahren steht jedoch ^{123}Jod-Hippuran zur Verfügung, das wegen seiner günstigeren physikalischen Eigenschaften sowohl bessere diagnostische Aussagen ermöglicht als auch eine niedrigere Strahlenbelastung für den Patienten bewirkt und daher insbesondere bei Kindern bevorzugt eingesetzt werden sollte.

Eine Modifikation dieser Methode, die sog. Diureseclearance, erlaubt ohne zusätzliche Injektion eines Radiopharmakons die Differenzierung zwischen organisch und funktionell bedingten Abflußstörungen. Hierzu wird das Kind nach Beendigung der Clearanceuntersuchung aufgefordert, aufzustehen und die Blase zu entleeren. Anschließend wird es in gleicher Position wie vorher auf den teilabgeschirmten Ganzkörperzähler oder die Gammakamera gelagert. Findet sich hiernach ein Abfall der Radioaktivität über dem Nierenbecken, so kann eine einfache, lagebedingte oder funktionelle Abflußstörung angenommen werden. Besteht jedoch weiterhin eine Abflußstörung im Nierenbereich, so werden bei Fortsetzung des Meßvorgangs nach einigen Minuten 10–20 mg Furosemid i. v. injiziert. Fällt die Nephrographiekurve daraufhin ab (Abb. 4a), liegt eine funktionelle Abflußbehinderung vor, die durch die furosemidbedingte Diurese überwunden werden konnte. Läßt sich mit der Furosemidinjektion jedoch keine wesentliche Beeinflussung des Kurvenverlaufs erreichen, muß eine obstruktive Abflußbehinderung angenommen werden (Abb. 4b).

Indikationen:
1. Funktionsbeurteilung der Nieren vor plastisch-rekonstruktiven Operationen und Eingriffen am Nierenparenchym zur Beurteilung der Restfunktion und der Funktion der kontralateralen Niere
2. Verlaufs- und Therapiekontrolle nach plastisch-rekonstruktiven Operationen
3. Verdacht auf einseitige oder doppelseitige Nierenerkrankungen bei normalem oder grenzwertigem Kreatininwert
4. Verdacht auf funktionelle bzw. obstruktive renale Abflußstörungen

a

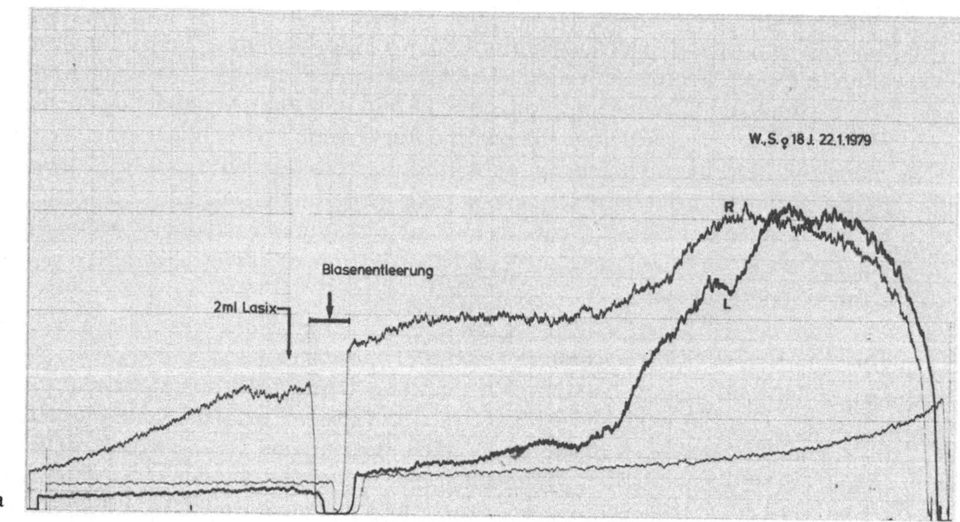

b

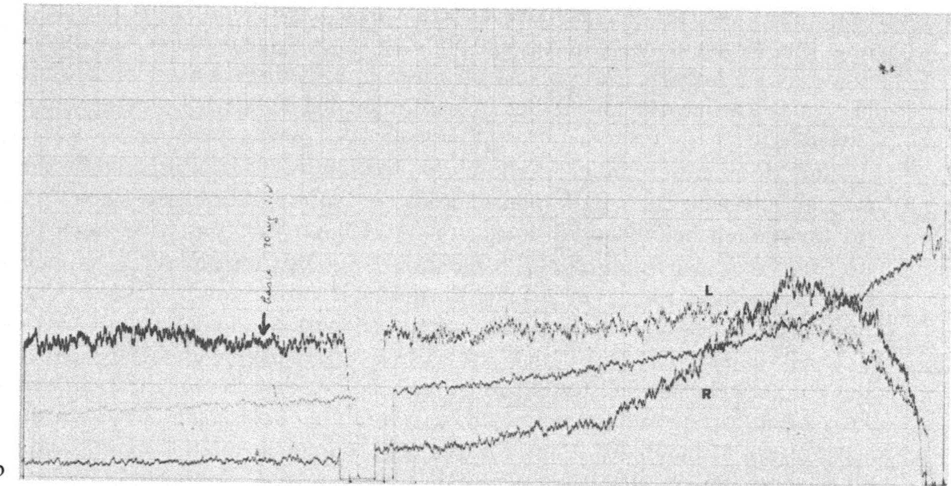

Abb. 4 a, b. Diureseclearance. **a** Nach 20 mg Furosemid Kurvenabfall: funktionelle Abflußstörung. **b** Kein Kurvenabfall nach 20 mg Furosemid: obstruktive Abflußbehinderung

Mit der seitengetrennten Bestimmung der Nierenclearance steht ein einfaches und schnelles nuklearmedizinisches Untersuchungsverfahren zur Verfügung, das für die klinische Routine ausreichende Aussagen hinsichtlich der tubulosekretorischen Funktionsleistung der einzelnen Nieren ermöglicht. Insbesondere zur Bestimmung der präoperativen Nierenfunktion, zur Verlaufskontrolle nach operativen Eingriffen und zur Differentialdiagnostik zwischen funktionellen und obstruktiven Abflußstörungen nimmt diese Methode einen festen Platz in der pädiatrischen Diagnostik ein.

2. Ableitende Harnwege

a) Auf die Möglichkeit zur nuklearmedizinischen Differentialdiagnostik zwischen funktionellen und obstruktiven Abflußstörungen wurde bereits oben eingegangen.

b) Vesikorenaler Reflux. Bei den nuklearmedizinischen Untersuchungsmethoden zum Nachweis eines solchen Refluxes müssen direkte und indirekte Verfahren unterschieden werden:
Beim direkten Verfahren wird über einen Katheter ein Radiopharmakon – heute meist eine ^{99m}Tc-Verbindung – in die Blase instilliert und während Instillation sowie während Miktion der Impulsanstieg über den Nieren beim Vorliegen eines Refluxes gemessen.
Beim indirekten, katheterlosen Verfahren werden radioaktive Substanzen verwendet, die nach i. v. Injektion über die Nieren in die Blase ausgeschieden werden. Mit einer unter den Nieren angebrachten Gammakamera läßt sich – wie beim direkten Verfahren – beim Vorliegen eines vesikorenalen Refluxes ein Impulsanstieg über den Nierenbecken nachweisen.

Durchführung der Untersuchung:
Als für die katheterlose Refluxprüfung am besten geeignetes Radiopharmakon hat sich ^{123}Jod-Hippuran erwiesen. Nach i.v. Injektion von etwa 0,02 mCi (0,75 MBq)/kg KG wird an der Gammakamera ein Nierensequenzszintigramm durchgeführt (Abb. 5a), aus dem mit Hilfe des angeschlossenen Datenverarbeitungssystems die seitengetrennte Nierenclearance errechnet wird.

Die Refluxprüfung wird ohne zwischenzeitliche Blasenentleerung angeschlossen, wenn die Kinder nach erneuter reichlicher Flüssigkeitszufuhr Harndrang angeben. Während Erhöhung des Blasendrucks – durch Husten, Pressen und Druck auf die Blase – werden am liegenden Kind mit der Gammakamera Sequenzszintigraphien beider Nieren und der Blase angefertigt. Steigt kurz nach Blasendruckerhöhung die Aktivität über den Nierenbecken an, bzw. findet sich auf den einzelnen Sequenzaufnahmen, bedingt durch kurzzeitige Blasendruckerhöhungen, eine unterschiedlich intensive Aktivitätsanreicherung über den Nierenbecken (Abb. 5b), bedeutet dies, daß die Aktivität aus der Blase in die Niere zurückgeflossen ist – es muß ein vesikorenaler Reflux vorliegen.

Anschließend wird das Kind auf einen modifizierten Nachtstuhl vor die Gammakamera gesetzt, während der Miktion werden weitere Sequenzaufnahmen der Nieren und der Blase angefertigt. Bestimmend für den Nachweis eines vesikorenalen Refluxes ist hierbei ein Anstieg der Aktivität über den Ureteren und dem Nierenbecken mit Beginn der Miktion (Abb. 5c).

Die nuklearmedizinische Refluxprüfung dürfte ein empfindlicheres Nachweisverfahren als das röntgenologische Miktionszystourethrogramm (MCU) sein, da sie eine fortlaufende Beobachtung des Aktivitätsverlaufs über Niere, Harnleiter und Harnblase ermöglicht und dadurch auch geringgradige, röntgenologisch evtl. nicht nachweisbare Refluxe erfassen kann. Außerdem bleiben bei der indirekten Isotopenrefluxprüfung die physiologischen Verhältnisse im Bereich von Harnblase und Ureter erhalten, da im Gegensatz zu dem röntgenologischen Kontrastmittel die Viskosität des Urins durch die radioaktive Substanz nicht verändert und durch Verzicht auf einen Katheter die Blasenmotorik nicht beeinflußt wird.

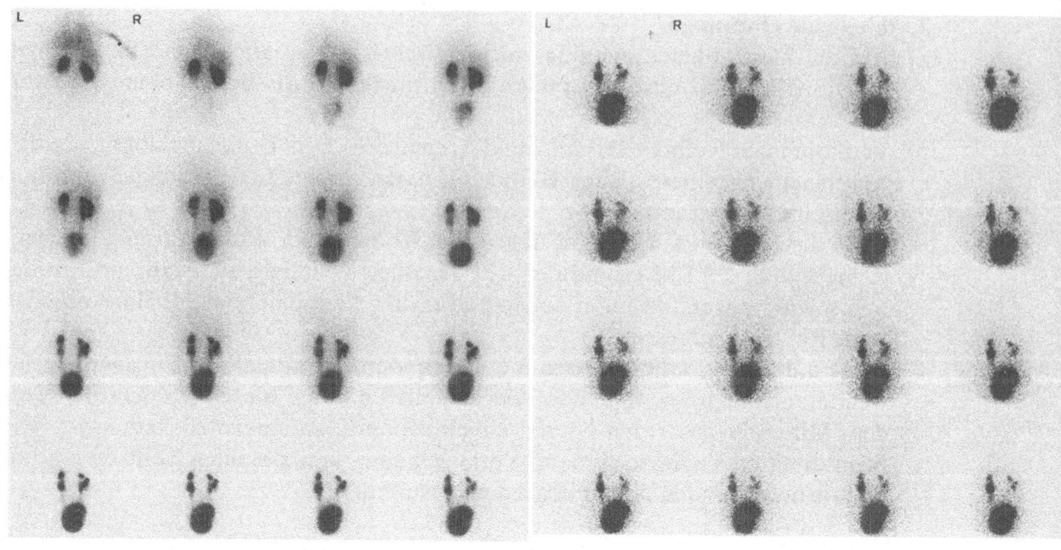

a b

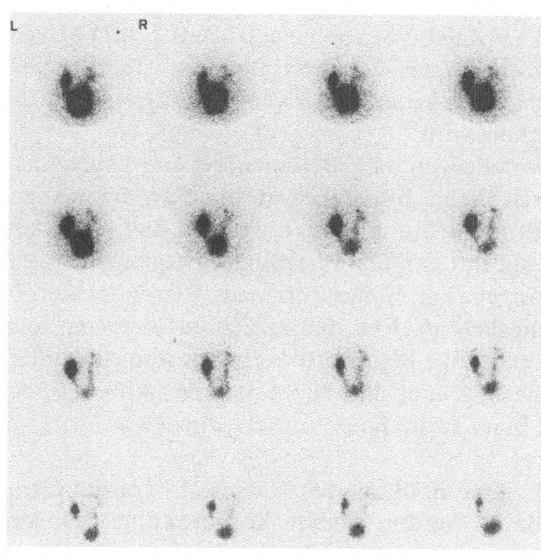

c

Abb. 5a–c. Katheterlose Refluxprüfung bei einem 5jährigen Mädchen nach 1 mCi ^{123}Jod-Hippuran i.v. Die nach der Sequenzszintigraphie (**a**) durchgeführte Refluxuntersuchung zeigt während Blasendruckerhöhung (**b**) und mit Beginn der Miktion (**c**) ein Zurückfließen des radioaktiven Urins aus der Blase in die Nierenbecken: vesikorenaler Reflux beidseits

Weitere Vorteile dieses nuklearmedizinischen Untersuchungsverfahrens sind die geringe Strahlenbelastung des Kindes sowie die Möglichkeit zu diagnostisch wichtigen Aussagen sowohl über die seitengetrennte Nierenfunktion als auch über das Vorliegen eines vesikorenalen Refluxes bei nur einer Aktivitätsinjektion.

Als Nachteile müssen angeführt werden: daß Aussagen über die differenzierte Morphologie der Nieren nicht möglich sind, daß eine Kooperation der Kinder erforderlich ist – dies schließt sehr kleine Kinder meist von der Untersuchung aus – und daß das Verfahren einen großen zeitlichen Aufwand erfordert.

Literatur auf Anfrage beim Verfasser.

4.1.4 Computertomographie

K. J. KLOSE

Bereits wenige Jahre nach der Erfindung der Computertomographie (CT) durch den englischen Physiker G. N. Hounsfield [23] und ihrer ersten klinischen Anwendung am Schädel durch J. Ambrose in England [1] sowie im Ganzkörperbereich durch den amerikanischen Physiker R. S. Ledley 1974 [24], gibt es eine unübersehbare Zahl von Publikationen über die diagnostische Aussagekraft und Wertigkeit dieses neuen bildgebenden Verfahrens. Nach Gooding [21] wird aus der Analyse dieser Arbeiten ersichtlich, daß die moderne Diagnostik beim kranken Kind durch die Anwendung der CT, aber auch der anderen, nichtinvasiven bildgebenden Verfahren, Sonographie und Nuklearmedizin, entscheidend verändert wurde.

Die in vielerlei Hinsicht bestehenden Unterschiede zwischen Kindern und Erwachsenen bringen spezifische Probleme zur CT-Untersuchung mit sich [9]. Kinder haben Erkrankungen, die für ihr Alter spezifisch sind, wobei die Gruppe der tumorösen Erkrankungen eine weitaus geringere Rolle als im Erwachsenenalter spielt [29]; sie sind kleiner als Erwachsene, haben weniger intra- und extraabdominelles Fettgewebe und sind aufgrund ihrer höheren Lebenserwartung sensibler gegenüber den Gefahren der ionisierenden Strahlen.

Trotz größerer Schwierigkeiten in der Ganzkörper-CT von Kindern und der Interpretation ihrer Bilder, hat sich die Methode als wertvolle, manchmal sogar notwendige Untersuchung herausgeschält. Ziel der vorliegenden Ausführungen ist es, anhand der eigenen Erfahrungen an über 50 Kindern und den Mitteilungen in der Literatur über die Wertigkeit der Ganzkörper-CT bei kindlichen Nierenerkrankungen zu berichten.

Patientenvorbereitung

Zur Verringerung der artefaktproduzierenden Darmgase empfehlen Brasch et al. [7] am Vortag der Untersuchung eine ballastarme Kost. Wegen der evtl. notwendigen Kontrastmittelapplikation sollte das Kind vor der Untersuchung 4–6 h nüchtern sein (Gefahr der Aspiration bei KM-Unverträglichkeit). Wie Fotter et al. [18] geben auch wir in manchen Fällen zur Kontrastierung des Darmes peroral etwa 100–200 ml einer 3%igen Gastrografinlösung, was zur Abklärung retroperitonealer Prozesse jedoch nicht unabdingbare Voraussetzung ist.

Besonders bei Säuglingen und Kleinkindern besteht die Gefahr der Auskühlung. Der Transport zur CT-Einheit sollte daher bei diesen Patienten im Inkubator erfolgen, in dem gleichzeitig auch eine Aufrechthaltung der Atmungsfunktion gewährleistet ist [9].

Während der Untersuchung werden Säuglinge und Kleinkinder vorteilhaft in Decken, wasserbeheizte Gummijacken [11] oder evakuierbare Plastiksäcke eingehüllt [14]. Bei älteren Kindern wird die Anwendung von körpertemperaturgesteuerten Infrarotlampen empfohlen [11].

Das Einhüllen der kleinsten Patienten in Decken hat neben der Dämpfung des Wärmeverlustes gleichzeitig den Vorteil der Ruhigstellung. Alternativ besteht die Möglichkeit einer leichten Fixierung [7]. Der leicht abgedunkelte Untersuchungsraum erleichtert den Schlaf der Kinder.

Sedierung

Die meisten Autoren halten eine Allgemeinnarkose für überflüssig [2, 3, 7, 9, 11, 25]. Lediglich neurologisch gestörte oder schwerkranke, sehr unruhige Kinder brauchen manchmal eine Narkose [22]. Dies ist, insgesamt gesehen, selten [14, 18] und wird bei Geräten mit schneller Untersuchungszeit noch seltener.

Für Kinder zwischen 2 und 6 Jahren wird allgemein eine leichte Sedierung empfohlen. Die Liste der angegebenen Medikamente ist groß, wobei von mehreren Autoren Chloralhydrat in einer Dosierung von 500–1500 mg peroral oder in Form von Rektiolen bevorzugt wird [7, 12, 14, 25]. Valium sollte wegen der möglichen, nicht gegensteuerbaren motorischen Hyperaktivität vermieden werden [9].

Kinder über 5–6 Jahre benötigen in der Regel keine Sedierung mehr. Hier hilft gutes Zureden und verständnisvolles Eingehen auf die kleinen Patienten [7, 9, 25].

Spezielle Maßnahmen

Bewegungsartefakte durch die Darmperistaltik werden allgemein als die größten Störfaktoren der abdominellen CT angesehen. Auch bei schnellen Scannern empfiehlt sich deswegen in besonderen Fällen die i. v. Applikation von Buscopan [11, 14], wegen der geringeren Nebenwirkungen besser noch von Glucagon [4, 11, 18].

Alle genannten Vorbereitungsmaßnahmen dienen der Reduktion von Bildartefakten, welche durch motorische Unruhe, Herzaktion, Atembewegungen und Darmperistaltik entstehen können.

Die Häufigkeit schlechter Bildqualitäten liegt zwischen 10% [14] und 16% [18] bei langsamen Scannern, bei schnellen Geräten ist sie mit 1% wesentlich geringer [2].

Auch die zunehmende Erfahrung des Untersuchers spielt eine Rolle [7].

Indikationen zur CT der Nieren

Etwa 50% der kindlichen abdominellen Raumforderungen sind renalen oder adrenalen Ursprungs [21]. Daher liegen in dem bislang spärlichen Schrifttum bereits einige Berichte mit einer Gegenüberstellung von CT und i. v.-Pyelographie, teilweise auch unter Einbeziehung der Sonographie vor [5, 16, 25, 27]. Unbestritten ist die Rolle der i. v.-Pyelographie bei der Beurteilung morphologischer Veränderungen des Nierenhohlraumsystems [25]. Nach Padovani et al. [27] liefern Sonographie und CT keine entscheidenden Mehrinformationen bei der endgültigen Diagnose benigner und maligner Raumforderungen der Niere. Dennoch sind auch diese Autoren mit anderen [4, 5, 11, 14, 16, 25] der Meinung, daß die CT wertvolle Zusatzinformationen liefert, wie sie früher manchmal nur operativ erreicht wurden.

a) Form-, Lage- und Größenanomalien. Die CT liefert eine klare Darstellung der normalen und pathologischen Anatomie in der konventionellen Röntgenuntersuchungen unzugänglichen 3. Dimension, die es ermöglicht, Form-, Lage- und Größenvariationen mit einer bisher nicht erreichten Präzision zu erfassen. Eine Indikation zur CT ergibt sich jedoch nur dann, wenn diese Veränderungen mit der Sonographie nicht zu verifizieren sind (z. B. Nierenagenesie). Die Unterscheidung einer hypoplastisch-dysplastischen Niere gegenüber der pyelonephritischen Schrumpfniere ist sicherer mit der i. v.-Pyelographie zu erfassen, weil ihr charakteristische Kelchveränderungen zuzuordnen sind (s. Beitrag 4.1.2). Auch werden Form- und Lageanomalien der Pyelographie selten entgehen.

b) Zystische Raumforderungen. Wie die Sonographie gestattet die CT aufgrund der Absorptionskoeffizienten eine sichere Differenzierung von zystischen und soliden Raumforderungen. Die Abgrenzung von einfachen Parenchymzysten, parapelvinen Zysten sowie der multizystischen oder polyzystischen Nierenerkrankung ist computertomographisch möglich. Zweifellos ist jedoch dabei die Sonographie die Methode der Wahl.

Ebenso gelingt der Nachweis hydronephrotisch veränderter Nieren und die Darstellung von Harnstauungsnieren im CT. Selten werden diese Erkrankungen jedoch Gegenstand einer computertomographischen Untersuchung sein, sondern als Nebenbefunde bei Untersuchungen aus anderen Gründen anfallen. Geringgradige Harnstauungen (Emmett I) entgehen der CT. Darüber hinaus sind Probleme der Harntransportstörung in bewährter Weise mit dem i. v.-Pyelogramm und seinen Modifikationen zu beurteilen (s. Beitrag 4.1.2).

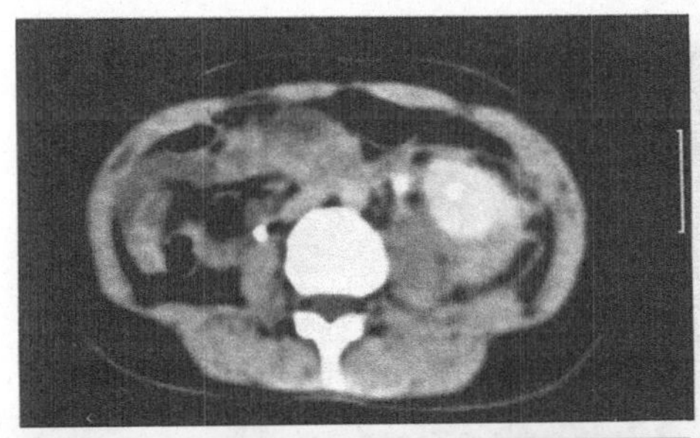
a

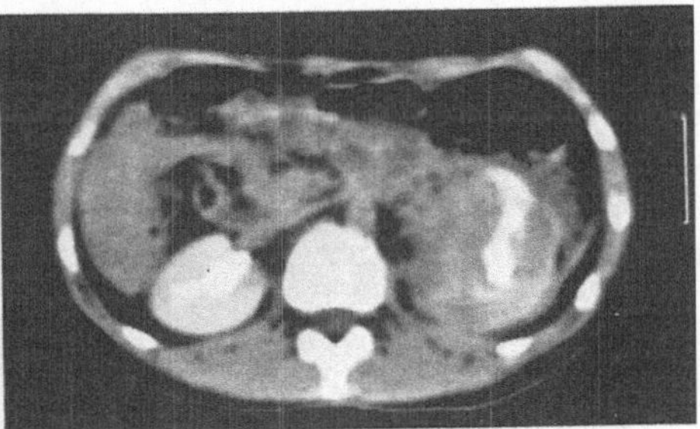
b

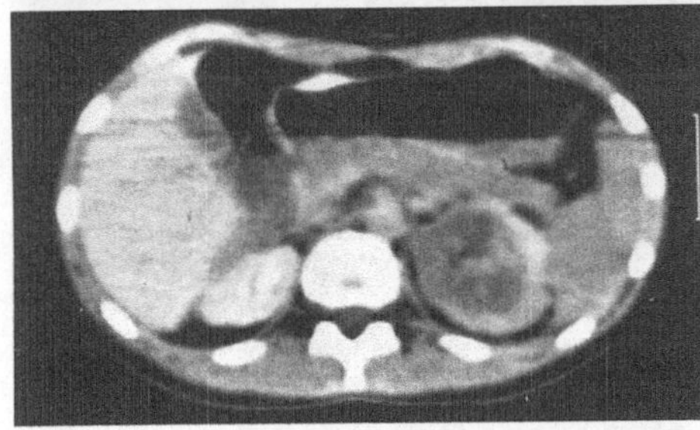
c

Abb. 1 a–c. 14jähriges Mädchen, Zustand nach stumpfem Flankentrauma (Reitunfall). **a** Schnitt in Höhe des unteren Nierenpols links. Großes peri- und pararenales Hämatom mit Ventralverlagerung der Niere (Zustand nach i. v.-Pyelographie). **b** Schnitt in Höhe des Nierenhilus. Ruptur des Nierenbekkens mit Austritt des KMs an der Ventralseite der Niere (im i. v.-Pyelogramm nicht identifiziert). **c** Schnitt in Höhe des oberen Nierenpols links. Fehlendes KM-Enhancement (vgl. Abb. 1 a) als Ausdruck einer Nierenquerruptur mit funktionslosem oberem Pol

c) Nierentrauma. Bei traumatischen Veränderungen der Niere und des Nierenhohlraumsystems ist die CT der i. v.-Pyelographie und dem Ultraschall überlegen [5, 9]. Neben der Darstellung para- und perirenaler Hämatome (Abb. 1a) mit spezifisch erhöhten Dichtewerten (hyperdense Zonen bei frischer Blutung), zeigt das CT auch evtl. vorhandene Rupturen des Nierenhohlraumsystems und das hierdurch bedingte KM-Paravasat (Abb. 1b). Das Ausmaß der Nierenparenchymschädigung kann sehr gut durch die Kontrastmittelapplikation und das Ausmaß des fehlenden KM-Enhancement beurteilt werden (Abb. 1c), was dem rein morphologisch orientierten Verfahren der Sonographie entgeht. Zusätzlich ist die gleichzeitige Erfassung extrarenaler Prozesse als Nebenbefund möglich, wodurch fallweise bislang nicht vermutete Begleitverletzungen der Leber und Milz aufgedeckt werden [5, 9].

d) Nierentumoren. Unter den abdominellen Tumoren ist der Wilms-Tumor, neben den Neuroblastomen und retroperitonealen Teratomen, bislang computertomographisch am häufigsten untersucht worden [5, 11, 16, 19, 25, 27]. Damgaard-Pedersen [16] konnte im Vergleich mit dem i. v.-Pyelogramm eine klare diagnostische Überlegenheit für die CT nachweisen. Diese Überlegenheit lag einerseits in der besseren Beurteilbarkeit von stummen Nieren, andererseits in der klaren Differenzierung von Krankheitsprozessen bei pyelographisch geringen Veränderungen, die alle im i. v.-Pyelogramm als tumorverdächtig angesehen wurden. Berücksichtigt man die Aussagekraft zur Artdiagnose der zugrundeliegenden Erkrankung, so verfehlte die CT lediglich 4 von 20 Diagnosen, während dies für die i. v.-Pyelographie bei 15 Patienten der Fall war. Die Autorin konnte auch charakteristische Unterscheidungsmerkmale von Wilms-Tumoren und Neuroblastomen aufzeigen: Während Wilms-Tumoren in der Regel glatt begrenzt und rund zur Darstellung kamen und selten

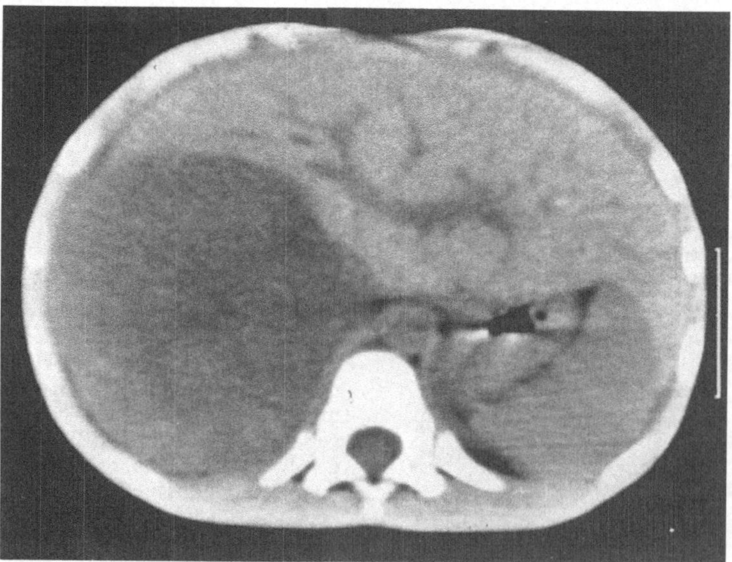

Abb. 2. 7jähriger Junge. Wilms-Tumor rechts. Zentral hypodense Areale als Ausdruck der Tumornekrosen

die Mittellinie überschritten, stellten sich Neuroblastome in der Regel als polyzyklisch begrenzte Raumforderungen dar, die sehr früh zu einer Ummauerung der großen Gefäße (Aorta und V. cava inferior) führten. Der Nachweis feinster Verkalkungen, die sich computertomographisch früher als mit röntgenologischen Methoden erfassen lassen, ist zwar richtungweisend für die Diagnose Neuroblastom, kommt jedoch auch bei Wilms-Tumoren vor (Abb. 2 und 3). Im Rahmen des Staging von Wilms-Tumoren wird von einigen Autoren die hohe Sensibilität der CT in der Erkennung von Lungenmetastasen hervorgehoben [4, 7, 9, 14, 21]. Insbesondere subpleural und in den phrenikokostalen Randwinkeln gelegene Metastasen sind computertomographisch besser als mit konventionellen Methoden zu erfassen.

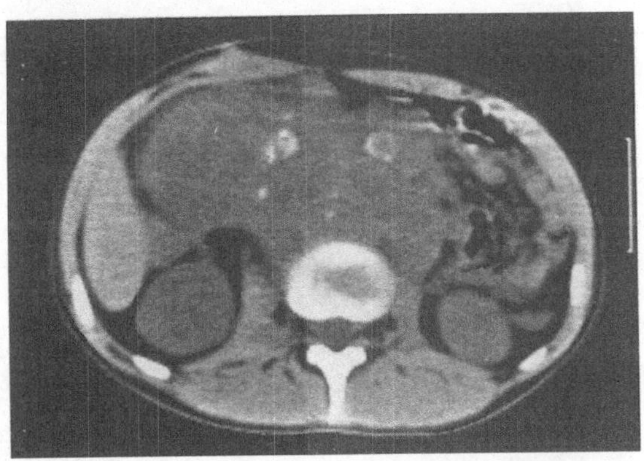

Abb. 3. 14jähriges Mädchen. Neuroblastom mit Obliteration der großen Gefäße und typischen Verkalkungen

Aufgrund ihres überlagerungs- und verzerrungsfreien Darstellungscharakters ist die CT aus der Bestrahlungsplanung nicht mehr wegzudenken [12, 14, 18, 19]. Sie gestattet eine individuell angepaßte, optimale Berechnung der Isodosen unter möglichst weitgehender Schonung kritischer Organstrukturen wie der Wirbelsäule. Spätschäden an der Wirbelsäule können in Anbetracht der günstigen Prognose bei Kindern mit Wilms-Tumor mit der heute üblichen Kombinationsbehandlung aus Chemotherapie, Bestrahlung und Operation zu einer erheblichen Beeinträchtigung der Betroffenen führen und müssen vermieden werden.

Nur selten ist es computertomographisch möglich, über die Artdiagnose hinaus eine „histologische" Diagnose zu stellen, wie im Fall der Angiomyolipome [5]. Der unterschiedlich hohe Fettanteil dieser Tumoren läßt sich computertomographisch messen und eindeutig als Fettgewebe identifizieren. In der Regel kommen diese Tumoren bilateral im Rahmen der tuberösen Sklerose (M. Bourneville-Pringle) vor (Abb. 4).

Als wertvolle Maßnahme erweist sich die CT im Rahmen der Tumornachsorge [4, 7, 12, 14, 18, 27]. Manchmal ist sie als einzige Methode in der Lage, eine Aussage über Tumorregression oder -progression bzw. das Auftreten von lokalen Rezidiven zu machen. In diesem Zusammenhang sei auch auf die computertomographisch gesteuerte Punktion suspekter Areale hingewiesen [19].

e) Seltene Nierenerkrankungen. Von Manz et al [26] wurde die Bedeutung der CT in der Diagnostik der Nephrokalzinose untersucht. Sie kommen zu dem Ergebnis, daß bei Verdacht auf eine Nephrokalzinose die Leeraufnahme als erste diagnostische Maßnahme zum Nachweis der Konfiguration und des Ausmaßes der Verkalkungen erfolgen sollte. Erst wenn zwischen Klinik und Leeraufnahme eine Diskrepanz besteht, kann die CT als Zusatzmethode eingesetzt werden, da sie in der Aufdeckung feinster Verkalkungen sensibler ist. Sonographisch ließen sich keine Mehrinformationen erzielen.

Die Rolle der CT bei der Beurteilung von Transplantatnieren ist noch nicht gesichert. Lediglich ein Fall einer infizierten Lymphozele nach Transplantation bei einem Kind wurde bisher mitgeteilt [11]. Ebenso ist die Wertigkeit der CT bei entzündlichen Nierenparenchymerkrankungen bislang noch nicht ausreichend untersucht.

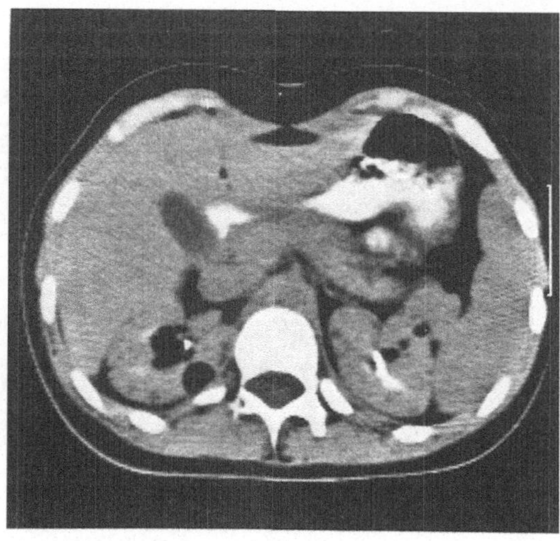

Abb. 4. 12jähriges Mädchen. Angiomyolipome beidseits bei M. Bourneville-Pringle. Die Fettanteile der Nierentumoren haben die gleiche Dichte wie das retroperitoneale und subcutane Fettgewebe

CT oder Sonographie

Beide Verfahren sind in der Lage, die parenchymatösen Organe des Abdomens direkt darzustellen. Regelmäßig wird daher der Vergleich beider Methoden in der Aussagekraft zu spezifischen Fragestellungen angestrebt. Hierbei ist nach Birnholz [6] Vorsicht geboten, da beide Verfahren auf einem völlig unterschiedlichen Meßverfahren beruhen. Während die computertomographisch meßbaren Absorptionskoeffizienten hauptsächlich auf dem Compton-Effekt beruhen, der wiederum auf der Elektronendichte bzw. der Ordnungszahl basiert, ist die Sonographie ein akustisches Verfahren, welches Impedanzunterschiede registriert. Impedanz ist dabei ein Produkt aus Gewebsdichte und Schalleitfähigkeit, so daß Binnenechos auch in Geweben gleicher Dichte entstehen können, wenn nur die Schallausbreitungsgeschwindigkeit unterschiedlich ist. Dies führt dazu, daß isodense Strukturen im CT (z. B. Nierenrinde und Pyramiden) durch die Sonographie differenziert werden können [10]. Die quantitative Dichteänderung einzelner Organe im Rahmen von Speicherkrankheiten (Glykogenose, Hämosiderose, Steatose) ist dagegen nur computertomographisch zu erfassen [4, 9].

So ist es auch verständlich, daß beide Verfahren von den meisten Autoren als komplementär angesehen werden, da sie in Wirklichkeit unterschiedliche Erkennungsmuster aufweisen [4, 5, 9, 21].

Im allgemeinen wird in der Pädiatrie kein Zweifel an der Prävalenz der Sonographie bestehen [29]. Bei speziellen Problemen, etwa wenn es um die Beziehung von Krankheitsprozessen zu ossären Strukturen geht [13], gibt es neben der CT kein anderes nichtinvasives Verfahren, welches diese Fragestellung schlüssig beantworten kann.

Risiken der CT

Als entscheidender Nachteil der CT gegenüber der Sonographie wird die Strahlenbelastung angesehen. Die wohl gründlichste Bearbeitung dieses Problems stammt von Brasch et al. [8]. Ihre Phantomstudien zeigten, daß ein erheblicher geräteabhängiger Unterschied in der Strahlenbelastung für vergleichbare Untersuchungen zwischen 0,5 und 8,0 cGy besteht. Besonders günstig schneiden dabei Computertomographen der 3. Generation (Rotationsscanner mit bewegtem Detektorring) ab. Variable Aufnahmebedingungen an den meisten Geräten (kV und mA abgestuft wählbar) machen einen echten Vergleich jedoch nahezu unmöglich. Aufgrund statistischer Daten errechnen die Autoren ein Leukämierisiko von maximal 2/100 000 bei 1 cGy Ganzkörperbelastung. Das Risiko der Entstehung eines soliden Tumors veranschlagen sie auf das 5fache. Damit ergibt sich insgesamt eine Rate von maximal einem zusätzlichen Todesfall pro 12 500 Untersuchungen.

Neben dem Risiko der Strahlenbelastung besteht darüber hinaus die Möglichkeit eines Kontrastmittelschadens mit tödlicher Folge, die bei Erwachsenen mit 1:10 000 bis 1:75 000 anzusetzen ist. Bei Kindern ist dieses Risiko geringer und Todesfälle sind seltener zu erwarten [8]. Angaben zur Gonadendosis wurden von Buurmann et al. gemacht [12]. Sie fanden bei abdominellen Untersuchungen je nach Entfernung der Gonaden vor der Schnittebene eine Gonadenbelastung von 0,3–2,5 cGy und schätzen das somatische Risiko höher als das genetische Risiko ein.

Ähnliche Angaben stammen von Damgaard-Pedersen et al. [14]. Neben dem Risiko der Strahlenbelastung soll hier auch auf die Möglichkeit ihrer Reduktion hingewiesen werden, da durch die Anwendung der CT andere, strahlenbelastendere Verfahren wie Angiographie und Ganzlungenschichtuntersuchung vermieden werden können.

Übereinstimmend sind mehrere Autoren der Meinung [8, 9, 12, 14, 18, 25], daß das von Fineberg [17] aufgeworfene Nutzen-Risiko-Verhältnis für die Anwendung der CT im Kindesalter spricht, insbesondere wenn hierdurch operative Eingriffe vermieden werden können [4, 25].

Literatur

1. Ambrose J (1973) Computerized transverse axial scanning (tomography): Part II. Clinical application. Br J Radiol 46:1023–1046
2. Anderson RE, Radmehr A, Osborn AG, Wing SD (1980) Impact of a "fast" scanner on image quality in pediatric computed tomography. Radiology 134:251–252
3. Anderson RE, Osborn AG (1977) Efficacy of simple sedation for pediatric computed tomography. Radiology 124:739–740
4. Berger PE, Kuhn JP, Munschauer RW (1978) Computed tomography and ultrasound in the diagnosis and management of neuroblastoma. Radiology 128:663–667

5. Berger PE, Munschauer RW, Kuhn JP (1980) Computed tomography and ultrasound of renal and perirenal diseases in infants and children. Relationship to excretory urography in renal cystic disease, trauma and neoplasm. Pediatr Radiol 9:91–99
6. Birnholz JC (1977) Guest Editorial: On maps and comparing cross-sectional imaging methods. Am J Roentgenol 129:1133–1134
7. Brasch RC, Korobkin M, Gooding CA (1978) Computed tomography in children: Evaluation of 45 patients. Am J Roentgenol 131:21–25
8. Brasch RC, Boyd DP, Gooding CA (1978) Computed tomographic scanning in children: Comparison of radiation dose and resolving power of commercial CT scanners. Am J Roentgenol 131:95–101
9. Brasch RC (1980) Pediatric problems: Computed tomography. In: Moss AA, Goldberg HI (eds) Computed tomography, ultrasound and X-ray. An integrated approach. Academic Press, New York, p 429
10. Bryan PJ, Dinn WM (1977) Isodense masses on CT: Differentiation by grey scale ultrasonography. Am J Roentgenol 129:989–992
11. Boldt DW, Reilly BJ (1977) Computed tomography of abdominal mass lesions in children. Radiology 124:371–378
12. Burmann R, Vogel H, Bücheler E (1979) Die Computertomographie des Körperstammes bei Kindern. Monatsschr Kinderheilkd 127:59–63
13. Chrispin AR, Gordon I, Hall C, Metreweli C (1980) Diagnostic imaging of the kidney and urinary tract in children. Springer, Berlin Heidelberg New York
14. Damgaard-Pedersen K, Jensen J, Hertz H (1978) CT-whole body scanning in pediatric radiology. Pediatr Radiol 6:222–229
15. Damgaard-Pedersen K, Edeling CJ, Hertz H (1979) CT-whole body scanning and scintigraphy in children with malignant tumors. A comparative retrospective study. Pediatr Radiol 8:103–107
16. Damgaard-Pedersen K (1980) CT and IVU in the diagnosis of Wilms' tumor. A comparative study. Pediatr Radiol 9:207–211
17. Fineberg HV (1977) Computed tomography: Dilemma of health care technology. Pediatrics 59:147–149
18. Fotter R, Sager WD (1979) CT des Beckens und Abdomens im Kindesalter. Fortschr Röntgenstr 131:476–479
19. Fotter R, Sager WD, Justich E, zur Nedden D (1980) Die Bedeutung der Computertomographie in der pädiatrischen Diagnostik abdomineller und pelviner Tumoren. Röntgen-Bl 33:156–162
20 Friedmann G, Bücheler E, Thurn P (1981) Ganzkörper-Computertomographie. Thieme, Stuttgart New York
21. Gooding CA (1980) Pediatric problems. Pediatric imaging: Quo vadis? In: Moss A-A, Goldberg HI (eds) Computed tomography, ultrasound and X-ray. An integrated approach. Academic Press, New York, p 397
22. Harwood-Nash D, Grossman H, Fielman A, Kirkpatrick J, Swischuk L (1977) Computerized tomography: A perspective in the pediatric patient. Pediatrics 59:305–308
23. Hounsfield GN (1973) Computerized transverse axial scanning (tomography): Part I. Description of the system. Br J Radiol 46:1016–1022
24. Ledley RS (1974) Innovation and creativeness in scientific research: my experience in developing computerized axial tomography. Comput Biol Med 4:133–136
25. Leonidas JC, Carter BL, Leape LL, Ramenofsky ML, Schwartz AM (1978) Computed tomography of abdominal masses in infancy and childhood. Comparison with excretory urography. Arch Dis Child 53:120–125
26. Manz F, Jaschke W, van Kaick G, Waldherr R, Willich E (1980) Nephrocalcinosis in radiographs, computed tomography, sonography and histology. Pediatr Radiol 9:19–26
27. Padovani J, Raybaud C, Faure F, Devred P, Bernard JL, Simonin G (1981) Intérêt de la scanographie dans les masses rétropéritonéales de l'enfant. Ann Radiol 24:18–24
28. Pinto RS, Becker MH (1977) Computed tomography in pediatric diagnosis. Am J Dis Child 131:583–587
29. Weitzel D, Tröger J, Straub E (1977) Renal sonography in pediatric patients. A comparative study between sonography and urography. Pediatr Radiol 6:19–26

4.2 Klinischer Teil

4.2.1 Harnwegsinfektionen

O. SCHOFER

Auf das Vorliegen einer Harnwegsinfektion (HWI) weisen verschiedene klinische Symptome wie Fieber, Flanken- oder Unterbauchschmerzen, Dysurie, Pollakisurie u. a. hin. Die klinische Symptomatik ist jedoch sehr variabel, z. T. irreführend und nicht in allen Fällen von HWI vorhanden. Insbesondere scheint die klinische Symptomatik mit der Zahl der vorangegangenen HWI eher undeutlicher zu werden [Straub (1981) Zur Therapie der Harnwegsinfektion im Kindesalter, unveröffentlicht]. Die Diagnose einer HWI beruht auf dem Nachweis einer signifikanten Bakterienzahl im lege artis gewonnenen Mittelstrahlurin oder dem Nachweis von Bakterien im Blasenpunktat. Bestehen Unklarheiten über das Vorliegen einer HWI, sollte immer der Blasenpunktionsurin untersucht werden.

Eine klinische Einteilung in Infektion des unteren Harntraktes einerseits und Mitbeteiligung des oberen Harntraktes andererseits ist in der Mehrzahl der Fälle nicht möglich. Nur bei Vorliegen der Kombination von Flankenschmerz und Fieber kann die Mitbeteiligung des oberen Harntraktes angenommen werden.

Der umgekehrte Schluß – nämlich bei Fehlen dieser Symptome eine Beschränkung der Infektion auf die unteren Harnwege anzunehmen – ist nicht erlaubt. Auch labormedizinisch liegt keine Untersuchungsmethode zur sicheren Leveldiagnostik vor.

Methoden wie das „antibody coating“ der Bakterien im Urin oder das sog. „bladder wash out“ haben sich als nicht zuverlassig bzw. als zu aufwendig erwiesen. Als zuverlässigste der angewandten Methoden gilt z. Z. noch die – möglichst quantitative – Bestimmung des C-reaktiven Proteins im Serum.

Nicht nur die Lokalisation einer HWI – unterer/oberer Harntrakt – ist klinisch kaum möglich, sondern auch die Feststellung, ob es sich um einen ersten HWI handelt oder ob bereits unbemerkte Infektionen vorausgegangen sind, wird in vielen Fällen nicht sicher zu treffen sein. In der Literatur wird hierzu vermutet, daß bei ca. 50% der Klein- und Schulkinder mit HWI diese bereits im Säuglingsalter begonnen haben.

Aus dem bisher Gesagten über die Klinik der HWI und dem Wissen um den hohen Prozentsatz an zugrundeliegenden Fehlbildungen ist zu folgern, daß jede HWI beim Kind, unabhängig von Alter und Geschlecht, der morphologischen Abklärung bedarf. Die morphologische Abklärung dient:

1. dem Ausschluß oder Nachweis einer morphologischen Anomalie als Ursache für HWI;

2. der Festlegung bereits eingetretener und morphologisch erkennbarer Schäden durch HWI.

Noch keine vollständige Übereinstimmung besteht bisher über den differenzierten Einsatz und die Reihenfolge des Einsatzes der verschiedenen zur Verfügung stehenden bildgebenden Methoden – Sonographie, konventionelle Röntgendiagnostik und Isotopendiagnostik. Ein Vorschlag für den differenzierten Einsatz der genannten Methoden soll hier zur Diskussion gestellt werden.

Der erstmalige Nachweis einer HWI sollte u. E. zunächst nur Indikation zur sonographischen Diagnostik sein. Im Ultraschallbild von Nieren und Harnblase können Veränderungen des Nierenparenchyms (Größe, Lage, Echostruktur), Harntransportstörungen am oberen Harntrakt, eine Hypertrophie der Harnblasenwand und evtl. vorhandene Restharnmengen inzwischen von erfahrenen Untersuchern mit großer Sicherheit erkannt werden. Ein normaler Ultraschallbefund bedeutet in bezug auf Nieren und Harnwege, daß erstens

a) die Nierengröße beidseits im Normbereich liegt und das Parenchym beider Nieren eine normale Echostruktur aufweist,
b) keine Harntransportstörung am oberen Harntrakt vorliegt – erkennbar an der fehlenden Flüssigkeitsansammlung im intrarenalen Abschnitt des Nierenbekkens,

daß zweitens

a) die Blasenwand keine Verdickung zeigt und
b) die Blase restharnfrei entleert werden kann.

Unter der Voraussetzung einer engmaschigen klinischen Kontrolle sollte es möglich sein, bei einem Patienten mit erstmalig nachgewiesener HWI zunächst auf eine weiterführende morphologische Diagnostik zu verzichten. Denn durch normale Ultraschallbefunde, wie oben beschrieben, können sowohl parenchymreduzierende Prozesse an den Nieren als auch Harntransportstörungen des oberen und unteren Harntraktes weitgehend ausgeschlossen werden. Dieser Vorschlag setzt eine nachgewiesene Validität der erhobenen Ultraschallbefunde voraus und ist in höherem Maße als eine sofortige radiologische Abklärung abhängig von der Zuverlässigkeit der Patienten bzw. ihrer Eltern. Eine wirklich gesicherte klinische Kontrolle ist notwendig.

Es könnte bei diesem Vorgehen einerseits – auch unter Berücksichtigung einer hohen Rezidivrate von bis zu 75% innerhalb von 2 Jahren [1] – ca. 1/4 sonst radiologisch durchzudiagnostizierender Patienten mit einmalig bleibender HWI die Applikation von Röntgenstrahlen erspart werden; andererseits kann die Frühdiagnose operationsbedürftiger Veränderungen durch den Einsatz der Sonographie bei jeder ersten HWI verbessert werden.

Ergibt die sonographische Untersuchung einen unklaren oder pathologischen Befund, so ist auch bei erster Manifestation einer HWI die vollständige röntgenologische Diagnostik mit i. v. Urographie und MCU anzuschließen (Abb. 1).

Im Gegensatz zu den bisher erwähnten Patienten mit erstmalig diagnostizierter HWI sollten diejenigen Kinder, bei denen bereits mehrfach HWI festgestellt wurden, bzw. die bereits mehrfach eine entsprechende Symptomatik geboten haben, in jedem Fall einer vollständigen morphologischen Diagnostik unterzogen werden.

Diese sollte wiederum sinnvollerweise mit der orientierenden Sonographie beginnen, deren Befund dann den weiteren Ablauf der röntgenologischen Untersu-

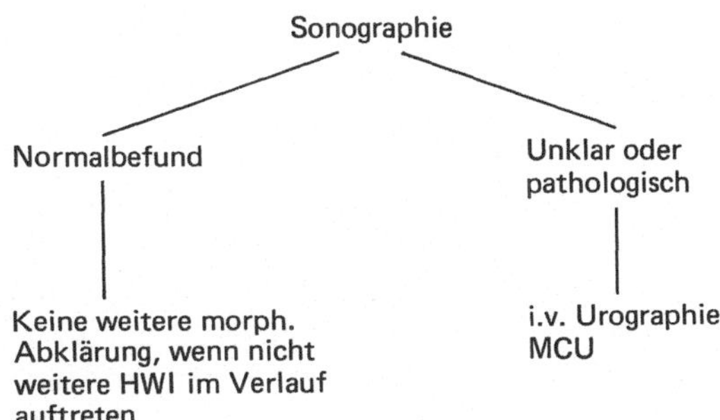

Abb. 1. Schema für Patienten mit erster Manifestation einer HWI

chungen mitbestimmt. In jedem Fall scheint hier die vollständige Darstellung des oberen und unteren Harntraktes geboten, um nicht bei Vorliegen mehrerer Anomalien die primäre zu übersehen. Zum Beispiel erlaubt die Diagnose einer prävesikalen Ureterstenose im i. v.-Urogramm nicht den Abbruch der radiologischen Darstellung, sondern fordert den Ausschluß einer infravesikalen Obstruktion, bevor die prävesikale Stenose als primäre Anomalie bezeichnet werden darf.

Die Verlaufsdiagnostik nach operativer oder konservativer Therapie, die sich bisher vorwiegend auf die konventionellen Röntgenuntersuchungen stützt, läßt sich in einigen Fällen ebenso verläßlich und strahlensparender mit einer Kombination aus nuklearmedizinischen Methoden und Sonographie durchführen. So kann der Ausschluß einer Harnleiterobstruktion und eines Refluxrezidivs nach Antirefluxoperation durch Sonographie und Isotopenrefluxprüfung erfolgen.

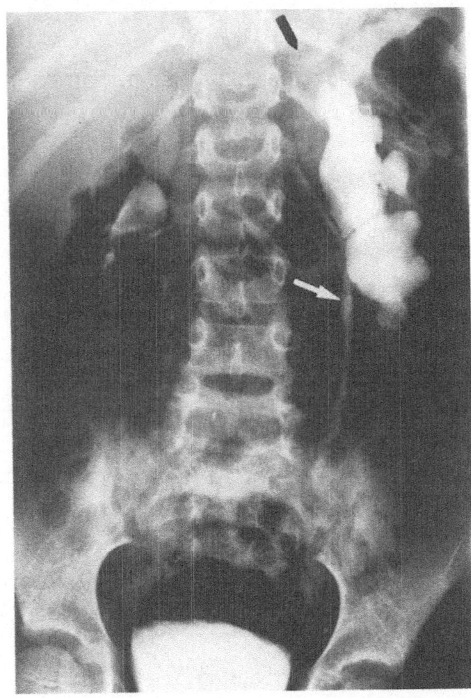

Abb. 2. Prompte Darstellung des linken Ureters (weißer Pfeil) als Folge guter Abflußverhältnisse bei starkem Parenchymwachstum (schwarzer Pfeil) 3 Jahre nach Anderson-Hines-Operation. (Ausgangsbefund s. Beitrag 4.2.7, Abb. 2)

Dort, wo der Operateur eine genaue morphologische Beurteilung des Operationsgebietes benötigt, ist eine radiologische Darstellung unverzichtbar (z. B. nach Anastomosenoperationen am Harnleiter; Abb. 2).

Wichtig erscheinen im postoperativen Verlauf z. B. bei Patienten mit Refluxuropathie sonographische Verlaufskontrollen des Nierenwachstums über mehrere Jahre. Die hier gezeigten Darstellungen, gewonnen durch Querschnittsuntersuchungen an einem Patientenkollektiv mit vesikoureteralem Reflux, deuten darauf hin, daß evtl. auch nach Beseitigung eines radiologisch faßbaren Refluxes die Größe einer ehemals refluxiven Niere hinter der Altersnorm zurückbleibt ([2]; Abb. 3a–c).

Ein zusammenfassendes Schema soll abschließend den vorgeschlagenen Untersuchungsgang darstellen. Kinder mit erster Manifestation einer akuten HWI werden zunächst nur sonographisch untersucht und bei normalem Ultraschallbefund

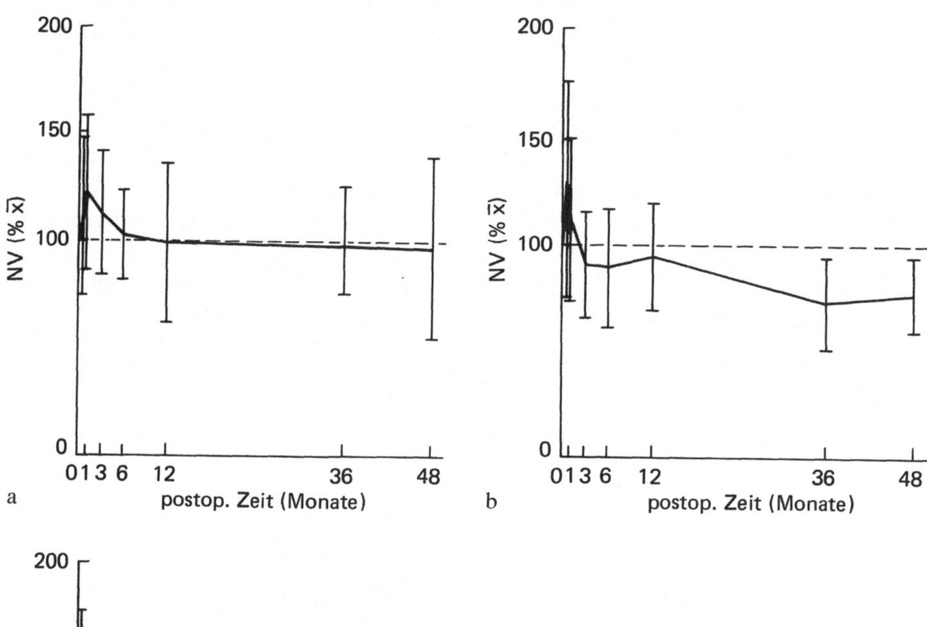

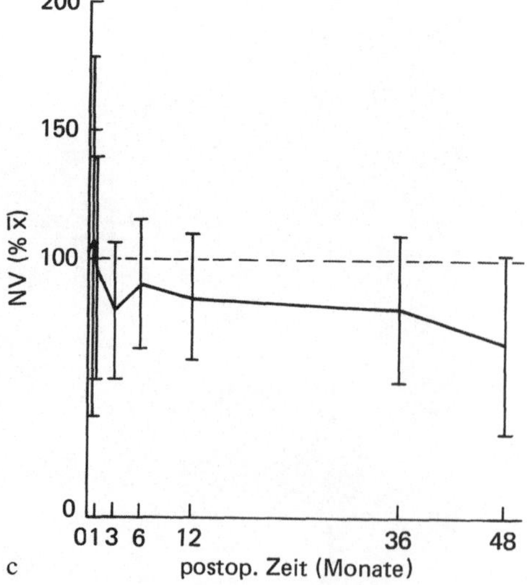

Abb. 3a–c. Querschnittsuntersuchungen des postoperativen Nierenwachstums nach Refluxuropathie. **a** Nierenvolumina der nichtrefluxiven Niere von 143 Patienten mit einseitigem vesikoureteralem Reflux. **b** Nierenvolumina der refluxiven Niere von 143 Patienten mit einseitigem vesikoureteralem Reflux. **c** Nierenvolumina bei 251 Patienten mit beidseitigem vesikoureteralem Reflux. (Abszisse: postoperative Zeit in Monaten; Ordinate: Nierenvolumen (*NV*) in Prozent des altersnormalen Mittelwertes; gestr. Linie: markiert den altersnormalen Mittelwert der Nierenvolumina) (2, 7)

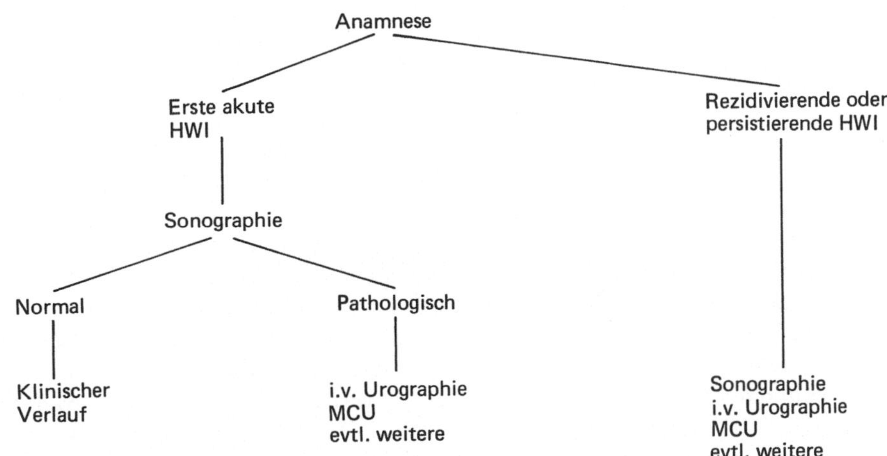

Abb. 4. Zusammenfassendes Schema der gestuften Diagnostik bei HWI

lediglich klinisch – allerdings sehr engmaschig – weiter kontrolliert. Ein pathologischer Sonographiebefund bedeutet auch bei erstmalig festgestellter HWI die Notwendigkeit zur weiteren morphologischen Abklärung mittels i. v.-Urogramm und MCU.

Bereits mehrfach aufgetretene oder unter adäquater Behandlung nicht ausgeheilte HWI stellen eine Indikation zur vollständigen morphologischen Abklärung ohne weiteres Zuwarten dar (Abb. 4).

Postoperative Kontrollen sollten soweit möglich sonographisch und nuklearmedizinisch erfolgen, da die Strahlenbelastung geringer und die Aussage verläßlich ist.

Schlußfolgerung:
Durch den Einsatz v. a. der Sonographie, aber auch nuklearmedizinischer Untersuchungsverfahren läßt sich der Untersuchungsgang bei HWI modifizieren (damit die Strahlenbelastung senken). Dies gilt für die Abklärung erstmals diagnostizierter HWI und für notwendige postoperative Verlaufskontrollen, nicht jedoch für die Diagnostik rezidivierender und persistierender HWI.

Literatur

1. Kunin CM (1970) The natural history of recurrent bacteriuria in school girls. In: Kincaid-Smith P, Fairly KF (eds) Renal infection and scarring. Mercedes Publishing Services, Melbourne, p 2
2. Oberling M (1979) Sonographische Untersuchungen zum Nierenwachstum bei Kindern mit vesiko-ureterorenalem Reflux. Inauguraldissertation, Johannes-Gutenberg-Universität Mainz
3. Olbing H (1979) Harnwegsinfektionen bei Kindern und Jugendlichen. 2. Aufl. Thieme, Stuttgart New York
4. Straub E (1979) Die Harnwegsinfektion im Kindesalter. Infection 7, Suppl 6:562
5. Weitzel D (1978) Untersuchungen zur sonographischen Organometrie im Kindesalter. Habilitationsschrift, Johannes Gutenberg-Universität Mainz
6. Weitzel D, Tröger J, Straub E (1977) Renal sonography in pediatric patients – a comparative study between sonography and urography. Pediatr Radiol 6:19–26
7. Weitzel D (1978) Ultrasonic diagnosis in children with vesico-ureteric reflux. Ann Radiol 23:99–102

4.2.2 Miktionsstörungen

H. PETERS

Es gibt in der Pädiatrie eine Fülle von Erkrankungen, die mit Miktionsstörungen einhergehen können. Wir beschränken uns auf die Anomalien des unteren Harntraktes.

Die gute Darstellbarkeit des Harntraktes durch die Urographie und das Miktionszystourethrogramm (MCU) legt beim Vorhandensein einer Miktionsstörung den baldigen Einsatz nahe. Andererseits verlangt die damit verbundene, vergleichsweise hohe Strahlenbelastung der Gonaden eine klare, klinisch fundierte Indikationsstellung. Eine sorgfältige Anamnese und körperliche Untersuchung, die die Inspektion der Miktion mit beinhalten sollte, vermögen genaue Hinweise auf das Vorliegen einer organischen Ursache zu geben (Tabelle 1) und beeinflussen somit das diagnostische Procedere.

Ein im kinderärztlichen Alltag häufig abzuklärendes Symptom ist die Enuresis. Hierunter verstehen wir den unkontrollierten – nicht den ständigen – Harnabgang als monosymptomatisches Ereignis, ohne daß ein Harnwegsinfekt nachweisbar ist. Als Erstuntersuchung kommt hier die Sonographie in Frage. Bei restharnfreier Blasenentleerung, sonographisch unauffälliger Blase und Niere erübrigt sich vorerst

Tabelle 1. Miktionsstörungen

	Symptom	Beispiel
Urinabgang	– unwillkürlich – ständig	Enuresis Ureterektopie
Miktionseinleitung	– mit Bauchpresse	Infraves. Obstr.
Miktionsdurchführung	– mit Nachträufeln – zweizeitig	Urethradivertikel Blasendivertikel Reflux
Miktionsstrahl	– kraftlos – dünn, spritzend – fehlgerichtet geschraubt	Neurogene Blase Urethrastenose Harnröhrenstriktur
Miktionsfrequenz	– häufig – selten – Harnverhalten	Fremdkörper Habituell Urethralklappe
Miktionssensation	– Dysurie, Brennen	Zystitis

jede weitere morphologische Diagnostik (Abb. 1). Das Kind kann bei engmaschigen Urinkontrollen der symptomatischen Behandlung zugeführt werden, ohne daß wir befürchten müssen, eine organische Ursache zu übersehen, die zu einer irreversiblen Beeinträchtigung der Nierenfunktion führen könnte.

Sind jedoch Restharn, Blasenwandverdickung oder gar aufgestaute obere Harnwege sonographisch nachweisbar, so muß wie bei allen übrigen Miktionsanomalien

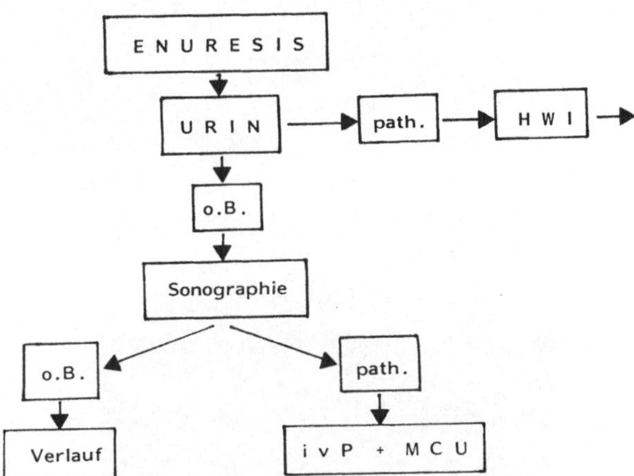

Abb. 1. Diagnostisches Schema für die monosymptomatische Enuresis nocturna

die radiologische Diagnostik in Form von i. v.-Pyelogramm und Miktionszystourethrogramm (MCU) angeschlossen werden (Abb. 2). Liegen schwere infravesikale Obstruktionen wie Urethralklappen vor, kann das weitere Procedere durch den sonographischen Vorbefund sinnvoll modifiziert werden. Durch die sonographischen Kontrollen von Restharn und Blasenwanddicke kann in der Verlaufsdiagnostik ein Rezidiv der infravesikalen Obstruktion erfaßt werden.

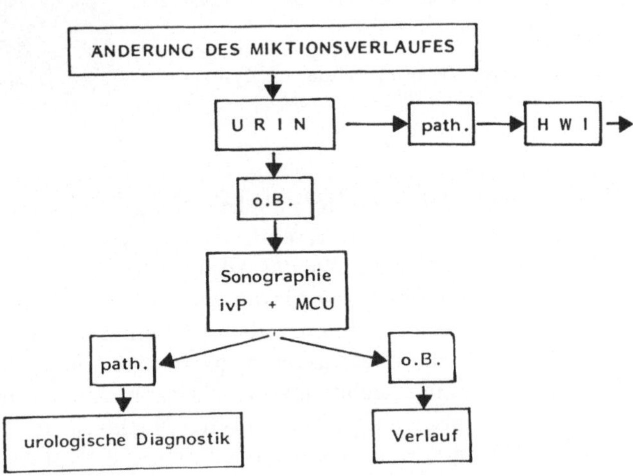

Abb. 2. Diagnostisches Schema für Veränderungen des Miktionsverlaufs

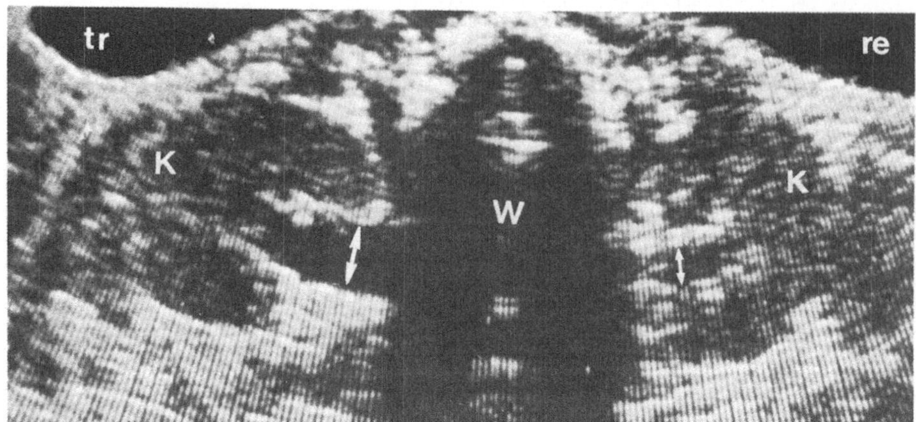

a

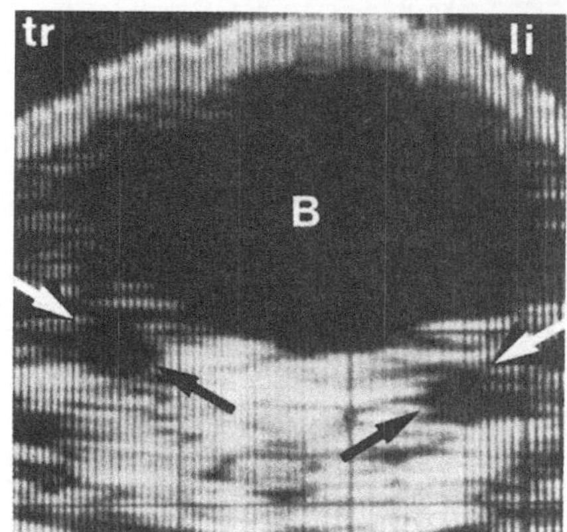

b

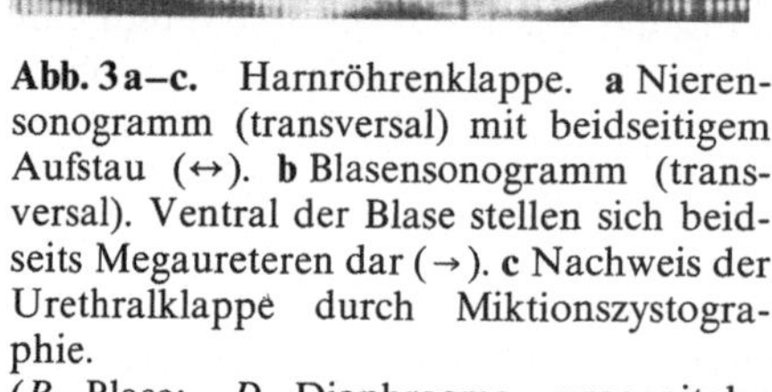

Abb. 3a–c. Harnröhrenklappe. **a** Nierensonogramm (transversal) mit beidseitigem Aufstau (↔). **b** Blasensonogramm (transversal). Ventral der Blase stellen sich beidseits Megaureteren dar (→). **c** Nachweis der Urethralklappe durch Miktionszystographie.
(*B* Blase; *D* Diaphragma urogenitale; *K* Niere; *W* Wirbelsäule; *Z* Zystostomie; *tr* transversal; *li* links; *re* rechts)

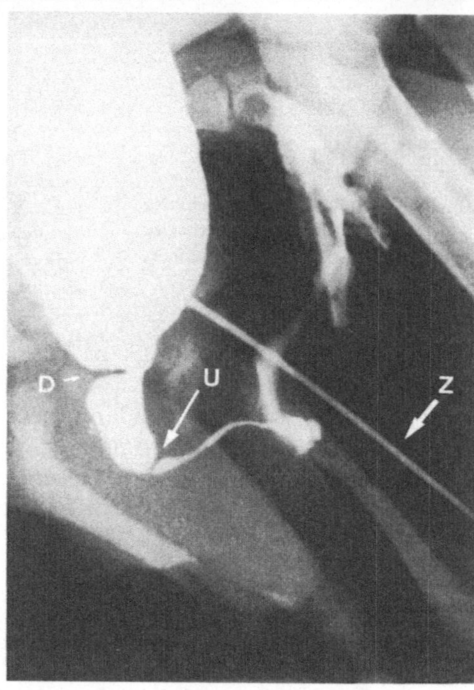

c

Beispiel: Bei einem männlichen Neugeborenen war die Harnblase als eine bis an die Leber reichende Raumforderung tastbar. Sonographisch stellen sich die große Blase und die als Folge der Abflußbehinderung exzessiv gestauten oberen Harnwege dar: eine für das Vorliegen einer schweren infravesikalen Obstruktion beweisende Befundkonstellation. Über die unmittelbar gelegte Zystostomie erfolgte die MCU, die die Urethralklappe als Ursache der infravesikalen Obstruktion klar zeigte. Erst später, nachdem sich die Harntransportstörung zurückgebildet hatte, wurde mittels eines i. v.-Pyelogramms der Nachweis des unbehinderten Abflusses des oberen Harntraktes erbracht, so daß sich eine Nephrostomie erübrigte (Abb. 3a–c).

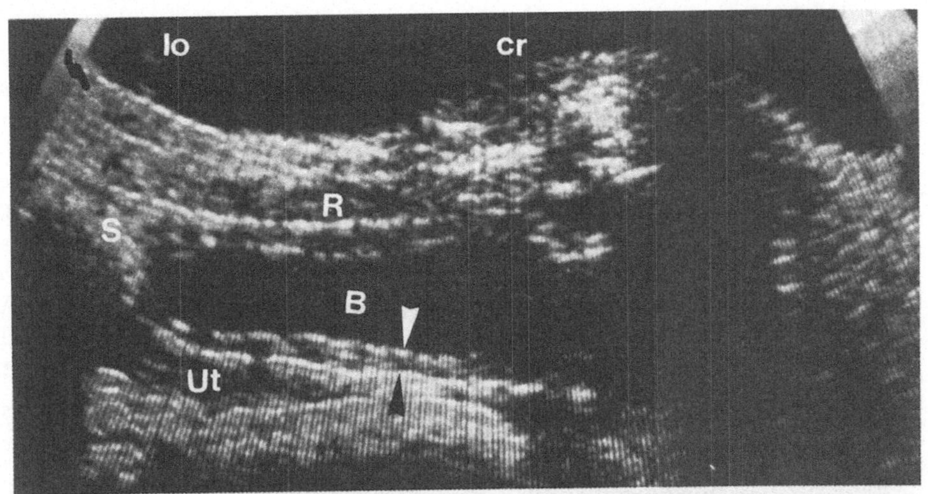

a

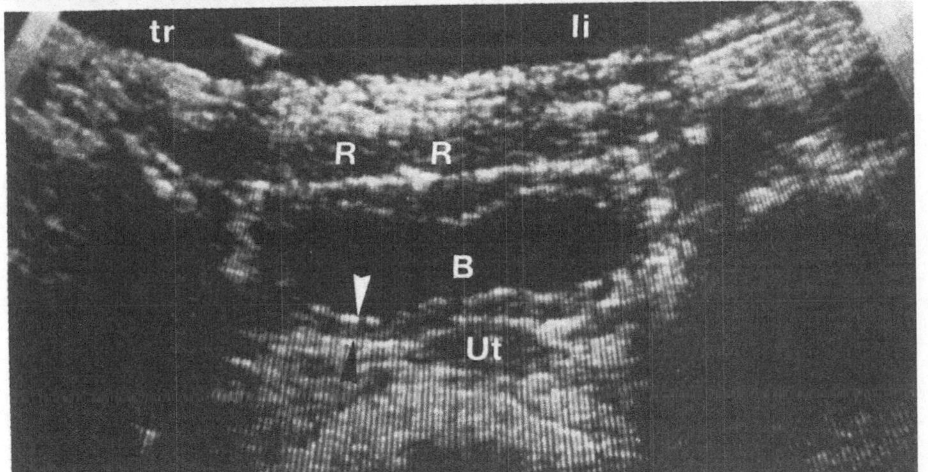

b

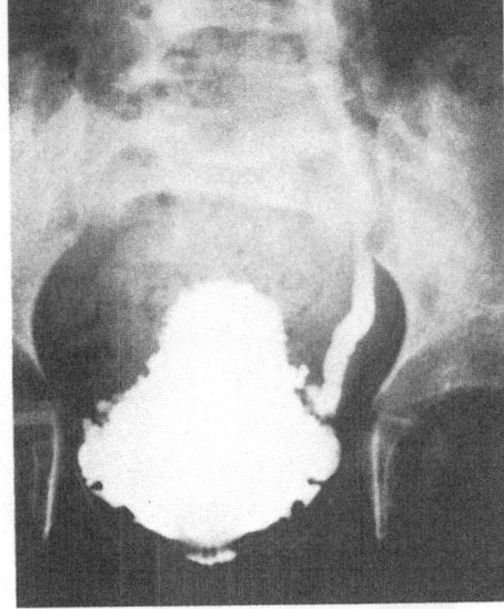

c

Abb. 4a–c. Neurogene Blase mit Blasenhalssklerose. **a** Längs- und **b** Querschnitt der Blase nach Miktion: Nachweis von Restharn und verdickter Blasenwand (→). **c** Auf der Miktionszystourethrographie stellt sich eine „Christbaumblase“ mit Pseudodivertikeln und Reflux links dar.
(*B* Blase; *R* Musculus rectus abdominis; *Ut* Uterus; *lo* longitudinal; *tr* transversal; *li* links; *cr* caudal)

Leichte Formen einer infravesikalen Obstruktion können sich sowohl dem sonographischen, als auch dem radiologischen Nachweis entziehen. Erwähnt seien hier insbesondere die Meatusstenosen beim Mädchen. Bei bleibender Symptomatik sind hier in jedem Falle urodynamische Untersuchung sowie Urethrozystoskopie indiziert.

Bei ständigem Urinabgang wäre – im Gegensatz zur Enuresis – immer an eine organische Ursache zu denken. Liegt der Verdacht auf eine neurogen gestörte Blase vor, sollte die komplette Diagnostik mittels Sonographie, i. v.-P., MCU und Blasendruckmessung durchgeführt werden. Die Sonographie sollte deshalb hier eingesetzt werden, weil sie für die Verlaufsdiagnostik in der Regel ausreicht, wenn ein Ausgangsbefund vorliegt. Zudem kann das therapeutische Vorgehen wesentlich besser ausgerichtet werden, radiologische Kontrollen können gezielter und somit seltener eingesetzt werden.

Beispiel: Das Sonogramm des untersuchten Mädchens zeigt eine verdickte Blasenwand sowie Restharn. Bei der MCU ist eine Christbaumblase mit Pseudodivertikeln und vesikoureteralem Reflux zu sehen. Befunde, die sowohl für eine infravesikale Obstruktion als auch für eine neurogen gestörte Blase sprechen können und deshalb diagnostisch weiter abgeklärt werden müssen. In diesem Falle lag die Kombination von neurogen gestörter Blase mit Blasenhalssklerose vor (Abb. 4a–c).

Ureterektopie als weitere mögliche Ursache ständigen Urinabgangs können urographisch erfaßt werden (Abb. 5). Nicht selten gelingt ihr Nachweis erst bei der endoskopischen Diagnostik.

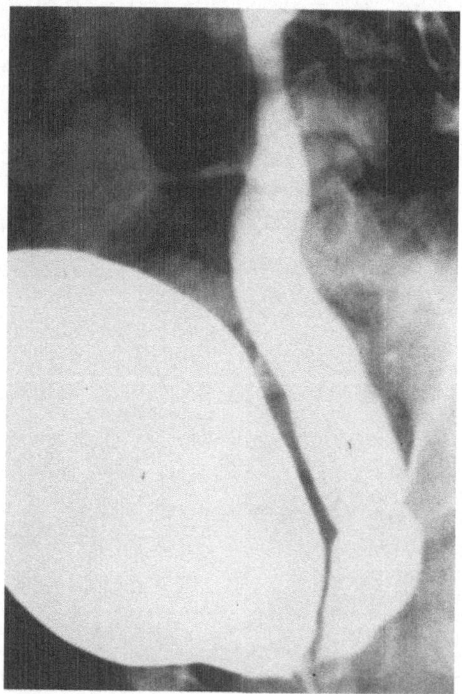

Abb. 5. Ureterektopie im i. v.-P. Der erweiterte Ureter mündet am Blasenhals in die Urethra, so daß ständiger Urinabgang die Folge ist

Bei Dysurien und Pollakisurien – oft besteht gleichzeitig eine Hämaturie – vermag die Sonographie die ersten Hinweise zu geben. Bei Vorliegen von Zystitiden stellt sich die Harnblasenwand verdickt dar, Fremdkörper und Blasensteine können direkt gesehen werden. Zur Abklärung einer Beteiligung des oberen Harntraktes werden auch in diesen Fällen i. v.-P. und MCU angeschlossen.

Berichtet der Patient über Nachträufeln oder Doppelmiktio, so können ein massiver Reflux oder große Divertikel vorliegen. Befunde, die sich in der Miktionszystourethrographie am besten darstellen.

Zusammenfassend halten wir bei der Abklärung von Miktionsstörungen folgende Punkte für wichtig:

1. Erste Untersuchung sollte immer die Sonographie sein, da
   a) damit – im Falle einer Enuresis – die morphologische Diagnostik beendet sein kann;
   b) Ausgangsbefunde für die Beurteilung sonographischer Kontrollen unabdingbar sind;
   c) aufgrund der sonographischen Befunde der Ablauf der radiologischen Diagnostik modifiziert werden kann.
2. Bei allen anderen Miktionsstörungen muß im Anschluß an das Sonogramm stets die radiologische Abklärung in Form von i. v.-P. und MCU vor allen anderen diagnostischen und therapeutischen Maßnahmen angeschlossen werden.
3. Bevor Anomalien des oberen Harntraktes behandelt werden, muß eine infravesikale Obstruktion ausgeschlossen werden.
4. Durch die Möglichkeit sonographischer Verlaufskontrollen wird die postoperative Betreuung besser, sicherer und weniger belastend.

Literatur

1. Boechat MI, Lebowitz RL (1978) Diverticula of the bladder in children. Pediatr Radiol 6:111–116
2. Bradford/Woodbridge/Young (1972) Lower urinary tract obstruction in childhood. Lea & Febiger, Philadelphia
3. Clarke SB (1980) Ultrasound as an aid for diagnosis of congenital urethralvalves. Radiography Vol. XLVI, No. 550:233–235
4. Corby VA, Heslop RA (1980) Bladder volume measurement by ultrasound. Radiography Vol. XLVI, No. 548:187–189
5. Eklöf O, Ringertz H (1976) Pre- and postoperative urographic findings in posterior urethral valves. Pediatr Radiol 4:43–46
6. Grünebaum M, Varsano I (1970) Multiple filling defects in children with cystitis. Pediatr Radiol 4:93–95
7. West K (1967) Sonocystography. Scand J Urol Nephrol 1:68–70
8. Williams DI (1979) Urinary obstruction. Aust Paediat J 15:30–35

4.2.3 Harnwegsobstruktionen

R. Wiss und D. Weitzel

Jede Harnwegsobstruktion bedarf einer radiologischen Diagnostik in Form eines Ausscheidungsurogramms und eines Miktionszystourethrogramms (MCU). Die Problematik in der Diagnostik von Harnwegsobstruktionen liegt jedoch in dem Fehlen klinischer Leitsymptome und damit in der Indikationsstellung zur röntgenologischen Diagnostik. Sieht man von Harnwegsinfekten, von Flankenschmerz nach reichlicher Flüssigkeitszufuhr und von unklaren Fieberschüben ab, so gibt es praktisch keine klinischen Hinweise für eine Harnwegsobstruktion. Die klinische Symptomarmut unterstreicht die Bedeutung der risikolosen Sonographie, da sie in der Feststellung und Verlaufsbeurteilung von Harntransportstörungen sehr zuverlässig ist [2].

Dies sei an einigen Beispielen erläutert.

Fall 1: Bei einem 18 Monate alten Mädchen wurde anläßlich eines Harnwegsinfektes urographisch eine subpelvine Stenose beidseits Grad 1 diagnostiziert (Abb. 1 a), die zunächst nicht operationsbedürftig war. Sechs Wochen später kam das Mädchen erneut zur Kontrolluntersuchung. Am Untersuchungstag fieberte das Kind, nachdem zuvor 3 Tage die antiinfektiöse Therapie unterbrochen worden war. Bei der Ultraschalluntersuchung sah man eine normal große Niere rechts mit einer leichten Aufspaltung des Mittelechos (Abb. 1 b). Dieser Befund entspricht einem aufgeweiteten Nierenbecken und kann bei einer leichten subpelvinen oder prävesikalen Stenose, aber auch bei einem ampullären Hohlsystem bzw. einer forcierten Diurese auftreten. Die linke Niere zeigte eine erhebliche Volumenvergrößerung, die vorwiegend auf der Aufweitung des Nierenbeckens beruhte. Dieser Befund entspricht einer schweren Harntransportstörung und veranlaßte uns, ein erneutes Urogramm durchzuführen, das den sonographischen Verdacht einer Dekompensation der subpelvinen Stenose bestätigte (Abb. 1 c).

Wie dieses Beispiel zeigt, können überwachungsbedürftige Harntransportstörungen ohne klinisch dramatische Symptomatik dekompensieren und bedürfen daher engmaschiger sonographischer Kontrollen.

Ein gänzlich anderes Problem stellt die Kontrastmittelausscheidungsinsuffizienz dar, weil hier die röntgenologischen Aussagen limitiert sind und nur durch Veränderungen der Zeitfolge der Aufnahmen oder durch Schichtuntersuchungen wichtige Informationen gewonnen werden können. Nur durch Einsatz der Sonographie vor der röntgenologischen Diagnostik kann erreicht werden, daß mit einem Minimum an Röntgenaufnahmen ein Maximum an Information gewonnen werden kann.

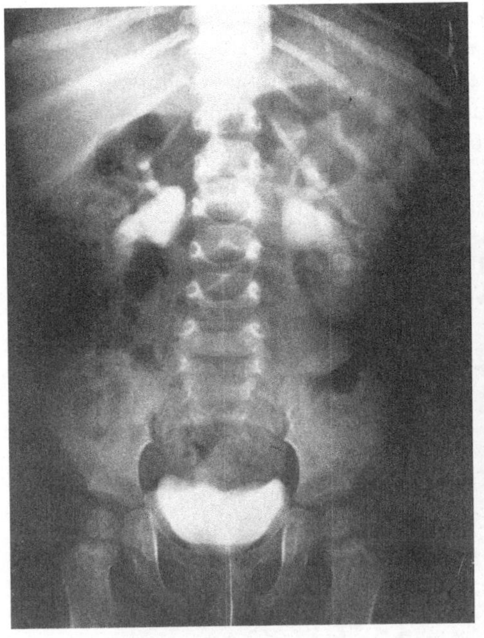

a

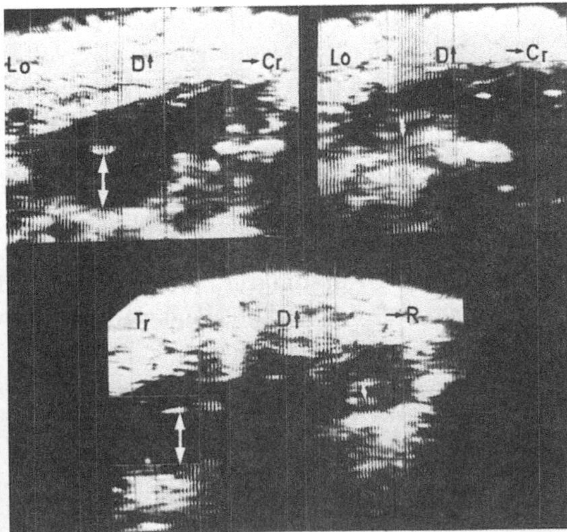

b

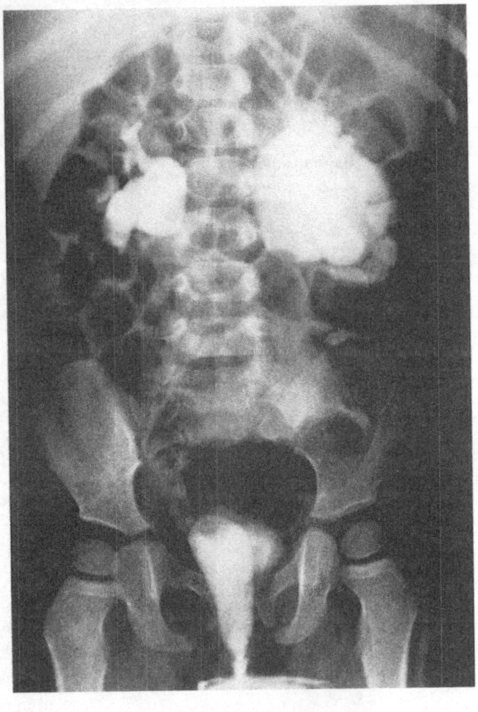

c

Abb. 1 a–c. Achtzehn Monate altes Kind mit einer beidseitigen subpelvinen Stenose Grad I. **a** Ausgangsbefund; **b** Dekompensation der Harntransportstörung links im Sonogramm und **c** dto. im Urogramm 6 Wochen später

Fall 2: Bei einem 6 Jahre alten Jungen mit erstem fieberhaften Harnwegsinfekt fand man sonographisch eine Hydronephrose links und konnte zusätzlich den proximalen Ureter von dorsal kaudal der Niere (Abb. 2a) und prävesikal dorsal der Blase darstellen. Dieser Befund war beweisend für eine prävesikale Stenose. Durch diese Vorinformation konnte röntgenologisch die Diagnose gezielt durch 7-min-, 14-min- und 16-h-Aufnahmen gesichert werden (Abb. 2b).

Wie dieses Beispiel zeigt, kann man durch den sonographischen Befund den Ablauf der Röntgendiagnostik sinnvoll steuern. Zur exakten Lokalisation der Harnwegsobstruktion ist die radiologische Diagnostik unverzichtbar. Gelingt eine Darstellung der ableitenden Harnwege bei radiologisch stummer Niere nicht, so bietet sich die Möglichkeit der antegraden Pyelographie mittels sonographisch gesteuerter perkutaner Nephrostomie an. In jedem Fall muß bei jeder Obstruktion des oberen Harntraktes eine Obstruktion des unteren Harntraktes durch MCU ausgeschlossen werden.

Die Symptomarmut auch schwerer Harntransportstörungen macht es verständlich, daß die Verlaufsdiagnostik mittlerweile eine Domäne der Ultraschalldiagno-

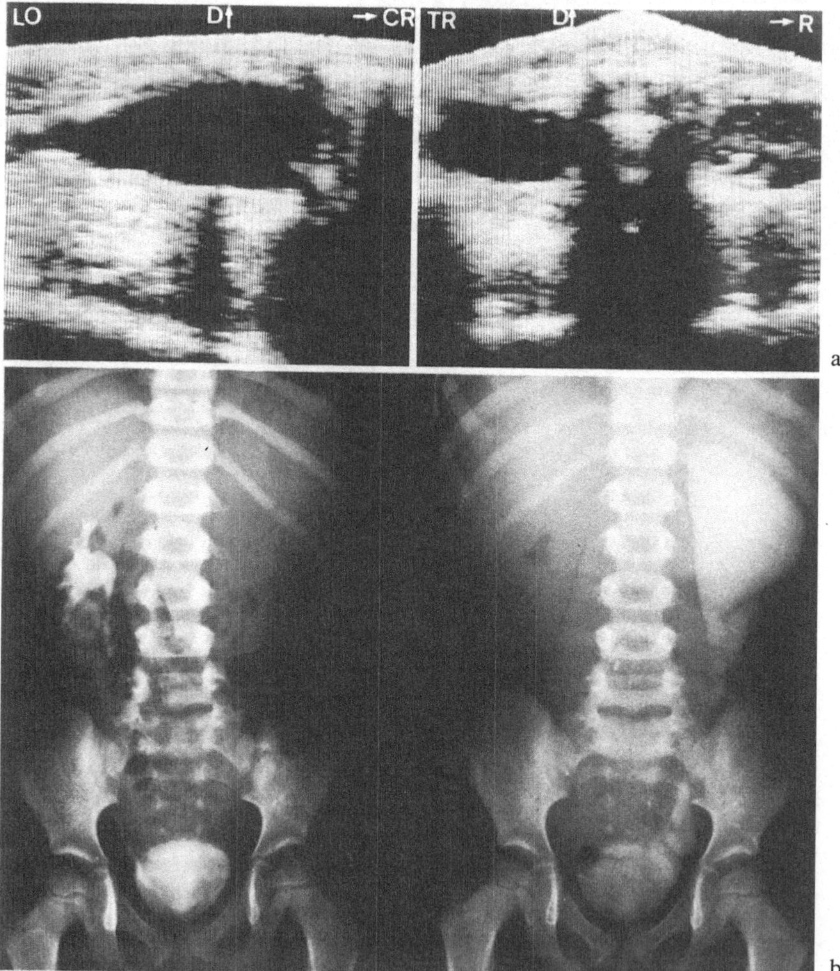

Abb. 2a, b. Sechs Jahre alter Junge mit prävesikaler Ureterstenose. Sonographisch erkennt man eine Hydronephrose linksseitig, wobei sich im Längsschnitt kaudal der Niere der proximale Harnleiter als schlauchförmiges Gebilde darstellt (**a**). Photomontage der Urogrammaufnahmen, die aufgrund des sonographischen Vorbefundes eine strahlensparende Diagnosesicherung erlaubten (**b**)

stik geworden ist. Besonders vorteilhaft ist, daß durch Messung des Nierenvolumens und der Spalttiefe des Mittelechos der Verlauf einer Harntransportstörung quantitativ erfaßt werden kann. Die Beurteilung der Rückbildung einer postoperativen Harntransportstörung hängt vom Ausgangsbefund, von der Lokalisation der Obstruktion und der Art des Eingriffs ab. So sollte z. B. bei einem Eingriff am prävesikalen Harnleiter die Harntransportstörung innerhalb von 6–8 Wochen eine eindeutige Rückbildungstendenz zeigen, während bei subpelvinen Stenosen eine eindeutige Rückbildung nicht selten erst nach 3–4 Monaten beobachtet wird. Zum Ausschluß von Rezidiven sollten in jedem Fall die Patienten über Jahre sonographisch überwacht werden. Nach Ziehen von Nephrostomien und Ureterensplints sind

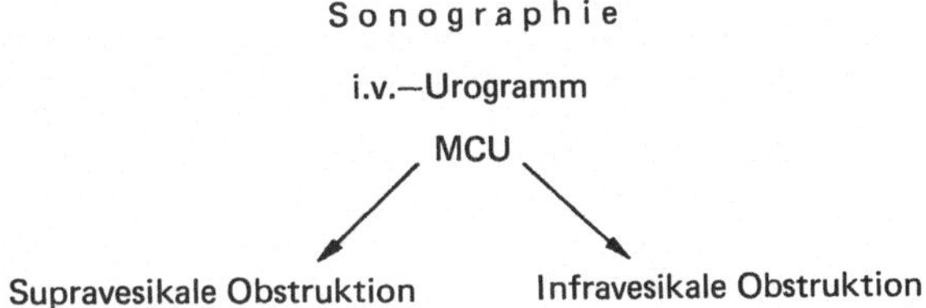

Abb. 3. Primärdiagnostik bei Harntransportstörungen

kurzfristige Kontrollen angebracht, weil nur dadurch der Verlauf sicher beurteilt werden kann.

In der Diagnostik von Harntransportstörungen führen wir die Sonographie vor der röntgenologischen Diagnostik durch, um den Ablauf des Urogramms an den zu erwartenden pathologischen Befund anzupassen. An das Ausscheidungsurogramm schließt sich das MCU an. Nur durch diese Kombination kann sicher ausgeschlossen werden, daß eine Harntransportstörung des oberen Harntraktes Folge einer infravesikalen Obstruktion ist (Abb. 3). In der Regel ist dann die Indikation zur Operation geklärt. In Problemfällen kann jedoch eine ergänzende Diagnostik notwendig werden (Tabelle 1). So führen wir bei der Frage, ob eine organerhaltende Operation sinnvoll ist, die seitengetrennte Isotopenclearance durch, oder aber wir prüfen die seitengetrennte Clearance nach Legen einer perkutanen Nephrostomie. Belastungsuntersuchungen mit Diuretika können röntgenologisch, nuklearmedizinisch und sonographisch erfolgen. Sie geben Aufschluß über die Operationsbedürftigkeit einer milden Harntransportstörung.

Das Vorgehen bei Verlaufsdiagnostik kann schwer schematisiert werden, da es abhängig ist von der Erkrankung und der Art des operativen Eingriffs. Die nur überwachungsbedürftige Harntransportstörung sonographieren wir in der Regel alle 3–6 Monate und bei jeder Veränderung der Klinik. Bei allen Harnleiterneueinpflanzungen und Anastomosen des Harnleiters sollte auch bei komplikationsfreiem klinischem und sonographischem Verlauf eine röntgenologische Kontrolle nach

Tabelle 1. Ergänzende Diagnostik bei supravesikaler Obstruktion

Nuklearmed. Untersuchungen	Nephrostomie	Belastungsuntersuchungen
	– antegrades Pyelogramm – seitengetrennte Clearance	

Abschluß postoperativer Veränderungen erfolgen. Allgemein sollte jedoch bei zeitgerechter Rückbildung der Harntransportstörung im Sonogramm die röntgenologische Kontrolle möglichst spät nach dem Operationstermin erfolgen. Eine deutliche sonographische Befundverschlechterung bedarf jedoch zur Klärung der Ursache und Lokalisation der Harntransportstörung einer sofortigen röntgenologischen Diagnostik. Die Sonographie ermöglicht es uns somit, Verlaufskontrollen bei Harntransportstörungen engmaschiger und über längere Zeiträume durchzuführen. Dadurch erhöht sich die Sicherheit der Verlaufsbeurteilung.

Literatur

1. Dinkel E, Ney C, Weitzel D, Peters H, Dittrich M, Alzen G (1981) Sonographie in der Diagnostik und Verlaufsbeurteilung von Harntransportstörungen im Kindesalter, in: Rettenmaier G, Loch EG, Hansmann M, Trier HG (Hrsg) Ultraschalldiagnostik in der Medizin. Georg Thieme Verlag, Stuttgart New York S 141–142
2. Tröger J, Weitzel D, Blagojevic S, Straub E (1977a) Die Bedeutung der Ultraschalldiagnostik für die Feststellung und Verlaufsbeurteilung von obstruktiven Uropathien. Monatsschr Kinderheilk 125:332–333
3. Tröger J, Weitzel D, Straub E (1977b) Ultraschalldiagnostik: Eine zuverlässige Methode zur Untersuchung der Nierenmorphologie im Kindesalter. aktuelle urologie 8:79–87
4. Weitzel D, Alzen G (1975) Zur Bedeutung des Ultraschall-Schnittbildverfahrens für die nephrologisch-urologische Diagnostik im Kindesalter. Monatsschr Kinderheilk 123:147–157
5. Weitzel D, Tröger J, Straub E (1977) Renal sonography in pediatric patients. Pediatr Radiol 6:19–26

4.2.4 Stumme Niere und Nierenversagen

M. Dittrich, H. Peters und D. Weitzel

Der Wert einer funktionsunabhängigen morphologischen Methode wie der Sonographie wird besonders offenkundig, wenn nierenfunktionsabhängige Methoden wie Urographie und Szintigraphie infolge schwerer Organfunktionsstörungen nur noch bedingt einsetzbar sind. Hinter dem Bild einer radiologisch stummen Niere können sich verschiedene Krankheitsbilder verbergen, die durch primär sonographische Untersuchungen häufig aufgedeckt werden können. Einige Beispiele sollen dies verdeutlichen.

Fall 1: Bei einem mit Verdacht auf Gallengangsatresie wegen eines Verdinikterus eingewiesenen 3 Wochen alten Säugling führte die sonographische Darstellung und Differenzierung einer im Ausscheidungsurogramm funktionslosen Niere zur Aufdeckung der Ursache des Ikterus. Eine Pyohydronephrose, im Sonogramm als große zystische Raumforderung unterhalb der Leber mit dorsaler Echoverstärkung und fehlendem Nachweis eines Nierenparenchymsaums imponierend, war für den Ikterus verantwortlich zu machen.

Häufig ist sonographisch die Lokalisation einer Harnwegsobstruktion nicht möglich. Die präoperative antegrade Pyelographie hat hier die retrograde Darstellung abgelöst, zumal im gleichen Arbeitsgang eine perkutane Nephrostomie gelegt werden kann.

Fall 2: Wie bedeutungsvoll die Kombination verschiedener bildgebender Untersuchungsverfahren sein kann, wird am Beispiel eines 8 Jahre alten Jungen deutlich, der nach vorausgegangenem Trauma wegen eines arteriellen Hypertonus stationär aufgenommen wurde. Bei radiologisch stummer Niere zeigte das Sonogramm eine verkleinerte Niere mit unregelmäßiger Struktur, breitem Mittelechokomplex und unterbrochenem schmalem Parenchymsaum.

Aufgrund der Konstellation von Trauma in der Anamnese, radiologisch stummer Niere und sonographisch kleiner Niere konnte die Diagnose einer Intimaeinrollung gestellt werden. Eine Isotopendarstellung erbrachte den Nachweis einer fehlenden Nierenperfusion. Bei einer frischen Intimaeinrollung sind nur funktionelle, aber keine morphologischen Veränderungen zu erwarten.

Trotz des in seiner klinischen Symptomatologie recht einheitlichen Krankheitsbildes des akuten Nierenversagens muß mit einer Vielfalt ätiologischer Faktoren

Tabelle 1. Kriterien der sonographischen Diagnostik bei akutem Nierenversagen. (Nach Preim et al. [5])

	Renal	Prärenal	Postrenal
Parenchym	Verbreitert, reflexreich	Verbreitert	Unauffällig
Nierenbecken	Unauffällig	Unauffällig	Aufspaltung des Mittelechokomplexes
Nierengröße	Vergrößert	Vergrößert	Normal oder vergrößert

und morphologischer Befunde gerechnet werden. Die Sonographie kann beim akuten wie auch beim chronischen Nierenversagen unklarer Genese als erste morphologische Untersuchung eine Hilfe bei der Differenzierung sein [5]. Beim prärenalen Nierenversagen wird neben einer Organvergrößerung der Nierenparenchymsaum eher verbreitert und reflexarm sein, bei renaler Ursache ebenfalls verbreitert aber reflexreich mit leberähnlicher Struktur. Das postrenal bedingte akute Nierenversagen wird sonographisch durch die Aufspaltung des Mittelechokomplexes erkannt (Tabelle 1; mögliche sonographische Kriterien beim chronischen Nierenversagen s. Tabelle 2).

Fall 3: Das sonographische Bild der Nieren bei einem 9 Jahre alten Jungen mit urämischem Syndrom zeigte um mehr als das Doppelte der Norm vergrößerte Nieren mit stark verbreitertem echoreichem Parenchymsaum. Zur Klärung der Ursache war in diesem Fall die Biopsie erforderlich. Sie wurde nach sonographischer Lokalisation perkutan durchgeführt. Bioptisch wurde die Diagnose einer plasmazellreichen, nicht destruktiven Nephritis gestellt. Kurzfristige sonographische Verlaufsuntersuchungen des Nierenvolumens und der Parenchymdicke ergaben eine vollständige Normalisierung des Befundes nach 5 Wochen (Abb. 1 a, b).

Fall 4: Wie wir bei einem 3 Monate alten Säugling mit metabolischer Azidose und stark erhöhten Serumkreatininwerten gesehen haben, kann auch eine vollständige Auskleidung des Nierenbeckens mit Candidamyzelen nach rezidivierenden Sepsitiden und Pilzinfektion zum akuten Nierenversagen führen [8]. Bei fehlender Kon-

Tabelle 2. Kriterien der sonographischen Diagnostik bei chronischem Nierenversagen

	Hydronephrose	Zystenniere	Nierendysplasie	Nierenhypoplasie	Agenesie
Parenchym	Schmal	Zysten	Reflexarm	Vermindert	Fehlt
Nierenbecken	Mittelechoaufspaltung	Unregelmäßig	Unregelmäßig	Relativ groß	Fehlt
Nierengröße	Vergrößert	Meist vergrößert	Verkleinert	Verkleinert	Fehlt
Nierenform	Abgerundet, sackförmig	Unregelmäßig	Unregelmäßig	Regelmäßig	Fehlt

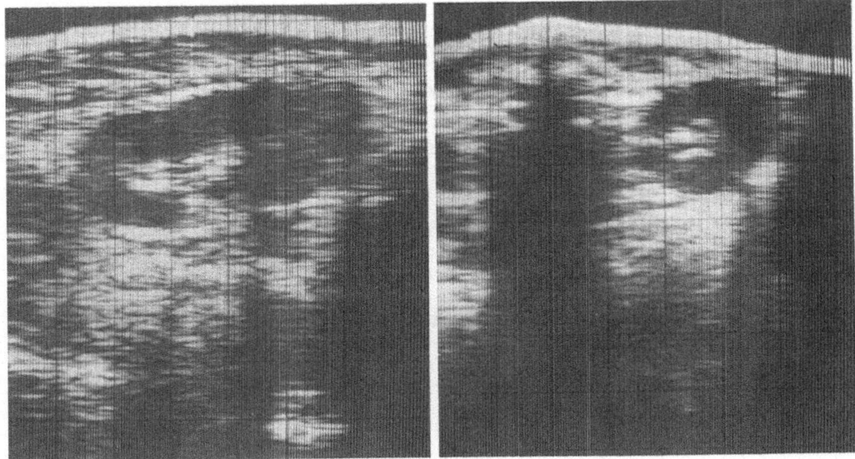

a

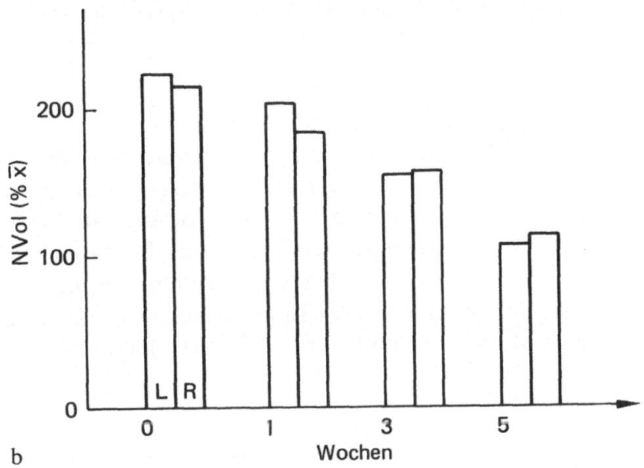

b

Abb. 1. a Sonogramm der Niere im Längs- und Querschnitt bei einem 9 Jahre alten Jungen mit urämischem Syndrom. Vergrößerte Niere mit stark verbreitertem Parenchymsaum. Rückbildung der Nierenvergrößerung innerhalb von 5 Wochen. **b** Resultate der Kontrolluntersuchungen im Diagramm. (*N Vol %* $\bar{x}$ Nierenvolumen in Prozent des Mittelwertes der entsprechenden Körpergewichtsklasse)

trastmittelausscheidung im Urogramm konnten sonographisch stark vergrößerte Nieren mit multiplen Echokomplexen im Parenchym bei nicht abgrenzbarem Nierenbecken sowie multiple kleine zystische Raumforderungen nachgewiesen werden.

Die Sonographie bietet darüber hinaus die Möglichkeit der Überwachung einer transplantierten Niere. Wird das Transplantat abgestoßen, zeigt sich ein charakteristisches sonographisches Bild mit Organvergrößerung, echoreichem, gegenüber der Umgebung nur schwer abgrenzbarem Parenchymsaum, nicht markierbarem Mittelechokomplex und echoarmen Bezirken, die den Pyramiden entsprechen. Der Einsatz der Funktionsszintigraphie kann hier wie generell beim Nierenversagen als Gradmesser für die Beurteilung der Prognose angesehen werden [3]. Eine Vergleichsuntersuchung zwischen sonographischen Befunden mit der endgültigen Diagnose bei 59 Kindern mit radiologisch stummer Niere zeigte, daß in 95% der Fälle an Hand des Sonogramms die richtige Diagnose sofort gestellt oder ein wegweisender Befund erhoben werden konnte ([4], Tabelle 3). Bei 3 Nierenhypoplasien gelang der sonographische Nachweis nicht.

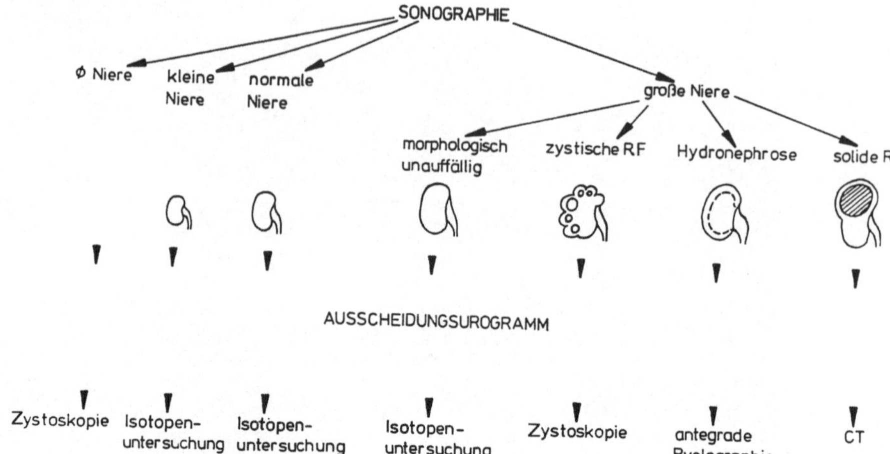

Abb. 2. Empfohlenes diagnostisches Vorgehen in Abhängigkeit vom sonographischen Vorbefund bei radiologisch stummer Niere

Da wir grundsätzlich die morphologische Diagnostik mit der Sonographie beginnen, kann man sich urographisch auf die Aufnahmen beschränken, die den Vorbefund ergänzen. Die weiteren diagnostischen Maßnahmen hängen im wesentlichen von dem sonographischen Befund ab (Abb. 2). Bei fehlender Niere führen wir eine Zystoskopie durch, um eine Ureterknospe auszuschließen. Sequenzszintigraphie und Isotopenclearance können Auskunft über eine fehlende Perfusion bzw. über das Ausmaß einer Funktionseinschränkung geben. Bei einer multizystischen Raumforderung führen wir die Zystoskopie durch, um durch Nachweis eines zwei-

Tabelle 3. Wertigkeit der sonographischen Abklärung bei 59 Kindern mit radiologisch stummer Niere [4]. (– irreführender Befund, + wegweisender Befund, + + Diagnosesicherung, Ø ohne zusätzliche Informationen zur Urographie)

	n	–	Ø	+	+ +
Solide RF	2				2
Zystische RF	22				
Zystische Nieren	11			2	9
Hydronephrosen	11				11
Komplexe RF	5				
Xantogranulomatöse	1			1	
Pyonephrose					
Nierencandidiasis	4			3	1
Organometrische Besonderheiten	30				
Einzelnieren	17				17
Nierenhypoplasie	8	3			5
Nierenvenenthrombosen	2			2	
Nierentraumen	3			2	1
		5%		17%	78%

ten Ureterostiums die Diagnose einer multizystischen Niere zu sichern. Liegt eine Harntransportstörung vor, so wird nach dem Miktionszystourethrogramm (MCU) durch die antegrade Pyelographie die Lokalisation der Obstruktion geklärt. Liegt ein Tumor vor, so wird die Diagnostik durch eine Computertomographie (CT) ergänzt. Die Renovasographie ist bei stummer Niere im Kindesalter nur noch sehr selten indiziert.

Einen hohen Stellenwert hat die Sonographie in der Diagnostik des Nierenversagens, weil der sonographische Ausschluß einer postrenalen Obstruktion die früher übliche retrograde Pyelographie entbehrlich macht. Darüber hinaus ergeben sich nützliche Hinweise dafür, ob das Nierenversagen akut (Tabelle 1) oder chronisch (Tabelle 2) ist. Schließlich hat sich insbesondere beim Nierenversagen die Sonographie zur Lokalisation der Niere für die perkutane Nierenbiopsie und die perkutane Nephrostomie bewährt.

Literatur

1. Berger PE, Munschauer RW, Kuhn JP (1980) Computed tomography and ultrasound of renal and perirenal diseases in infants and children. Pediatr Radiol 9:91–99
2. Braun B, Schwerk W, Weitzel D (1979) Sonographische Differenzierung der einseitig stummen Niere. Inn Med 7:267–276
3. Hör G, Lauer O (1979) Nierenfunktionsdiagnostik in der pädiatrischen Nuclearmedizin. In: Pädiatrische Nuclearmedizin, Bd 1. Verlag Kirchheim, Mainz
4. Peters H, Weitzel D, Tröger J, Dinkel E, Dittrich M, Alzen G (1981) Stumme Niere: Über die Änderung des radiologischen Untersuchungsganges durch die Einführung der sonographischen Diagnostik. In: Rettenmaier EG, Loch M, Hansmann M, Trier HG (Hrsg) Ultraschalldiagnostik in der Medizin. Georg Thieme Verlag, Stuttgart New York S 139–140
5. Preim D, Bundschu HD, Hust W (1980) Akutes und chronisches Nierenversagen im sonographischen Bild. Med Welt 31:629–632
6. Seitz KH, Rettenmaier G (1977) Sonographische Nierendiagnostik. diagnostik 10:707–711
7. Weitzel D, Bahlmann J, Otto P (1974) Die Wertigkeit der Sonographie für die Diagnostik von Zystennieren. Dtsch Med Wochenschr 99:1587–1593
8. Weitzel D, Stopfkuchen H, Blagojevic S (1978) Akute Anurie infolge renaler Candidiasis im Säuglingsalter. Klin Pädiatr 191:379–382

4.2.5 Nierentumoren

G. ALZEN

Die Mehrzahl der renalen Raumforderungen im Kindesalter manifestiert sich als tastbare Resistenz im Abdomen. Gutartige Veränderungen wie kongenitale Hydronephrosen (50%) und zystische Nierenanomalien (10%) sind die am häufigsten zu diagnostizierende Ursache; als solider Raumforderung der Niere kommt dem Wilms-Tumor mit einem Anteil von 10% an allen kindlichen Malignomen eine ebenso große Bedeutung zu [1]. Eine den Patienten schonende Diagnostik erfordert die frühzeitige Unterscheidung beider Erkrankungsgruppen. Es soll an wenigen ausgewählten Beispielen die Möglichkeiten der morphologischen Diagnostik zur Erkennung und Differenzierung von Nierentumoren aufgezeigt werden.

Fall 1: Bei einem 2 Jahre alten Jungen mit tastbarer Raumforderung im linken Abdomen zeigten sich sonographisch eine im Durchmesser ca. 8 cm große schallhomogene Raumforderung im Bereich des linken Nierenlagers und kleinere, ebenfalls zystische Gebilde kaudal davon. Das Ausscheidungsurogramm ließ bei unauffälliger Niere rechts in der nephrographischen Phase linksseitig ein Crescent sign erkennen. Dieses Randzeichen kann u. a. als eine Verdichtungszone an der Zirkumferenz großer Zysten beobachtet werden. Es handelte sich um multiple Nierenzysten links (Abb. 1a, b).

Fall 2: Bei einem 8 Jahre alten Mädchen mit tastbarer Raumforderung im rechten Abdomen ließ das Sonogramm eine im Durchmesser 10 cm große solide Raumforderung im rechten Nierenlager erkennen. Tiefe Inspirationen während der Untersuchung zeigten die freie Verschieblichkeit der Leber über dem Tumor. Es konnte so ein infiltratives Wachstum in die Leber ausgeschlossen werden. Ferner war durch die Untersuchung eine Verlagerung oder Kompression von V. cava inferior und Aorta auszuschließen. Das Ausscheidungsurogramm zeigte lediglich eine stumme Niere rechts. Histologisch lag ein Hypernephrom der rechten Niere vor.

Wie an beiden Fällen zu demonstrieren, sind die Möglichkeiten der sonographischen Weichteildifferenzierung bei vorliegender Kontrastmittelausscheidungsstörung besonders augenfällig. Allerdings können besonders bei kleinen Prozessen trotz Sonographie die Weichteildifferenzierung und die Interpretation des Befundes schwierig sein.

Fall 3: Bei einem 8 Jahre alten Knaben mit den Zeichen eines akuten Infekts ließ das Sonogramm eine Hepatosplenomegalie und eine im Durchmesser etwa 2 cm

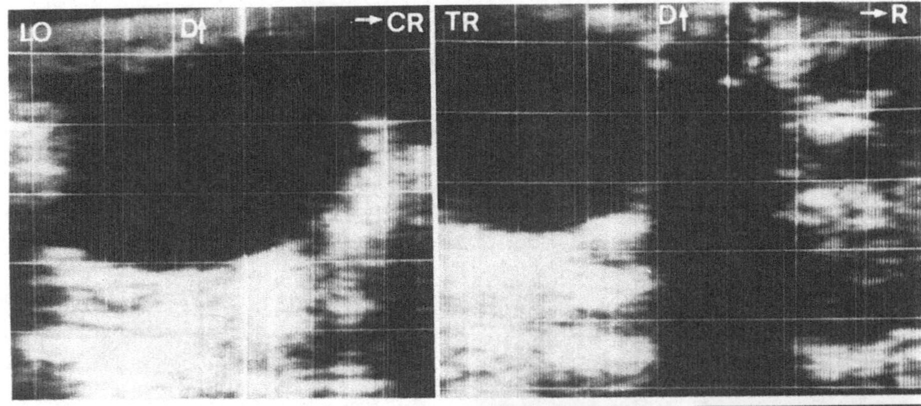

a

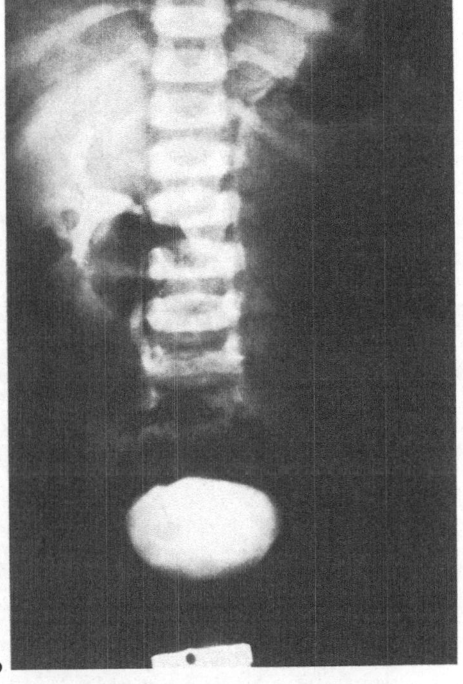

b

Abb. 1a, b. Multiple Nierenzysten der linken Niere. **a** Sonographischer Längs- und Querschnitt von dorsal mit einer im Durchmesser 8 cm großen Zyste des oberen Pols der linken Niere. **b** Ausscheidungsurogramm mit Crescent sign in der nephrographischen Phase

betragende, gut abgrenzbare Raumforderung der linken Niere erkennen. Die Raumforderung imponierte als echoarme Struktur im mittleren Anteil der Niere, sie ragte ins Mittelecho hinein. Die Atemverschieblichkeit der Niere war aufgehoben. Das Ausscheidungsurogramm zeigte die Spenomegalie mit Impression der großen Kurvatur des Magens, vergrößerte Nieren beidseits und enggestellte Kelchhälse beider Nieren. Das Nierenbeckenkelchsystem der linken Niere war imprimiert. Es wurde ein Nierenkarbunkel diagnostiziert und konservativ antibiotisch behandelt (Abb. 2a–d).

Erst die Verlaufskontrolle nach völliger Genesung des Patienten erlaubte die endgültige Diagnose. Es lag eine Pyelonephritis mit schwerster interstitieller Beteili-

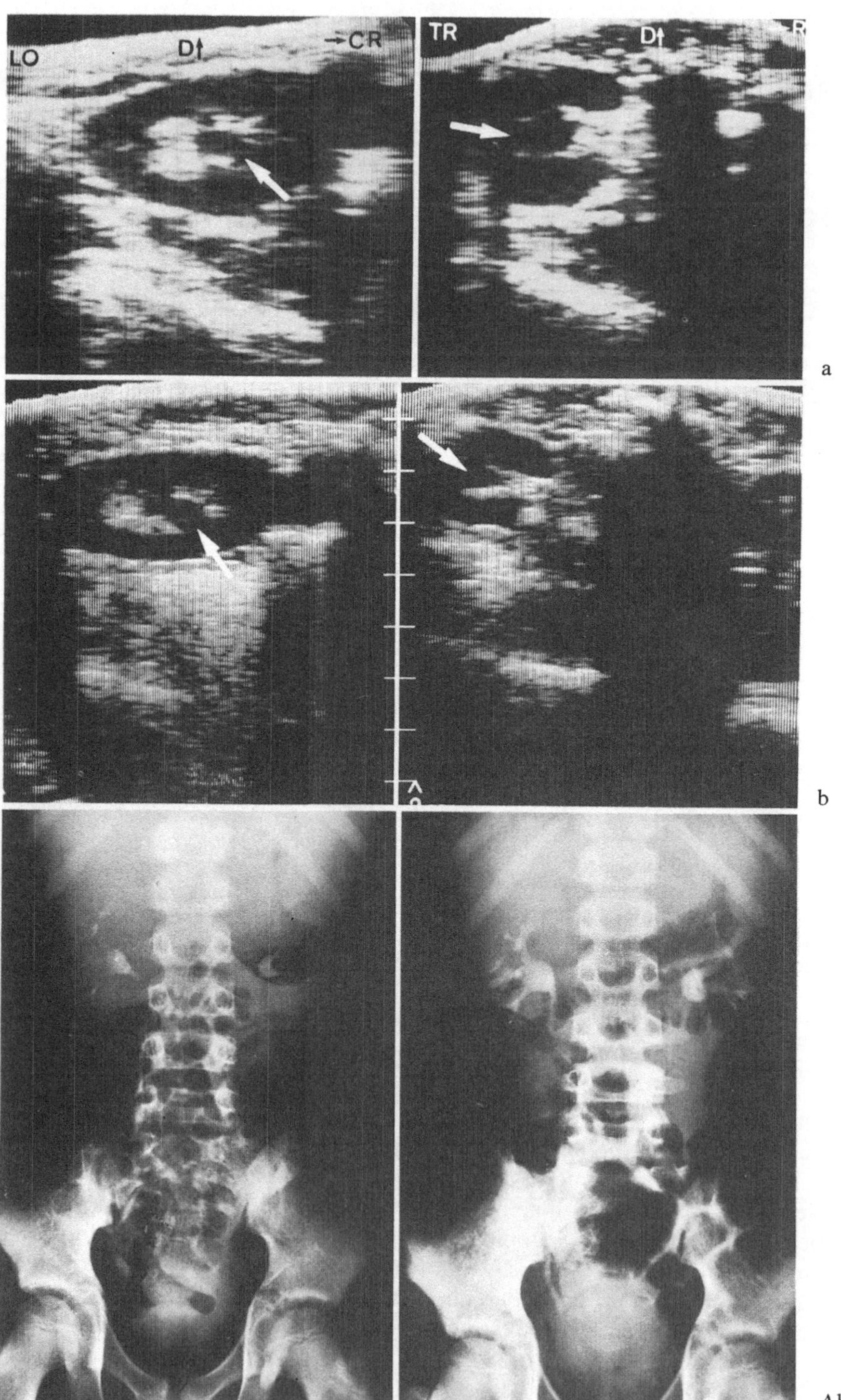

Abb. 2

gung vor. Als Normvariante ragte zusätzlich ein Parenchymzapfen in das Nierenbeckenkelchsystem, der im Zustand der akut entzündlichen Schwellung als zirkumskripte Raumforderung imponierte und deshalb fehlgedeutet wurde.

Die sonographische Untersuchung der Nieren und des Abdomens ermöglicht es, durch topographische Zuordnung extrarenale von renalen Raumforderungen abzugrenzen. Unabhängig von der Organfunktion sind darüber hinaus zystische von soliden Prozessen zu unterscheiden. Es lassen sich des weiteren bei einer zystischen Raumforderung sonographisch Hinweise auf das Vorliegen einer obstruktiven Nierenerkrankung gewinnen.

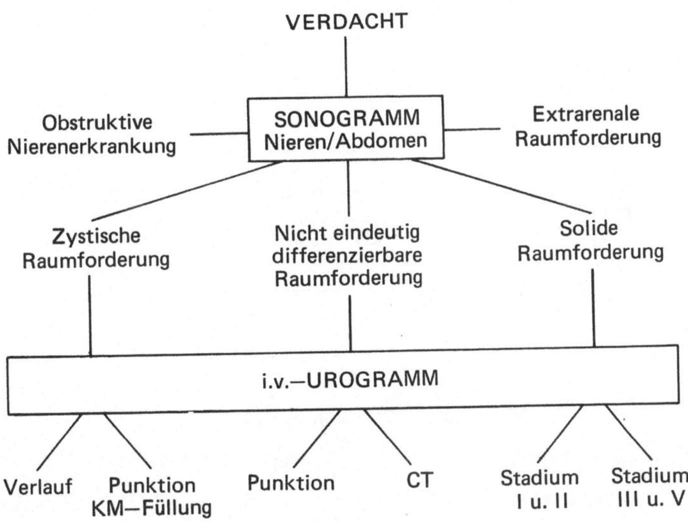

Abb. 3. Verdacht auf Raumforderung der Niere

Das Ausscheidungsurogramm ist im Gegensatz zur Sonographie von der Nierenfunktion abhängig. Wird der Befund einer stummen Niere erhoben, so ist die Beurteilung der Tumorbeschaffenheit radiologisch nicht möglich. Durch die Informationen des vorhergehenden Sonogramms kann das Ausscheidungsurogramm sinnvoll variiert werden. Es bietet sich z. B. bei zystischen Prozessen an, die Kontrastmitteldosis zu erhöhen (Infusionsurogramm) und/oder ein Späturogramm durchzuführen.

Bei soliden Nierentumoren mit erheblicher Überschreitung der Organgrenzen ist das Ausscheidungsurogramm mit einer Kavographie zu kombinieren (Abb. 3).

Abb. 2a–d. Parenchymzapfen im Sinus renalis der linken Niere bei Pyelonephritis mit interstitieller Beteiligung, sonographisch nicht sicher differenzierbare Raumforderung der Niere. **a** Sonographischer Längs- und Querschnitt zum Zeitpunkt der akuten Entzündung: Raumforderung im Mittelecho, erheblich vergrößerte linke Niere. **b** Gleiche Schnittführung wie a nach überwundener Infektion: normal große Niere mit zweigeteiltem Mittelecho durch Parenchymzapfen im Sinus renalis. **c** Ausscheidungsurogramm zum Zeitpunkt der akuten Entzündung: eng gestellte Kelchhälse beider Nieren, Splenomegalie. **d** Ausscheidungsurogramm nach überwundener Infektion

Die Durchführung eines Ausscheidungsurogramms ist in allen Fällen einer Raumforderung der Nieren obligat. Bei zystischen Raumforderungen ohne therapiebedürftige Symptomatik sind sonographische Verlaufskontrollen ausreichend. Als Erweiterung der Diagnostik kann die ultraschallgezielte Punktion der Raumforderung sinnvoll sein. So kann z. B. bei nicht eindeutig differenzierbaren Raumforderungen die zytologische und bakterielle Untersuchung des Punktates wesentlich zur Diagnosefindung beitragen. Eine weitere Alternative bei der Abklärung ätiologisch unklarer Raumforderungen ist die computertomographische Untersuchung der Nieren.

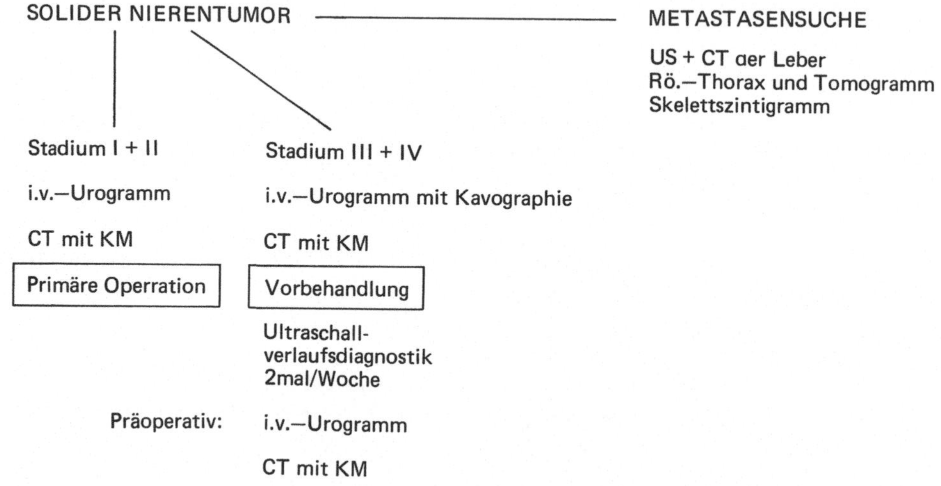

Abb. 4. Diagnostisches Vorgehen bei sonographisch gesichertem soliden Nierentumor

Bei soliden Raumforderungen der Niere kann aufgrund sonographischer Kriterien eine morphologische Stadieneinteilung als Entscheidungshilfe für das therapeutische Vorgehen vorgenommen werden (Abb. 4). Da bei etwa 25% der Patienten mit Wilms-Tumor zum Zeitpunkt der Diagnosestellung mit nachweisbaren Metastasen gerechnet wird, ist eine umfangreiche Metastasensuche erforderlich. Entsprechend der Häufigkeit der Metastasierung [2] werden sich Sonographie und Computertomographie (CT) auf Lebermetastasen (19%) konzentrieren, Lungenmetastasen (80%) werden mit Schichtuntersuchungen des Thorax erfaßt, Skelettmetastasen (13%) werden mit der Skelettszintigraphie gesucht, wobei verdächtige Bezirke anschließend röntgenologisch dokumentiert werden.

Wird entsprechend den Richtlinien der nationalen Wilms-Tumor-Studie eine präoperative Therapie durchgeführt, so bietet sich die Sonographie als eine den Patienten wenig beeinträchtigende Methode an, den Behandlungserfolg sowie Komplikationen zu beurteilen. Eine der Hauptkomplikationen stellt die stärkere Tumoreinblutung dar. Wie frühere Beobachtungen zeigten, lassen sich unter der präoperativen Therapie bereits innerhalb der ersten Behandlungswoche Volumenabnahmen zwischen 25 und 40% vom Ausgangsvolumen des Tumors erzielen [3]. Engmaschige sonographische Verlaufsuntersuchungen erlaubten eine stetige Verkleine-

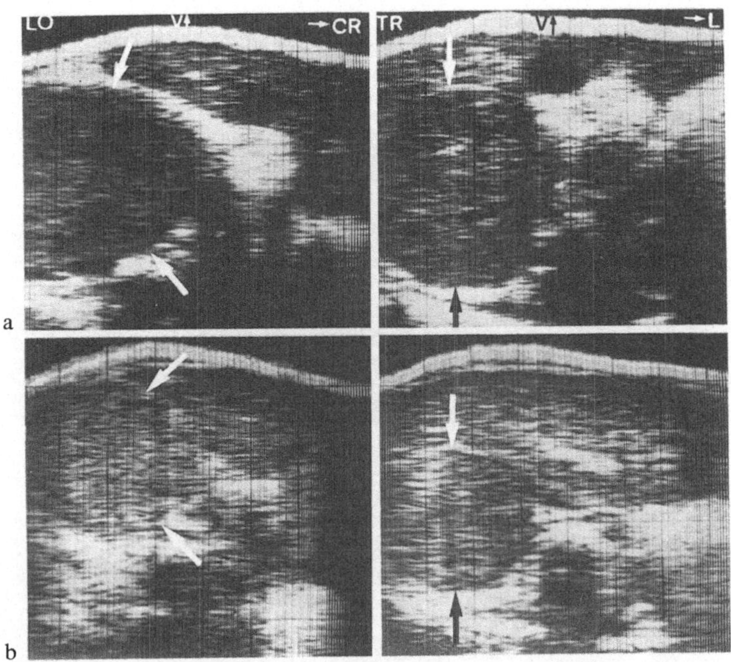

Abb. 5a, b. Wilms-Tumor der rechten Niere. **a** Längs- und Querschnitt bei Diagnosestellung. **b** Tumorregression unter präoperativer Therapie

rung des benötigten Strahlenfeldes. Durch frühzeitige Aussparung der kontralateralen Niere, der Wirbelsäule und u. U. von Teilen der Leber aus dem Bestrahlungsfeld lassen sich unmittelbar und langfristig zu befürchtende Schäden verringern (Abb. 5).

Mit zunehmender Kenntnis der Häufigkeitsverteilung von Tumorerkrankungen gewinnt die Tumorvorsorge an Bedeutung. Hierbei kann man sich jedoch nicht auf das Symptom einer tastbaren Raumforderung stützen. Durch exakte sonographische Volumenbestimmung der Nieren ist bekannt, daß eine Vergrößerung erst tastbar ist, wenn das Organ das 2- bis 3fache Volumen der Norm erreicht hat.

Zu fordernde Vorsorgeuntersuchungen müssen schonend und zuverlässig in zeitlich jeweils festzulegenden Intervallen vorgenommen werden. Somit eignet sich besonders die Sonographie zur Untersuchung von Patienten mit erhöhtem Tumorrisiko (Tabelle 1). Findet sich hierbei ein von der Norm abweichender Befund, so richtet sich die weitere morphologische Diagnostik nach den oben beschriebenen Kriterien. Hierzu 2 weitere Beispiele.

Fall 4: Bei einer 16 Jahre alten Patientin erfolgte im Rahmen der Tumornachsorge die sonographische Untersuchung der Nieren. Es war eine erheblich vergrößerte linke Niere, rechts dagegen eine normal große Niere darstellbar. Der Parenchymsaum beider Nieren war hinsichtlich seiner Schallstruktur und seiner Tiefenausdehnung normal. Lediglich das Mittelecho der linken Niere war erheblich verdickt; eine sonographische Differenzierung der Gewebestrukturen innerhalb des Sinus re-

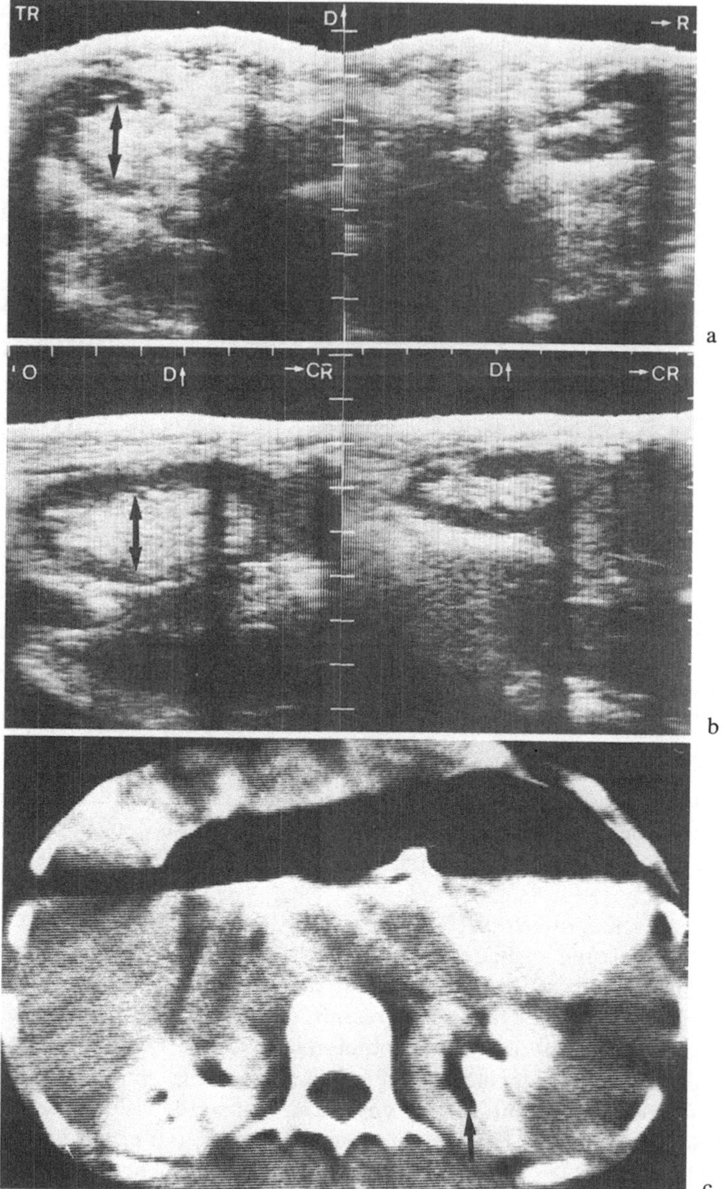

Abb. 6a–c. Lipomatose der linken Niere. **a** Sonographische Nierenquerschnitte, deutlich verbreitertes Mittelecho der linken Niere. **b** Sonographische Nierenlängsschnitte. **c** Computertomogramm der Nieren, breite hypodense Zone durch Vermehrung des hilären Fettgewebes der linken Niere

nalis war nicht möglich. Das Ausscheidungsurogramm war unauffällig. Im Computertomogramm erkennbar spannte sich zwischen dem Parenchymsaum der linken Niere und dem Nierenbeckenkelchsystem eine unregelmäßige hypodense Zone aus. Die exakte Dichtemessung ließ lediglich eine Vermehrung des hilären Fettgewebes erkennen. Sonographische Verlaufskontrollen erbrachten keinen Hinweis für eine Progredienz des Befundes (Abb. 6a–c).

Tabelle 1. Erhöhtes Tumorrisiko

1. Wilms-Tumor Aniridie Katarakt Urogenitale Fehlbildungen Hemihypertrophie (Klippel-Trenaunay) Geschwister an Wilms-Tumor erkrankt Trisomie 18	2. Nierentumor anderer Histologie Tuberöse Hirnsklerose (M. Pringle-Bourneville) Leukämie

Fall 5: Auch im Falle der tuberösen Hirnsklerose erwartet man bei Nierenbeteiligung vergrößerte Nieren. Bei einer 12 Jahre alten Patientin wies das Sonogramm beider Nieren im Mittelecho und im Parenchym eine diffuse, leicht als kleinzystische Veränderung fehldeutbare Echostruktur auf. Das Ausscheidungsurogramm ergab multiple intrarenale Raumforderungen mit Ausziehung der benachbarten Hohlsystemanteile ohne Destruktion. Computertomographisch heben sich hingegen die Hamartome aufgrund ihrer geringen Strahlenabsorption deutlich vom Nierenparenchym ab.

Zusammenfassend kann festgestellt werden, daß in der Primärdiagnostik von Raumforderungen der Niere das Sonogramm, dem Ausscheidungsurogramm vorangestellt, wichtige Informationen liefert, die es erlauben, die Röntgendiagnostik adäquat zu modifizieren. In allen Fällen, bei denen beide Methoden keine eindeutige Differenzierung zulassen, ist eine computertomographische Untersuchung ratsam.

In der Verlaufsdiagnostik während einer Tumorbehandlung trägt die Sonographie wesentlich zur Steuerung der Therapie bei. Untersuchungen in festgelegten Intervallen zur Objektivierung eines Therapieerfolgs kommen ebenso in Frage wie Untersuchungen in akut eingetretenen Notfallsituationen.

Bei Patienten mit erhöhtem Tumorrisiko eignet sich die Sonographie zur Screeninguntersuchung.

Literatur

1. Alzen G, Gutjahr P, Weitzel D (1980) Ultraschalluntersuchungen von Wilms-Tumoren Stadium II und V während der präoperativen Therapie. Klin Päd 192: 117–122 und Ergebnisse der Pädiatrischen Onkologie (Hg Hertl M, Kornhuber B, Landbeck G) Enke, Stuttgart S 23–28
2. Bachmann KD, Ewerbeck H, Joppich G, Kleinhauer E, Rossi E, Stalder GR (1980) Pädiatrie in Praxis und Klinik. Fischer/Thieme, Stuttgart New York
3. Lemmerle J, Tournade MF, Sarrazin D, Vallyer J (1975) Tumors of the kidney. In: Bloom HJG, Lemmerle H, Neidhardt MK, Voûté PA (eds) Cancer in children. Springer, Berlin Heidelberg New York, S 252–267

4.2.6 Hämaturie und Proteinurie

E. Dinkel, D. Weitzel und E. Straub

Die Symptome Hämaturie und Proteinurie finden sich innerhalb eines breiten Spektrums nephrologischer und urologischer sowie primär extrarenaler Erkrankungen. Jede Hämaturie, die mit einer signifikanten Proteinurie vergesellschaftet ist oder Erythrozytenzylinder im Urinsediment zeigt, ist zunächst verdächtig auf eine glomeruläre Erkrankung.

In der Differentialdiagnose der Hämaturie müssen prärenale Ursachen (z. B. Gerinnungsstörungen), renale Ursachen (z. B. glomeruläre, mechanische wie Nierenvenenthrombose, Tumor, Stein, Zyste, Hydronephrose) und postrenale Ursachen (z. B. Steine, Polypen im Bereich der Harnleiter, Tumor, Stein, Entzündung, Divertikel im Bereich der Harnblase, Obstruktion im Bereich der Urethra) in Erwägung gezogen werden.

In der Differentialdiagnose der Proteinurie kommen hauptsächlich nephrologische Erkrankungen in Betracht (z. B. Lipoidnephrose, Glomerulonephritis, Nephrosklerose, tubuläre Erkrankungen, Amyloidosen, Vergiftungen, Entzündungen). Nur selten findet sich eine „urologische" Ursache einer Proteinurie, wie z. B. eine Zystenniere.

Der Stellenwert der bildgebenden Diagnostik ist bei nephrologischen und urologischen Erkrankungen unterschiedlich. Während bei nephrologischen Erkrankungen mit dieser Symptomatik die Labordiagnostik einen höheren Stellenwert besitzt, ist die morphologische Diagnostik bei urologischen Erkrankungen von zentraler Bedeutung.

Eine Reihe nephrologischer Erkrankungen geht mit einer Änderung der Nierengröße einher. Unabhängig von der Nierenfunktion, d. h. auch bei schwerer exkretorischer Niereninsuffizienz, erlaubt die Sonographie die zuverlässige Bestimmung der Nierenparenchymdicke, zudem aufgrund der sonographisch ermittelten Nierenaußendurchmesser eine exakte Volumenbestimmung der Niere. In dieser Hinsicht ist die Sonographie der Radiologie überlegen.

Fall 1 zeigt den sonographischen Befund bei einem 7 Jahre alten Patienten mit nephrotischem Syndrom. Der Oberbauchtransversalschnitt dokumentiert eine deutlich vergrößerte Niere mit 2 cm breitem, verdicktem Parenchymsaum (Abb. 1). Lateral der Leber ist der erhebliche Aszites gut abgrenzbar. Bei der Diagnose „nephrotisches Syndrom" stellt anfangs die Sonographie die einzig indizierte morphologisch-diagnostische Maßnahme dar.

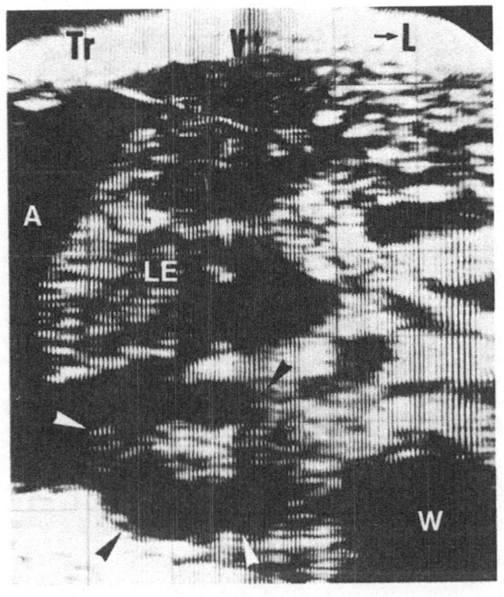

Abb. 1. Nephrotisches Syndrom. *Sonographie:* Nierenquerschnitt (Pfeile) mit erheblich verdicktem Parenchymsaum (2,0 cm). Aszites (*A*) als echofreie Zone lateral der Leber (*LE*) gut erkennbar. (*W* Wirbelkörper, *Tr* transversal, *V* ventral, *L* links)

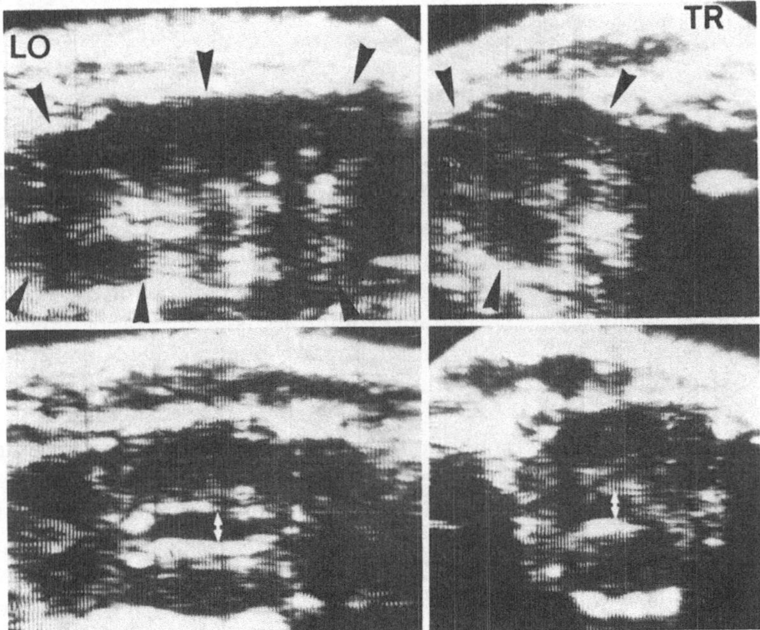

Abb. 2. Akute Glomerulonephritis. *Sonographie:* Im Longitudinal- (*LO*) und Transversalschnitt (*TR*) zeigt die Niere (Pfeil) eine ausgeprägte Parenchymverdickung (2,3 cm), verbunden mit einer Zunahme des Nierenvolumens auf 250% der Norm. Die rechte Niere (untere Abbildungsreihe) zeigt zusätzlich den Befund einer Mittelechoaufspaltung (Pfeil) und ergibt damit den Verdacht auf eine Harntransportstörung

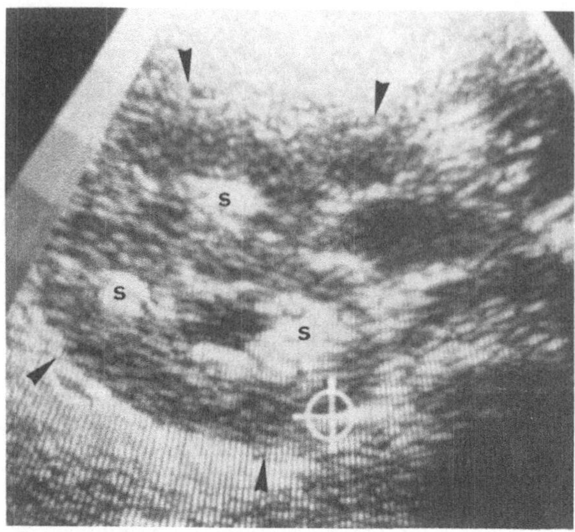

a

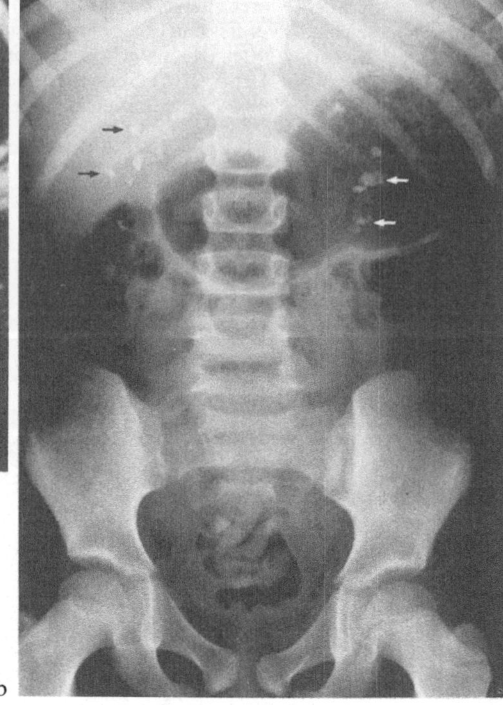

b

Abb. 3a, b. Markschwammniere. **a** *Sonographie:* Querschnitt einer diskret vergrößerten Niere (Pfeile) mit ausgeprägter, fleckförmiger Schallverstärkung (*s*) im Bereich des Nierenmittelechos. **b** *Radiologie* (Abdomenübersicht): ausgeprägte Verkalkung der Nierenpapillenspitzen (Pfeile)

Fall 2 zeigt den sonographischen Nierenbefund bei einem 10 Jahre alten Mädchen, bei dem Anamnese, Klinik und Laborparameter die Diagnose einer akuten, postinfektiösen Glomerulonephritis wahrscheinlich machten. Der sonographische Befund einer ausgeprägten Parenchymverdickung (2,3 cm) sowie eine Zunahme des Nierenvolumens auf 250% der Norm unterstützten die klinische Verdachtsdiagnose (Abb. 2). Sonographisch kann nicht nur eine Nierenvergrößerung bei akuter Glomerulonephritis erfaßt, sondern auch eine Abnahme des Nierenvolumens im Verlauf einer chronischen Glomerulonephritis objektiviert und kontrolliert werden.

Die Sonographie erlaubt die Diagnose bzw. Verdachtsdiagnose zahlreicher weiterer mit Hämaturie oder Proteinurie einhergehender Erkrankungen. Eine Nierenvenenthrombose zeigt im akuten Stadium eine Volumenvergrößerung, zu einem späteren Zeitpunkt eine Nierenschrumpfung. Radiologisch findet man eine stumme und vergrößerte Niere. Eine Zystenniere oder eine Harntransportstörung bei obstruierender Urolithiasis kann sonographisch sicher diagnostiziert werden. Bei einer Hämophilie mit obstruierendem Blutkoagel im Bereich der ableitenden Harnwege kann eine sekundäre Harntransportstörung nachgewiesen werden. Zwar stellt die Diagnose einer Urolithiasis eine Domäne der Röntgendiagnostik dar, jedoch kann sonographisch indirekt eine Harnwegsobstruktion für das Vorhandensein eines Harnleitersteins sprechen, insbesondere wenn die Untersuchung während einer Kolik erfolgt. Nierensteine hingegen lassen sich zumindest ab einer bestimmten Größe direkt darstellen, wie an den nachfolgenden Beispielen gezeigt werden soll.

Fall 3 zeigt die morphologischen Nierenbefunde bei einem 8 Jahre alten Mädchen mit persistierender Mikrohämaturie und kolikartigen Schmerzen. Sonographisch findet sich eine fleckförmige Schallverstärkung im Bereich des Nierenmittelechos (Abb. 3a). Die Radiologie klärte diesen ungewöhnlichen Befund: Die Nierenpapillenspitzen wiesen eine ausgeprägte Verkalkung auf (Abb. 3b). Diagnose: Markschwammniere.

Fall 4 zeigt bei einem 14 Jahre alten Jungen mit Mikrohämaturie und Flankenschmerz den sonographischen und radiologischen Befund einer Nephrolithiasis (Abb. 4a, b).

Bei zahlreichen weiteren Erkrankungen wie Nierentrauma, Harnwegsinfektion, Harnwegsobstruktion und Nierentumor kann sich eine Hämaturie als Initial- oder Begleitsymptom finden; zum Stellenwert der Ultraschall- bzw. Röntgendiagnostik bei diesen Erkrankungen vgl. die entsprechenden Kapitel in diesem Buch.

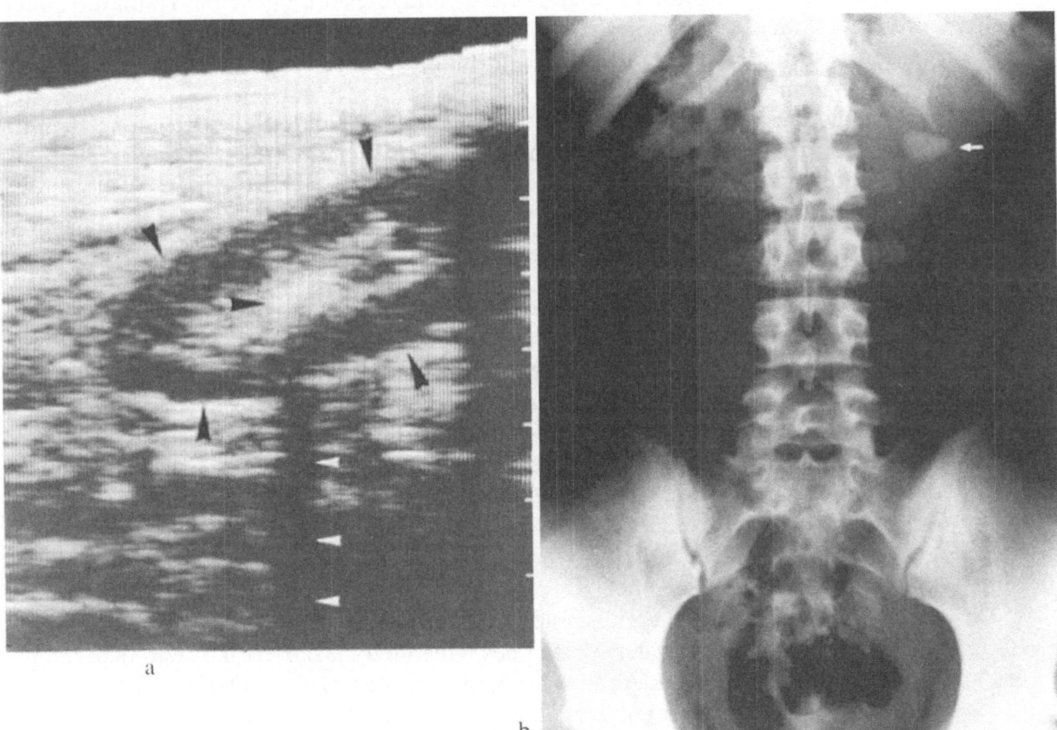

Abb. 4a, b. Nierenbeckenstein. **a** *Sonographie:* Niere im Längsschnitt (Pfeile) nach Lage, Form und Größe unauffällig. Im Mittelecho fleckförmige Zunahme der Schallreflexion (Pfeil) mit einer strichförmigen Schattenzone (weiße Pfeile). **b** *Radiologie* (Abdomenübersicht): Röntgendichter Nierenbeckenstein der linken Niere (0,8 cm im Durchmesser)

Eines der schwierigsten Probleme bezüglich des morphologisch-diagnostischen Vorgehens stellt die isolierte Mikrohämaturie im Kindesalter dar. Nach unserer Meinung sollte bei persistierender oder rezidivierender, symptomloser, isolierter Mikrohämaturie eine komplette sonographische sowie röntgenologische Diagnostik mit i. v.-Urogramm und Miktionszystourethrogramm (MCU) durchgeführt werden. Differentialdiagnostisch muß in einem solchen Fall z. B. an einen Stein, einen Tumor oder eine infravesikale Obstruktion gedacht werden. Die diagnostische Abklärung würde in diesem Fall eine Zystoskopie einschließen.

Die Sonographie nimmt in der Differentialdiagnose der Symptome Hämaturie und Proteinurie eine Funktion im Rahmen der Vorfelddiagnostik ein. Besteht nach Anamnese und klinischer Untersuchung der Verdacht auf das Vorliegen einer glomerulären Erkrankung, so erlaubt der sonographische Befund oft eine Erhärtung dieser Verdachtsdiagnose; zumindest kann eine sofort therapiebedürftige urologische Erkrankung ausgeschlossen werden. Dadurch kann die notwendige laborchemische Abklärung unter Vermeidung einer verfrühten Röntgendiagnostik vorgenommen werden. Ist eine nephrologische Erkrankung nicht mit Sicherheit zu diagnostizieren, so muß die urologische Diagnostik mit i. v.-Urogramm, MCU und evtl. Zystoskopie durchgeführt werden.

In einer Reihe von Fällen kann aufgrund der klinischen Befunde, der Labordiagnostik und der morphologischen Untersuchung die Ätiologie einer Hämaturie oder Proteinurie nicht sicher abgeklärt werden. Dann stellt häufig die Nierenbiopsie den letzten Schritt der Diagnostik dar. Die Indikationsstellung zur Nierenbiopsie soll hier nicht erörtert werden.

Ähnlich wie bei Erwachsenen setzt sich auch bei Kindern die perkutane Nierenbiopsie in den letzten Jahren zunehmend durch. Kontraindikationen der perkutanen Nierenbiopsie sind:

a) anatomische und funktionelle Einzelniere
b) hämorrhagische Diathese,
c) arterielle Hypertonie.

Die perkutane Nierenbiopsie kann unter röntgenologischer Durchleuchtung oder ultraschallgesteuert durchgeführt werden. Aus forensischen Gründen wird vor jeder offenen oder perkutanen Nierenbiopsie ein i. v.-Urogramm durchgeführt, falls dies nicht wegen exkretorischer Niereninsuffizienz unmöglich ist. Bei Kindern über 6 Jahren wird an unserer Klinik die ultraschallgesteuerte perkutane Nierenbiopsie durchgeführt. Im Vergleich zur Biopsie unter röntgenologischer Durchleuchtungskontrolle ergeben sich folgende Vorteile:

a) Unabhängigkeit von der Nierenfunktion,
b) keine Strahlenbelastung,
c) keine Kontrastmittelgabe.

Da die perkutane Nierenbiopsie in lokaler Anästhesie erfolgt, bietet sie gegenüber der offenen Biopsie den Vorteil des fehlenden Narkoserisikos und den der geringeren Infektionsgefahr. An unserer Klinik wurden bislang 40 ultraschallgesteuerte perkutane Nierenbiopsien durchgeführt; in 39 Fällen gelang es, Nierengewebe zu gewinnen, in 38 Fällen war das Gewebe ausreichend für eine histologische Untersuchung. Als Komplikationen beobachteten wir 3 perirenale Hämatome, die keiner Therapie bedurften und sich spontan zurückbildeten. Routinemäßig durchgeführte postbioptische Kontrollen offenbaren die Entwicklung eines perirenalen Hämatoms

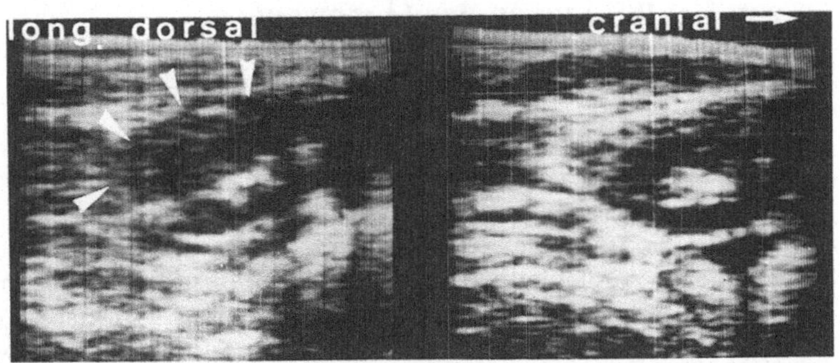

Abb. 5. Perirenales Hämatom nach Nierenbiopsie. *Sonographie:* Das perirenale Hämatom (Pfeile) imponiert als Raumforderung, im Längsschnitt am dorsalen und distalen Abschnitt der Niere schalenförmig aufsitzend. Keine Progredienz des Befundes 4 h nach Biopsie (rechte Abb.)

frühzeitig (Abb. 5). Damit erhöht sich die Sicherheit der postbioptischen Überwachung entscheidend.

Die sonographische Untersuchung sollte in der Primärdiagnostik der Symptome Hämaturie und Proteinurie eingesetzt werden, da fast alle akuten urologischen Erkrankungen erfaßbar sind. Hinsichtlich nephrologischer Erkrankungen liefert sie Anhaltspunkte. Zudem hat sie sich in der Durchführung der perkutanen Nierenbiopsie und in der Überwachung punktierter Patienten bewährt.

Literatur

1. Bolton WK, Tully RJ, Lewis EJ, Ranniger K (1974) Localization of the kidney for percutaneous biopsy. A comparative study of methods. Ann Int Med 81:159–164
2. Brodehl J (1977) Hämaturie, Übersichten. Monatsschr Kinderheilk 125:745–763
3. Dodge WF, Daeschner CW jr, Brenna JC et al. (1962) Percutaneous renal biopsy in children. I. General considerations. Pediatrics 30:287–296
4. Ebel Kl-D, Willich E (1979) Die Röntgenuntersuchungen im Kindesalter. Springer, Berlin Heidelberg New York
5. Klahr S (1978) Differential diagnosis: Renal and electrolyte disorders. Arco, New York
6. Mehls O, Schärer K, Michalk D (1978) Differentialdiagnose der Hämaturie im Kindesalter. Monatsschr Kinderheilk 126:53–56
7. Northway JD (1971) Hematuria in children. J Pediatr 78:381–396
8. Olbing H (Hrsg) (1979) Nierenbiopsie bei Kindern. Springer, Berlin Heidelberg New York
9. Schärer K (1978) Diagnostik der Proteinurie und des nephrotischen Syndroms im Kindesalter. Monatsschr Kinderheilkd 126:57–61
10 Thoenes M, Thoenes GH, Anders D, Rumpelt HJ (1978) Nierenbiopsie – methodische Voraussetzungen zur vollen Nutzung der diagnostischen Aussagekraft. Nieren- und Hochdruckkrankheiten 5:1–8
11. Vehaskari VM, Rapola J, Koskimies O et al. (1979) Microscopic hematuria in schoolchildren: Epidemiology and clinicopathologic evaluation. J Pediatr 95:676–684

4.2.7 Die Bedeutung von Stigmata für das Erkennen von Fehlbildungen der Harnwege

I. Greinacher, D. Weitzel und J. Spranger

Dem pädiatrischen Urologen ist geläufig, daß beim Vorhandensein von Fehlbildungen im Bereich des Urogenitaltrakts auch weitere Anomalien in andern Körperregionen damit kombiniert sein können. So ist es umgekehrt mitunter verblüffend, wie beim Vorhandensein von sog. „kleinen", d. h. funktionell bedeutungslosen Fehlbildungen, die konsequente Fahndung nach „großen" Fehlbildungen positiv verläuft; z. B. können auffällige Ohrmuscheln oder Gesichtsdysplasien hinweisend für schwerwiegende angeborene Veränderungen im urogenitalen Bereich sein. Hat ein Patient mehrere Anomalien, so kann dies auf Zufall beruhen. Häufiger sind sie pathogenetisch verbunden. Man kann sich das Entstehen von Anomaliekomplexen mit Beteiligung des Urogenitaltrakts wie folgt klarmachen (Tabelle 1):

1. Syndromhafte multiple Fehlbildungen entstehen, wenn *eine* Ursache Veränderungen an mehreren Organen bewirkt. Beim Vorliegen eines Syndroms muß bedacht werden, daß dieses in der überwiegenden Mehrzahl variabel und nicht immer komplett vorhanden ist.

Tabelle 1. Entstehung von Anomaliekomplexen

1. *Syndromhafte multiple Fehlbildungen*	
Ursache ⟶ { Niere, Herz, Skelett, Ovarien	z.B. Turner-Syndrom
2. *Entwicklungsfelddefekt*	
Niere ⌐—┴—¬ Wirbelkörper	z.B. Renovertebrales Syndrom
3. *Sequenzbedingte Fehlbildungen*	
Prim. ↓ Nierenfehlbildung Sek. ↓ Deformitäten + Fehlbildungen	z.B. Potter-Sequenz
4. *Dysplasie*	
Gewebsstörungen (Dyshistogenese)	z.B. Asphyxierende Thoraxdysplasie
Niere ⟵ Gewebe ⟶ Skelett	

2. Ein Entwicklungsfelddefekt liegt dann vor, wenn eine Störung in einem Entwicklungsfeld gleichzeitig mehrere Organe betrifft, z. B. Niere und Wirbelkörper.
3. Um eine sequenzbedingte Fehlbildung handelt es sich, wenn eine primäre Anomalie mehrere sekundäre Anomalien produziert. Als besonders gutes Beispiel hierfür sei die sog. Potter-Sequenz genannt.
4. Von einer Dysplasie sprechen wir, wenn eine Gewebsstörung, d. h. eine Dyshistiogenese nach mehreren Richtungen morphologische Anomalien bewirkt.

Bei vielen Systemerkrankungen, Syndromen und Fehlbildungskomplexen sind Nieren- und Harnwegsfehlbildungen beschrieben. Es sollen hier nicht alle Möglichkeiten aufgezählt werden. In der Literatur finden sich hierzu reichlich Tabellen und Hinweise (s. Literaturverzeichnis).

Über die Inzidenz von Nierenfehlbildungen im Rahmen von Anomaliekomplexen gibt es keine sicheren Zahlen. Wahrscheinlich sind sie bei den einzelnen Syndromen sehr niedrig. Bis jetzt gab es keine zwingende Veranlassung, bei Säuglingen und Kleinkindern mit erkannten kleinen Fehlbildungen eine Röntgenuntersuchung der Nieren und Harnwege auf einen Verdacht hin durchzuführen; der Aufwand und die Strahlenbelastung hätten das Erkennen der wenigen Fälle sicher nicht gerechtfertigt. Nun steht uns aber im Ultraschall eine risikolose Untersuchungsmethode zur Verfügung, die in Zukunft sicher mithelfen kann, bei allen kleinen Fehlbildungen nach größeren, d. h. nach Nieren- und Harnwegsanomalien zu suchen. Im Verdachtsfall wird die Röntgenuntersuchung angeschlossen.

Im wesentlichen gibt es im Säuglings- und Kleinkindalter 3 Hinweise, die auf syndromhafte Veränderungen hindeuten:

1. Morphologische, äußerlich sichtbare Anomalien, die bei einer genauen klinischen Untersuchung auffallen. Hierzu gehören in erster Linie die eingangs schon erwähnten Ohrdysplasien, auffällige Facies, Anomalien im Bereich der Hände und Füße, um nur einige zu nennen.
2. Frühröntgenologisch erfaßte Anomalien, die bei Röntgenuntersuchungen des Früh- oder Neugeborenen auffallen. Es hat sich als sehr sinnvoll erwiesen, wenn die erste Röntgenaufnahme – meist ist die Indikation durch Herz-Lungen-Veränderung gegeben – als Thorax- *und* Abdomenübersichtsaufnahme durchgeführt wird. Skelettanomalien oder auffallende Weichteilverschattungen, anomale Luftmuster im Bereich des Darmes, können erste Hinweise sein für das Vorliegen eines Anomaliekomplexes.
3. Anamnestische Hinweise, die wir sehr ernst nehmen müssen, z. B. wenn in der Familie bekannte Nierenfehlbildungen vorhanden sind oder wenn Hinweise für eine intrauterine Schädigung vorliegen. Hierbei ist v. a. an eine Fetopathie durch Infektion in der Schwangerschaft zu denken, aber auch an Kinder von diabetischen Müttern, sowie an das sog. fetale Alkoholsyndrom.

Tabelle 2 gibt einige – keineswegs vollständige – Hinweise, in welchen Körperbereichen wir Anomalien finden können, die eine Suche nach Nieren- und/oder Harnwegsfehlbildungen zunächst mittels einer Ultraschalluntersuchung veranlassen sollten.

Tabelle 2. Körperbereiche, bei denen vorhandene Fehlbildungen Hinweise für das Vorliegen einer multisystemischen Anomalie („Syndrom") sein können (ausgewählte Fehlbildungskomplexe)

Ohren	Nase, Augen, Mund	Herz	Genitalbereich (Anogenitalbereich)	Viscerale Organe
Potter-Sequenz	Aniridie	Kardiofaziales Syndrom	Sinus urogenitalis	Pneumothorax-Pneumome-diastinum-S.
Oro-fazial-digitales Syndrom	Aplasie der Retina	Beuren-S.	Hypospadie	Zysten in Leber und Pankreas
Taubheit	EMG (= Beckwith-Wiedemann-S.)	Konnatales Vitium	Laurence-Moon-S. (Hypogonadismus)	Zellweger-S.
Mittelohranomalie	Goldenhar-S. (okulo-aurikulo-vertebrale Dysplasie)		Prader-Willi-S.	Analatresie
Fehlbildungen des äußeren Ohrs	Marfan-S. (Subluxation der Linse)			Tuberöse Sklerose
	v. Hippel-Lindau-S.			Ivemark-S.

Einige Beispiele mögen erläutern, wie sinnvoll eine solche „Fahndung" durch Ultraschall sein kann.

Fall 1: Bei einem 5 Monate alten Säugling fiel dem Kinderarzt die Ohrdysplasie schon sehr früh auf (Abb. 1). Obwohl das Kind gut gedieh und nie einen pathologischen Urinbefund aufwies, wurde eine Ultraschalluntersuchung der Nieren durchgeführt. Dabei konnte die stark vergrößerte linke Niere nachgewiesen werden. Ein Ausscheidungsurogramm zu diesem Zeitpunkt bestätigte das Vorhandensein einer

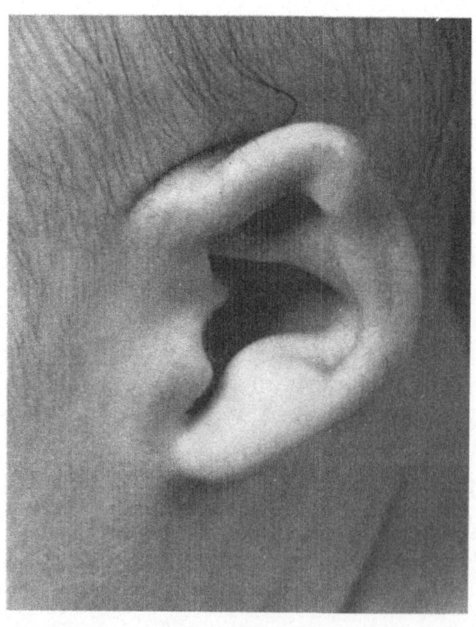

Abb. 1. Ohrdysplasie (5 Monate alter Säugling). Verbreiterte und verplumpte Helix, fehlende Anthelix, insgesamt kleines Ohr, besonders im vertikalen Durchmesser

Thoraxskelett	Wirbelsäule	Extremitäten (Hemihypertrophie)	Chromosomen-aberration
Jeune-S. (asphyxierende Thoraxdystrophie)	Spina bifida	Vater- oder Vacterl-S.	Turner-S. (X0 oder Mosaik)
Ellis-van-Creveld-S.	Kaudale Regression	Hemihypertrophie	Trisomie 21
Kostovertebrale Dysplasie	Renovertebrales Syndrom	Rubinstein-Taybi-S.	Trisomie 18
		Fanconi-S.	Trisomie 13
		Meckel-S.	Deletion long arm 18, 21
		Ehler-Danlos-S.	Cri-du-chat-S.
		Russel-Silver-S.	Cat-eye-S.
		Osler-S.	

maximalen Pyeloektasie mit sehr schmalem Parenchymsaum, hervorgerufen durch eine subpelvine Stenose (Abb. 2). Die korrigierende Operation im Sinne einer Nierenbeckenplastik wurde sofort angeschlossen, intraoperativ schien bei einem nachweisbaren minimalen Nierenparenchymsaum der organerhaltende Eingriff erfolgversprechend; 3 Jahre danach zeigt das i. v.-P. das Anwachsen des Nierenparenchyms, besonders am linken oberen Pol. Da bekannt ist, daß gerade die Hydronephrosen durch subpelvine Stenosen relativ spät klinische Symptome bzw. pathologische Urinbefunde durch Infektion zeigen, dann aber meist ein durch die Pyurie ausgeweitetes Nierenhohlsystem eine Nephrektomie unumgänglich macht, ist eine solche Früherkennung über die erkannte Ohrfehlbildung und Ultraschalluntersuchung lohnend.

Fall 2: In der Liste hinweisender Fehlbildungen bzw. pathologischer Befunde bei Neugeborenen finden wir im Appendix der Veröffentlichung von Rubin u. Barratt [3] auch den geburtstraumatisch entstandenen Pneumothorax und das Pneumoperitoneum, obwohl die Wahrscheinlichkeit für das Vorliegen einer renalen Dysplasie, polyzystischer Nieren oder einer obstruktiven Nierenmalformation hier sicher nicht groß ist. Auch bei geringer Inzidenz lohnt es sich, eine frühe Ultraschalldiagnostik und im positiven Fall eine anschließende Röntgenuntersuchung durchzuführen. Bei einem Neugeborenen mit Pneumothorax (Abb. 3 a) wurde bei der Sonographie eine starke Ausweitung des Nierenhohlsystems beidseits nachgewiesen, rechts mehr als links. Das i. v.-P. zeigt keine Ausscheidung von KM auf der rechten Seite, auch nicht auf der Spätaufnahme (Abb. 3 b). Die rechte Niere mußte entfernt werden, die linke – dysplastische – Niere konnte nach Operation (unter Nephrostomieschutz Neueinpflanzung des linken Ureters) in der Funktion wesentlich gebessert werden.

Fall 3: Unter den Mißbildungen im Bereich des Thoraxskeletts kann eine kostovertebrale Dysplasie mitunter schon sehr frühzeitig (anläßlich einer Thoraxaufnahme

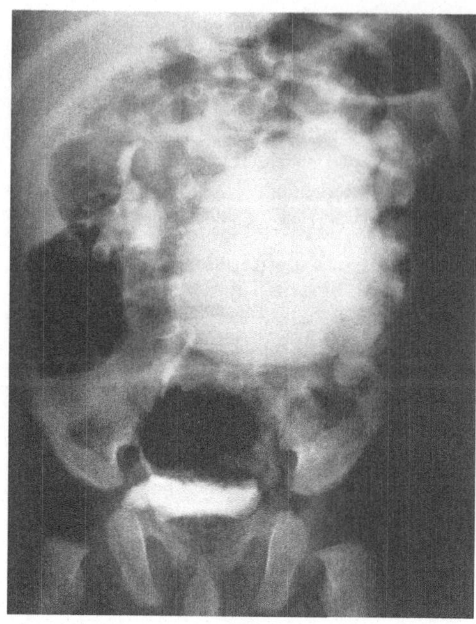

Abb. 2. I. v.-P. bei Säugling von Abb. 1. Schwere Ektasie des Nierenhohlsystems links durch subpelvine Stenose

in der Säuglingszeit) entdeckt werden. Bei einem 9 Monate alten Mädchen (Abb. 4) wurde die schwere Fehlbildung der Rippen und Wirbelkörper relativ spät erkannt. Bei vertebralen und kostovertebralen Dysplasien scheint eine relativ hohe Inzidenzquote mit Harnwegsanomalien zu bestehen. In diesem Falle konnte zunächst im Ultraschall die Einzelniere links nachgewiesen werden, im i. v.-P. wurde zusätzlich die prävesikale Ureterstenose als Ursache der Nierenbeckenkelchektasie diagnostiziert.

Fall 4: Während konnatale Vitia relativ früh erkannt werden, wird die Durchführung eines Angiogrammes nach Möglichkeit vor der korrigierenden Herzoperation vorgenommen. Es hat sich als sinnvoll erwiesen, nach einem sog. Herzkatheter eine Abdomenübersichtsaufnahme zu machen, um mit dem injizierten Kontrastmittel die Nieren und Harnwege überprüfen zu können. Bei einem 12jährigen Jungen aus unserer Klinik war seit langem die Aortenisthmusstenose bekannt. Erst die Abdomenübersichtsaufnahme im Anschluß an die in diesem Alter angestrebte Herzkatheteruntersuchung zeigte die ausgeprägte NBKS-Ektasie links und Megaureter durch prävesikale Stenose. Eine Ultraschalluntersuchung zum Zeitpunkt der Feststellung des Herzvitiums hätte diese Fehlbildung früher erkennen lassen. Die Entscheidung zur Nephrektomie fiel intraoperativ, da erhaltungswürdiges Parenchym nicht mehr vorhanden war.

Fall 5: Chromosomenaberrationen gehen mit einer Vielzahl von Fehlbildungen einher, u. a. auch im Bereich der Nieren und Harnwege. Besonders beim Turner-Syndrom ist mit einer hohen Inzidenzquote zu rechnen. Wir fanden bei einem 12½jährigen Mädchen aus einer Ausländerfamilie eine sehr komplexe Nierenanomalie, die wegen eines jetzt erst diagnostizierten Turner-Syndroms einer Ultraschalluntersuchung zugeführt wurde. Wie in der Sonographie vermutet wurde, im einzelnen jedoch erst durch Röntgenuntersuchungen analysiert werden konnte, besteht bei dem Mädchen eine Doppelniere links mit Ektasie des oberen Anteils und segmentaler Dilatation des dazugehörigen Ureters. Der untere Anteil der Doppelniere links ist stark malrotiert und im Sinne einer Verschmelzungsniere mit der ebenfalls malrotierten rechten Niere verbunden. Zusätzlich kreuzt der Ureter der linken unteren Niere die Mittellinie nach rechts.

Zusammenfassend läßt sich sagen, daß bei Verdacht auf Syndrom oder Systemerkrankungen oder beim Vorliegen „kleiner" Fehlbildungen, die mit Nierenbeteiligung kombiniert sein können, selbst bei statistisch sehr niedriger Inzidenzquote die Indikation zur sonographischen Untersuchung besteht. Den kleineren und größeren Fehlbildungen kommt heute ein neuer Stellenwert zu, da schon sehr früh die wenigen Fälle mit korrekturbedürftiger Anomalie im Urogenitalbereich erkannt

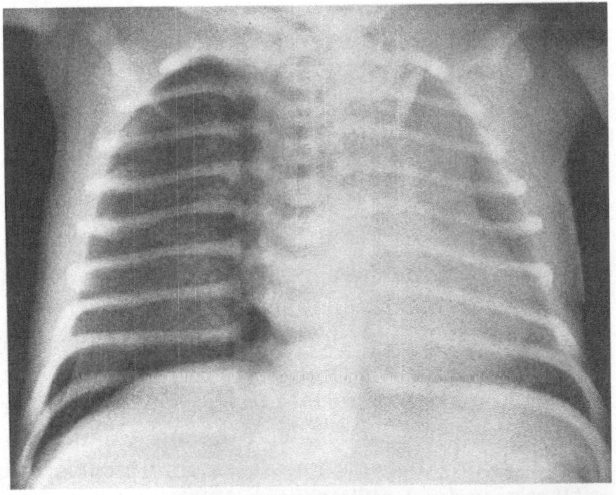
a

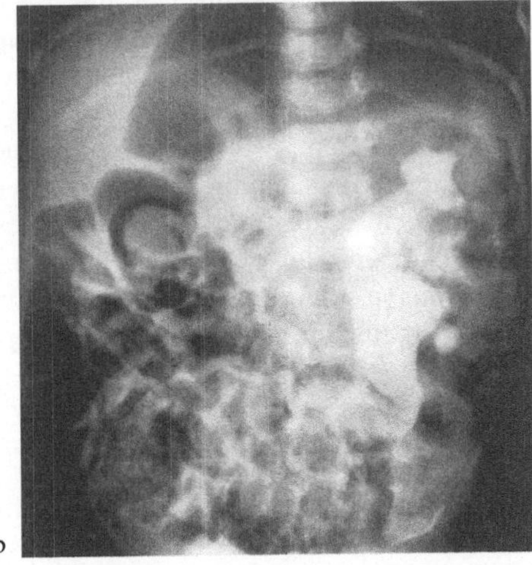
b

Abb. 3. a Geburtstraumatischer Pneumothorax bei Neugeborenem, **b** i. v.-P. nach 2 Monaten: Nierendysplasie links bei infunktioneller Niere rechts

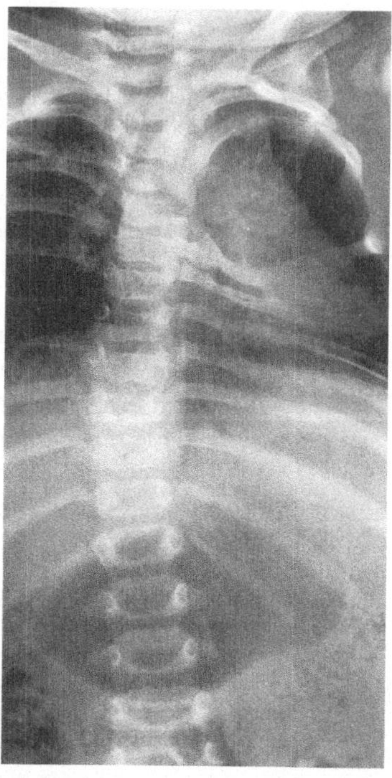

Abb. 4. Kostovertebrale Dysplasie, röntgenologisch relativ spät nachgewiesen. Zusätzlich besteht eine Einzelniere links mit Ektasie durch prävesikale Ureterstenose. (9 Monate alter Säugling)

werden können, ehe unnötig viel Zeit vergeht. So kann die Röntgenaufnahme des Abdomens im Anschluß an eine präoperative Herzkatheteruntersuchung u. U. die Nierenveränderung zu spät aufdecken. Es können bereits nicht wieder gutzumachende Schäden eingetreten sein, wie wir es in einem Falle erleben mußten. Umgekehrt konnten wir bei Fall 1 zeigen, wie eine kleine Fehlbildung Hinweis für eine schwerwiegende Anomalie sein kann, ehe diese sich durch pathologische Urinbefunde bemerkbar machte: Zu einem frühen Zeitpunkt konnte die organerhaltende Operation durchgeführt werden.

Der Sinn einer Zusammenstellung von einigen Fällen in Verbindung mit einer kleinen Anzahl genannter Syndrome besteht darin, darauf hinzuweisen, daß bei morphologisch, frühröntgenologisch oder anamnestisch erkannten Stigmata eine Ultraschalldiagnostik der Nieren und Harnwege durchgeführt werden soll. Eine Röntgenuntersuchung als komplementäre Diagnostik ist im positiven Falle anzuschließen. Bildlich gesprochen geht es dann wie bei einem Gold- oder Diamantenwäscher. Im Sieb des Ultraschalls fangen sich ein paar Nieren- oder Harnwegsmißbildungen, die einer frühen und damit erfolgversprechenden Korrektur bedürfen und ihr zugeführt werden können.

Literatur

1. Chrispin AR (1980) Diagnostic imaging of the kidney and urinary tract in children. Current diagnostic pediatrics. Springer, Berlin Heidelberg New York
2. McKusick VA (1979) Mendelian inheritance in man. 5th ed. Johns Hopkins Univ Press, Baltimore London
3. Rubin MI, Barratt TM (1976) Pediatric nephrology. Williams & Wilkins, Baltimore
4. Straub E (im Druck) Multisystemische Anomalien („Syndrome") mit Beteiligung des Urogenitaltrakts. In: Hohenfellner R, Zingg EJ (Hrsg) Urologie in Klinik und Praxis. Thieme, Stuttgart
5. Williams DI (1974) Urology in childhood. In: Handbuch der Urologie, Suppl XV. Springer, Berlin Heidelberg New York

4.3 Podiumsdiskussion

Teilnehmer: K. F. KLIPPEL, K. SCHÄRER, E. STRAUB (Diskussionsleitung), J. TRÖGER und D. WEITZEL

STRAUB: Herr Hahn hat einen – wie er selbst schon sagte – überspitzten Vorschlag bei der Diagnostik des Harnwegsinfektes zur Diskussion gestellt, der v. a. der Reduktion der Strahlenbelastung dienen soll. Ich glaube, daß dieser Vorschlag: „kleine" Nierenaufnahme und Isotopenrefluxprüfung nicht unwidersprochen bleiben wird, denn wir interessieren uns natürlich auch für die infravesikale Situation.

TRÖGER: Die morphologische Abklärung der infravesikalen Situation gehört immer zu einer vollständigen röntgenologischen Erstuntersuchung. Für die Verlaufskontrolle ist jedoch die Prüfung des Refluxes mittels Isotopen angezeigt.

HAHN (Mainz): Ich stimme nicht mit Ihnen darin überein, Herr Tröger, daß man bei allen Kindern mit einer Harnwegsinfektion gleich eine Miktionszystourethrographie durchführen soll. Man sollte die Aussagen der Ultraschalldiagnostik und die Aussagen der nuklearmedizinischen Diagnostik hinzunehmen und damit erreichen, daß die röntgenologischen Aufnahmen in ihrer Zahl reduziert werden.

STRAUB: Wir sollten dazu auch einen Operateur fragen.

KLIPPEL: Wir sind für jedes Verfahren dankbar, das uns bildgebend einen Reflux dokumentiert. Allerdings verlassen wir uns ja nicht nur auf den radiologisch oder nuklearmedizinisch nachgewiesenen Reflux, sondern wir inspizieren ja die Blase und sehen uns die Ostien an und können auch eine infravesikale Obstruktion feststellen. Allerdings wird bei uns in der Klinik noch verlangt, daß vor einem operativen Eingriff i.v.-P. und MCU vorliegen.

THELEN (Mainz): Wir haben heute viel von Indikation zur Ultraschalldiagnostik gehört. Wie soll man nun Ultraschalldiagnostik betreiben – mit oder ohne Indikation? Meines Erachtens sollte man auch zur Ultraschalldiagnostik eine ganz klare Indikation stellen, denn wer viel untersucht, der findet auch viel, und der weiß dann nachher nicht mehr, wie er das interpretieren soll. Dann wird weiter untersucht, und das kostet Geld und Zeit und wenn radiologisch weiter untersucht wird, dann kommt die Strahlenbelastung hinzu.

Ein Kommentar zur Computertomographie. Es gibt nur eine Indikation zur CT beim Kind, und das ist die Indikation, wo sämtliche anderen Methoden nichts mehr gebracht haben. Das sind im wesentlichen 2 Komplexe: der Tumorkomplex und der Komplex des schweren abdominellen Traumas. Die CT wird ferner dann eingesetzt, wenn es um die Bestrahlungsplanung geht.

STRAUB: Ich selber pflege zu sagen, eine Ultraschalluntersuchung sei eigentlich immer „richtig", weil sie weder eingreifend noch zeitaufwendig ist. Natürlich kann es dahin kommen, daß man Befunde erhebt, die unklar sind und zu weiteren Untersuchungen Anlaß geben. Aber ist das nicht einfach eine Frage der „diagnostischen Disziplin"?

THELEN: Die Verkaufsfrequenz der Ultraschallgeräte steht in überhaupt keinem Verhältnis zum Ausbildungsstand derjenigen, die Ultraschallgeräte bedienen. Das ist der Punkt, der in einem großen Prozentsatz überflüssige Untersuchungen aufgrund der Unsicherheit des Untersuchers notwendig macht. Das ist nicht primär dem Ultraschall anzulasten, denn das Ultraschallbild ist so gut wie der Arzt, der es interpretieren muß.

WEITZEL: Ich würde ohne Klinik keine Untersuchung machen. Ich finde, man soll sich nicht verheddern in irgendwelchen Normabweichungen, weil dann die Diagnostik wieder sehr aufwendig wird. Es kann nicht genügend betont werden, daß die Klinik das Fundament ist, das auch die Ultraschalldiagnostik leiten muß.

Frage aus dem Publikum: Warum muß bei einem normalen sonographischen Befund eine radiologische Diagnostik durchgeführt werden?

WEITZEL: Eine Vorfelddiagnostik kann nicht alles abdecken. Es ist überhaupt keine Frage, daß man sonographisch eine Nierenvolumenverminderung feststellen kann. Bei den Narben wird es mit einem Schnittbildverfahren schon wesentlich schwieriger. Bei Destruktionen am Kelchsystem wird es m. E. unmöglich, d. h. wir müssen ganz klar sagen: Wenn wir diese Vorfelddiagnostik vorschlagen, dann erfassen wir nicht die Veränderungen, die nur mit einer detaillierten morphologischen Diagnostik darstellbar sind.

STRAUB: Die letzte Frage betraf bereits den Vortrag von Herrn Schofer. Er hat einen Vorschlag gemacht, der praktisch darin gipfelt, daß die radiologische Abklärung jedenfalls bei der Erstmanifestation einer HWI abhängig gemacht werden soll vom Ergebnis der Sonographie. Ich möchte gar nicht darauf abheben, daß es zweifellos Veränderungen gibt, die sonographisch nicht nachweisbar sind, aber im Urogramm zur Darstellung kommen und bedeutsam sind, sondern allein darauf, daß gesagt wird: beim Rezidiv röntgenologische Abklärung ja, bei der Erstmanifestation jedoch nein. Dazu muß man einfach wissen, daß es ganz unmöglich ist, jemals zu sagen, ob eine diagnostizierte HWI eine *erste* derartige Attacke ist oder nicht. Aus epidemiologischen Studien wissen wir, daß mindestens 80% aller HWI's innerhalb von 2 Jahren rezidivieren. Die Frage ist, soll man es auf sich nehmen, erst die *eine* Methode einzusetzen und dann abwartend es zu riskieren, daß man dann, wenn – und das trifft wie gesagt auf mehr als 8 von 10 Fälle zu – die Eltern wiederkommen, doch noch eine *andere* Untersuchung machen muß. Ich möchte auch darauf hinweisen, daß eine Einsparung von Röntgenstrahlen, und das ist natürlich das löbliche Motiv solcher schematischer Vorschläge, in einem großen Maße gelingt, wenn man die Radiologie technisch optimiert.

Tröger: Der Vorschlag von Herrn Schofer ist nur durchführbar, wenn man die Kinder anschließend mit Sicherheit engmaschig weiter klinisch und evtl. sonographisch kontrollieren kann. Wir haben, um dem Problem der Aussagekraft – hier Ausscheidungsurogramm, da Sonographie – einmal näher zu kommen, 500 nacheinanderfolgende Ausscheidungsurogramme des letzten Jahres ausgewertet. 161 Kinder wurden mit der klinischen Diagnose Harnwegsinfekt zur Röntgenuntersuchung geschickt: 112 Ausscheidungsurogramme waren ohne krankhaften Befund, in 18 Fällen fanden wir Normvarianten, wie Doppelniere, ampulläres Hohlsystem und Malrotation, und in 31 Fällen lagen pathologische Befunde vor. Darunter fanden wir 5 Blasenkonturveränderungen, 12 Nierengrößenveränderungen, definiert als 1 cm im Vergleich zur Gegenseite. Von diesen Befunden würde ich sagen, daß sie sonographisch erkennbar sind. Wir fanden 10 Harntransportstörungen; ich glaube auch, daß das sonographisch erkennbare Befunde sind. Es blieben also 4 Befunde, in denen ein Kelch destruiert war, aber ohne jede Nierengrößenveränderung. Ich will damit nicht zu dem diagnostischen Procedere Stellung nehmen, ich wollte eigentlich nur diese Zahlen mal in den Raum stellen, weil bei den Diskussionen immer auf eine hohe Rate von pathologischen Befunden im Ausscheidungsurogramm hingewiesen wird.

Straub: Die Zahlen, die Sie hier vorführen, stimmen ja so ungefähr mit denen überein, die man in der Literatur findet. Jetzt muß allerdings für die Überlegung noch das MCU hinzugenommen werden, da das Urogramm zwangsläufig zum MCU führt.

Schärer: Wir haben in Heidelberg zusammen mit Herrn Willich eine Untersuchung als Screeningprogramm laufen lassen, wobei wir die Patienten sicher früher erfaßten als im Durchschnitt in Kliniken. Wir fanden selbst dort in 25% i. v.-urographische Veränderungen oder miktionsurographische Veränderungen an Kindern, die z. T. überhaupt nie Symptome hatten. Ich glaube, deshalb muß man an einer röntgenologischen Untersuchung am Anfang jeder Harnwegsinfektion festhalten. Daß natürlich die Sonographie nun zusätzliche und den Weg weisende Bedeutung hat, das ist, glaube ich, außer Zweifel. Ich kann mir aber unmöglich vorstellen, daß aus dem Umkreis von Mainz nun alle Sonographien, die notwendig sind, hier gemacht werden können, so wie eben auch nicht alle i. v.-Urographien. Es bedarf hier klarer Ausbildung auf diesem Gebiet. Es fragt sich nur: Wer will überhaupt solch eine Untersuchung durchführen, wo bestehen Interessen und wo bestehen auch die Möglichkeiten, das in einem wirtschaftlich erträglichen Maß durchzuführen? Ich halte es, nachdem der Radiologe von hier diese Misere auf dem Erwachsenengebiet schon angeführt hat, für sehr wichtig, darüber offen zu sprechen.

Weitzel: Wir haben die Vorschläge, die wir hier gemacht haben, nicht daran orientiert, was wo realisierbar ist. Wir hatten vielmehr bei den Vorschlägen im Hinterkopf, daß wir die Richtung aufzeigen, wie sich die Diagnostik entwickeln sollte. Aber nun wollte ich Herrn Schärer noch einmal fragen: Führen Sie beim ersten

Harnwegsinfekt, egal ob Junge oder Mädchen, eine komplette radiologische Diagnostik durch? Man muß ja zumindest erwähnen, daß die Auffassungen hierzu in der Literatur sehr unterschiedlich sind. Wir wollten hier eine Brücke schlagen zwischen den pädiatrischen Nephrologen, die aus Gründen der Strahlenbelastung nicht immer beim ersten HWI eine Indikation zur radiologischen Diagnostik sehen, und denen, die obligat bei jedem ersten HWI eine radiologische Diagnostik durchführen. Wir sind daher der Auffassung, daß bei jedem HWI eine bildgebende Diagnostik durchgeführt werden sollte, wobei beim ersten HWI die Sonographie in der Regel ausreicht, beim rezidivierenden HWI Ausscheidungsurogramm und MCU obligat sind.

STRAUB: Ich bin der Meinung, daß hier das sonst so nützliche Prinzip des Kompromisses keinen Platz hat. Wenn etwas insuffizient ist, nützt es wenig, dieses durch etwas zu ersetzen, was zwar besser, aber nach wie vor insuffizient ist.

Frage aus dem Publikum: Herr Weitzel, Sie haben darauf hingewiesen, daß die Harnblasenwanddicke mit der Ultraschallmethode vermessen werden kann. Bei welcher Gelegenheit wird die Ultraschallmethode eingesetzt zur Wanddickenbestimmung?

WEITZEL: Mit den uns zur Verfügung stehenden Geräten kann die Blasenwanddikke etwa ab 4–5 mm gesehen werden, das hängt aber vom Gerät ab. Bei infravesikalen Obstruktionen finden wir sehr häufig, seitdem wir darauf achten und den Apparat entsprechend einstellen, Blasenwandverdickungen, die bis zu 11–12 mm gehen. Diese Blasenwandveränderungen können auch auftreten bei hämorrhagischen Zystitiden, allerdings bilden sich diese unter Therapie innerhalb von einer Woche zurück. Interessant ist, daß kürzlich eine aus anderen Anlässen durchgeführte Untersuchung in *Fortschritte der Medizin* veröffentlicht wurde. Ein Kollege hat zur Bestimmung der Wandinfiltration von Blasentumoren die Harnblasenwand mit A-Bildverfahren experimentell in verschiedenen Füllungsphasen vermessen; es hat sich gezeigt, daß die an sich zu erwartenden und vermuteten erheblichen Unterschiede zwischen gefüllter Blase und weitgehend leerer Blase gar nicht so relevant sind. Diese Unterschiede treten eigentlich nur auf, wenn die Blase überdehnt ist.

Frage aus dem Publikum: Ich möchte noch was zur Methode fragen. Ist es nicht sinnvoll, wenn man das MCU per Katheter macht, die Miktionsuntersuchung der Harnröhre an das Ende eines IVP zu setzen?

TRÖGER: Wir führen praktisch keine Katheteruntersuchungen mehr durch. Diese Frage stellt sich demnach für uns nicht. Ich habe aus verschiedenen Gründen etwas gegen die Methode der Urethradarstellung am Ende eines Ausscheidungsurogramms. Zum einen erreichen wir bei vielen Kindern keine ausreichende Kontrastierung der Urethra. Zum anderen reduziert sie nicht die Strahlenbelastung, im Gegenteil: durch die mangelnde Kontrastierung wird die Durchleuchtungszeit länger sein. Hinzu kommt, daß Sie einige Stunden warten müssen, bis das Kontrastmittel aus dem Nierenhohlsystem und aus den Ureteren abgeflossen ist; andernfalls können sie keine Aussage bezüglich des Refluxes machen.

Frage aus dem Publikum: Ich verstehe nicht, warum bei der sonographischen Diagnose von Nierenzysten, polyzystischen Nierenerkrankungen bzw. Zystennieren anschließend noch ein i. v.-Urogramm gemacht wird.

WEITZEL: Diese Erkrankungen sind im Kindesalter selten. Sonographisch können Zysten mit erweiterten Kelchen verwechselt werden. Der Unterschied zwischen beiden Krankheitsbildern kann jedoch therapeutische Konsequenz haben. Bei eindeutigen polyzystischen Nieren, auch von der Klinik her, ist in der Tat vom Ausscheidungsurogramm keine wesentliche Befunderweiterung zu erwarten.

SCHÄRER: In unserem Zentrum, wo man sich mehr mit Niereninsuffizienz abgibt, finden wir recht häufig Zystennieren bei Kindern. Ich möchte darauf aufmerksam machen, daß man bei Familienangehörigen von Erkrankten nach weiteren Erkrankungsfällen sucht, um damit eine Frühbehandlung herbeizuführen.

STRAUB: Herr Schärer, ich darf das Wort gerade bei Ihnen lassen: Haben Sie Anmerkungen zum Thema Hämaturie und Proteinurie im Zusammenhang mit der sonographischen Methode zu machen?

SCHÄRER: Ich glaube, mit der Sonographie als Suchmethode findet man bei der Hämaturie nicht viel, auch nicht bei der Proteinurie. Wir verwenden hauptsächlich die Sonographie bei Nierenpunktionen, wie es Herr Weitzel erwähnte, und wir haben da auch ausgezeichnete Ergebnisse, v. a. in der Nachbetreuung der Patienten zum Ausschluß von möglichen Hämatomen. Ich möchte vielleicht nur noch auf eine Anwendung aufmerksam machen, die zu wenig betont wurde. Wir fanden bei der Nephrokalzinose, zumindest mit den neuen sonographischen Geräten und dem Computertomogramm Frühstadien der Verkalkungen.

SCHULTE-WISSERMANN (Mainz): Im Zusammenhang mit diesem Vortrag noch eine allgemeine Bemerkung. Wir haben 1½ Tage etwas über 4 verschiedene Möglichkeiten der Diagnostik gehört, und ich habe einfach den Eindruck, daß die Ultraschalldiagnostik sehr stark überbewertet worden ist. Niemand bestreitet, daß die Sonographie im Verlaufe einer Erkrankung postoperativ natürlich einen sehr hohen Stellenwert bekommen hat. Herr Weitzel, Sie geben mir selbst das Stichwort, indem Sie Vorfelddiagnostik sagen. Vorfelddiagnostik heißt, daß Sie damit verteilen wollen, was danach passiert. Wenn Sie z. B. eine Glomerulonephritis haben, dann glaube ich, daß die Ultraschalldiagnostik nicht so gut ist. Oder Sie haben ein akutes Nierenversagen, da haben Sie andere Kriterien. Da brauchen wir, glaube ich, die Ultraschalldiagnostik nicht aufzuwerten. Aber Vorfelddiagnostik hat enorme Schwierigkeiten auch insofern, als Sie möglicherweise damit sogar Nachteile in Kauf nehmen. Sie könnten, dadurch daß Sie etwas übersehen, dem Patienten Nachteile zukommen lassen. Ein Beispiel nur: Sie sagten, rezidivierende Harnwegsinfekte würden Sie röntgen, warum also nicht gleich.

WEITZEL: Das, was mir wichtig erscheint im Vortrag von Herrn Dinkel, das wollte ich eigentlich nochmal herausstellen. Wenn wir eine Hämaturie haben, dann können wir mit dem Ultraschall relativ schnell eine urologische Erkrankung von einer nephrologischen Erkrankung differenzieren. Die nephrologischen Beweise beruhen schließlich auf einer z. T. zeitraubenden Labordiagnostik. Ich kenne Fälle, wo z. B. ein Patient mit klinischem Verdacht auf Glomerulonephritis einen Stein hatte. Das zu dem einen Punkt. Nun zu dem anderen. Warum Vorfelddiagnostik? – das ist praktisch Ihre Frage. Ich meine, je mehr Vorinformationen man für eine Spezialuntersuchung wie die Röntgenuntersuchung hat, um so besser kann man sie durchführen, und wir müssen m. E. eine Untersuchungslogik nicht außer acht lassen: das Einfache und das Risikoärmere gehört an den Anfang. Völlig klar, daß am Anfang die Klinik steht, aber zur bildgebenden Diagnostik ist m. E. der nächste Schritt der Ultraschall.

STRAUB: Dagegen, daß man am Anfang immer den Ultraschall macht, habe ich natürlich gar nichts einzuwenden. Die Frage ist, ob weitere Untersuchungen in der Weise abhängig gemacht werden dürfen vom Ergebnis der Sonographie.

WEITZEL: Die Veranstaltung stand unter dem Leitgedanken, mit einem Minimum an Aufwand das Maximum an Information zu gewinnen, das für die Therapie notwendig ist. Wir müssen uns bei vielen Dingen überlegen, ob sie richtig sind. Wir müssen uns immer wieder fragen, ob die Intensität unseres diagnostischen Vorgehens in der richtigen Relation steht zu dem, was sich daraus an therapeutischen Konsequenzen für den Patienten ergibt.

STRAUB: Wir werden das Problem sicher jetzt nicht lösen können; immerhin ist eine ständige Selbstprüfung auf diagnostischem Gebiet natürlich notwendig.

CALLENSEE (Mainz): Ich möchte fragen, machen sie bei allen einzelnen oder multiplen großen Fehlbildungen Röntgenuntersuchung oder Ultraschalluntersuchung oder genügt es, wenn man den Urin untersucht?

WEITZEL: Den ersten Teil der Frage will ich ganz eindeutig bejahen. Wir sonographieren alle Kinder mit multiplen kleinen und selbstverständlich mit großen Fehlbildungen. Es kann ja sehr lange dauern, bis eine schwere subpelvine Stenose infiziert ist, so daß die Urinuntersuchung uns lange Zeit irreleiten würde.

TRÖGER: Die Frage nach dem Röntgen ist damit beantwortet. Bei Fehlbildungen ist die Röntgenuntersuchung ganz ohne Frage abhängig vom sonographischen Befund: Harntransportstörungen, Malrotationen, Dystopien und numerische Fehlbildungen werden im Schall zuverlässig erkannt.

GELISSEN (Neuwied): Halten Sie das Ausscheidungsurogramm als Suchverfahren nicht mehr für gerechtfertigt?

WEITZEL: Also nach meiner Auffassung sollte die radiologische Suchdiagnostik der Vergangenheit angehören. Röntgenologische Untersuchungen sollten wir nur bei klarer Indikation durchführen.

STRAUB: Es verbleibt eben ein Dissens hinsichtlich dessen, was bereits als eine „klare Indikation" zur röntgenologischen Untersuchung zu gelten hat.

WEITZEL: Damit sind wir zum Ausgangspunkt unserer Überlegungen zurückgekehrt. Sicherlich ist es nicht mehr vertretbar, bei diagnostischen Schemata stehenzubleiben, die etwa vor 10 Jahren mit Recht Gültigkeit beanspruchen konnten. Andererseits wäre es falsch, neue Methoden unkritisch favorisieren zu wollen. Die Aufgabe besteht darin, diagnostische Konzeptionen zu entwickeln, in denen jedem Verfahren der ihm von der Sache her zukommende Platz zugewiesen wird. Das ist nicht von einer theoretischen Position her machbar, sondern nur durch nüchterne Auswertung von Erfahrungen. Dieses Symposium wollte Denkanstöße in dieser Richtung vermitteln, die sich aus unserer eigenen bisherigen Arbeit ergeben haben.

Sachverzeichnis